Robert Koch jenseits des Mythos

Heiner Barz

Robert Koch jenseits des Mythos

Die Argumente seiner Kritiker in Originaltexten

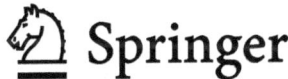

Heiner Barz
Abteilung für Bildungsforschung und
Bildungsmanagement
Heinrich-Heine-Universität
Düsseldorf, Deutschland

ISBN 978-3-662-70354-0   ISBN 978-3-662-70355-7 (eBook)
https://doi.org/10.1007/978-3-662-70355-7

Die Deutsche Nationalbibliothek verzeichnet diese Publikation in der Deutschen Nationalbibliografie; detaillierte bibliografische Daten sind im Internet über https://portal.dnb.de abrufbar.

© Der/die Herausgeber bzw. der/die Autor(en), exklusiv lizenziert an Springer-Verlag GmbH, DE, ein Teil von Springer Nature 2025

Das Werk einschließlich aller seiner Teile ist urheberrechtlich geschützt. Jede Verwertung, die nicht ausdrücklich vom Urheberrechtsgesetz zugelassen ist, bedarf der vorherigen Zustimmung des Verlags. Das gilt insbesondere für Vervielfältigungen, Bearbeitungen, Übersetzungen, Mikroverfilmungen und die Einspeicherung und Verarbeitung in elektronischen Systemen.
Die Wiedergabe von allgemein beschreibenden Bezeichnungen, Marken, Unternehmensnamen etc. in diesem Werk bedeutet nicht, dass diese frei durch jede Person benutzt werden dürfen. Die Berechtigung zur Benutzung unterliegt, auch ohne gesonderten Hinweis hierzu, den Regeln des Markenrechts. Die Rechte des/der jeweiligen Zeicheninhaber*in sind zu beachten.
Der Verlag, die Autor*innen und die Herausgeber*innen gehen davon aus, dass die Angaben und Informationen in diesem Werk zum Zeitpunkt der Veröffentlichung vollständig und korrekt sind. Weder der Verlag noch die Autor*innen oder die Herausgeber*innen übernehmen, ausdrücklich oder implizit, Gewähr für den Inhalt des Werkes, etwaige Fehler oder Äußerungen. Der Verlag bleibt im Hinblick auf geografische Zuordnungen und Gebietsbezeichnungen in veröffentlichten Karten und Institutionsadressen neutral.

Abbildung Cover: anotherworld - stock.adobe.com und Robert Koch / Photo / c. 1900, akg-images / picture alliance

Planung/Lektorat: Lena Metzger
Springer ist ein Imprint der eingetragenen Gesellschaft Springer-Verlag GmbH, DE und ist ein Teil von Springer Nature.
Die Anschrift der Gesellschaft ist: Heidelberger Platz 3, 14197 Berlin, Germany

Wenn Sie dieses Produkt entsorgen, geben Sie das Papier bitte zum Recycling.

Inhaltsverzeichnis

1	**Einleitung: Das goldene Zeitalter der Medizin auf dem Prüfstand**	1
	1.1 Editorische Notiz und Nachweise	10
	1.2 Zeittafel zu Robert Koch	10

Teil I   Robert Koch – Kritische Stationen einer Karriere

2	**Das Anthrax-Wunder**	15
	2.1 Koch bezweifelt das Anthrax-Wunder – und entzaubert Louis Pasteurs Inszenierung	15
	2.2 Originaltext: Über die Pasteurschen Milzbrandimpfungen (Koch 1887)	19
3	**Tuberkulin-Rausch**	25
	3.1 Das Kochsche Wundermittel Tuberkulin – ein Fehlschlag	25
	3.2 Originaltext: Der Tuberkulose-Sturm über Berlin (Jaeckel 1963)	30
4	**Hedwig Koch-Freiberg**	43
	4.1 Das lange Leiden der Hedwig Koch, geb. Freiberg	43
	4.2 Originaltext: Briefe an und von Hedwig Koch (1891, 1898, 1911)	51
5	**Kochs Typhus-Kampagne**	59
	5.1 Die erste medizinische Rasterfahndung der Geschichte	59
	5.2 Originaltext: Der Weg zu Robert Koch (Jürgens 1949)	67

6 Atoxyl in Afrika ... 75
6.1 Exzesse der Kolonialmedizin: Concentration Camps mit „Arsen-Behandlung" in Ostafrika ... 75
6.2 Originaltext: Schlafkrankheit – Robert Koch in Afrika (Eckart 1997) ... 83

7 Fotogalerie ... 89

Teil II Evidenz contra Propaganda: Die vielen Zweifel am „Kochschen Verfahren"

8 Bakteriologie contra Sozialmedizin ... 105
8.1 Berühmte Kritiker werden als Neider geschmäht: Virchow, Liebreich, Pettenkofer ... 105
8.2 Originaltext: Die Noth im Spessart (Virchow 1852) ... 115

9 Naturheilkunde contra Bakteriologie ... 121
9.1 Dr. Heinrich Lahmann, Chefarzt im weltberühmten Dresdener Sanatorium „Weißer Hirsch", wundert sich über „Koch und die Kochianer" ... 121
9.2 Originaltext: Die Koch'sche Entdeckung (Lahmann 1890) ... 127

10 Eine kritische Stimme aus Italien ... 133
10.1 Prof. Dr. Mariano Semmola bezweifelt, dass „verdünnte Seuchengifte" heilen können ... 133
10.2 Originaltext: Professor Koch und die Behandlung der Lungenschwindsucht – ein kritisches Gutachten ... 138

11 Arzt contra Bakteriologie ... 147
11.1 Prof. Dr. Ottomar Rosenbachs Kritik der „Nichtsalsbakteriologen" ... 147
11.2 Originaltext: Kritische Bemerkungen über das Koch'sche Verfahren (Rosenbach 1891) ... 155

12 Ein Toxikologe analysiert die Nebenwirkungen ... 163
12.1 Der Toxikologie-Begründer Prof. Lewin widerlegt die „Nurwortstoffe" ... 163
12.2 Originaltext: Tuberkulin im pharmakologisch-klinischen Handbuch (Lewin 1893) ... 169

13 Robert Koch – Oder: Die rücksichtslose Durchsetzung des bakteriologischen Reduktionismus ... 177

Literatur ... 189

1

Einleitung: Das goldene Zeitalter der Medizin auf dem Prüfstand

„Wir Kinder gingen damals – meist begleitet von einer Erzieherin – durch die Bismarckstraße nach dem Hippodrom, wobei wir den Neubau des großen Kaffeehauses oder Restaurants täglich verfolgen konnten. Schon war die Eröffnung dieses Hauses in Aussicht gestellt, als plötzlich sämtliche Etagen in ein Sanatorium für Lungenschwindsüchtige verwandelt wurden, in dem die Tuberkulinbehandlung vorgenommen werden sollte. An den großen Spiegelscheiben der Straßenfront wurden Gardinen angebracht, Betten und Einrichtungen für Kranke angeschafft, kurz, alles, was zum Betrieb eines solchen Sanatoriums notwendig ist, und im Nu war das Sanatorium belegt. Fieberhaft wirkte sich die wenn auch späte ärztliche Gründerzeit bei dem ganzen Projekt aus. Ich weiß nicht, wer das Sanatorium eingerichtet, geleitet und verwaltet hat, ich weiß nur von den damaligen täglichen Spaziergängen her, daß wenige Monate später Leichenwagen auf Leichenwagen vor dem Hause hielten. So schnell, wie das Tuberkulose-Kur-Sanatorium eingerichtet und belegt worden war, so schnell war es auch völlig ‚ausgestorben'. Es hat wohl kaum sechs Monate gedauert, bis das neue Haus weder Sanatorium noch Kaffeehaus, noch Restaurant war. Meiner Erinnerung nach ist es zu einem Privathaus umgebaut worden, da es als Tuberkulin-Totenhaus einen schlechten Ruf bekommen hatte. Ich war ja noch nicht einmal zehn Jahre alt und konnte die näheren Zusammenhänge nicht erfassen [...]"

Brugsch, Theodor (1961): Arzt seit fünf Jahrzehnten. Berlin: Rütten & Loening. S. 46

Was der Sohn des berühmten Ägyptologen Heinrich Brugsch und spätere Charité-Mediziner, Prof. Dr. Theodor Brugsch (1878–1963), in seiner Autobiografie weit mehr als ein halbes Jahrhundert später über den Berliner „Tuberkulin-Rausch" berichtet, bringt Glanz und Elend des Kochschen Wirkens wie kaum eine zweite Schilderung auf den Punkt: Als Weltsensation verkündet, mit gewaltigen Erwartungen verknüpft, von exorbitanten Gewinnerwartungen begleitet, startete im Jahr 1890 in Berlin eine bis dato einzigartige Impfkampagne: Robert Koch, der weltberühmte Entdecker der Tuberkulose- und Cholera-Erreger, hatte auf Basis seiner bahnbrechenden medizinischen Forschungen ein Pharmazeutikum kreiert, das Tuberkulose heilen sollte. Betreiber von Kaffeehäusern und Hotels sahen neue, maximale Profitchancen und wandelten ihre Gebäude über Nacht in „wilde Kliniken" um, in denen sich Patienten einquartieren konnten, um das vermeintliche Wundermittel „Tuberkulin" in den Rücken injiziert zu bekommen. Ebenso schnell, wie die Pop-up-Impfstellen eingerichtet wurden, verschwanden sie auch wieder aus dem Stadtbild Berlins, – wobei in den wenigen Wochen dazwischen die Bestatter reichlich zu tun hatten. „Leichenwagen auf Leichenwagen" hatte der kleine Theodor Brugsch beobachtet. Die Tuberkulose-Heilanstalt wurde zum „Tuberkulin-Totenhaus" und war als solches keine attraktive Adresse mehr.

Die authentische Schilderung steht hier am Anfang, weil sich in ihr gleichzeitig das Rätsel andeutet, auf das im vorliegenden Band eine Antwort versucht werden soll: Wie ist es zu verstehen, dass Robert Koch den eindeutigen Misserfolg des einzigen von ihm jemals neu präsentierten Heilmittels unbeschadet überstehen konnte und sein Weltruhm als Mediziner und „Wohltäter der Menschheit" (Vossische Zeitung vom 29.11.1890; nach Gradmann 2005, S. 152) bis heute ungebrochen scheint?

In den Lehrbüchern der Medizingeschichte ebenso wie in der Öffentlichkeit gilt Robert Koch als Pionier der Bakteriologie. Seine Erregerbeschreibungen (Tuberkulose, Cholera) haben einem neuen medizinischen Paradigma entscheidend den Weg geebnet. Gemeinsam mit seinen Schülern Emil von Behring und Paul Ehrlich – alle drei erhielten die ersten Nobelpreise für Medizin – errang Koch Weltgeltung als „Bekämpfer des Todes". – Dass Letzteres auch der Titel eines NS-Propaganda-Filmes über Koch aus dem Jahr 1939 ist, ist heute kaum mehr geläufig. Auch weiß heute kaum noch jemand, dass die Zweifel an den Segnungen des bakteriologischen Paradigmas schon zu Kochs Lebzeiten überaus deutlich vorgetragen wurden: Von kompetenten Medizinern, die von vornherein davon ausgingen, dass Kochs „Tuberkulin" ein absoluter Fehlschlag werden würde. Womit sie recht behielten. Dabei hatte Koch 1890 auf großer Bühne behauptet, dass sein Mittel Tuberkulose heilen könne – und sich davon beträchtliche finanzielle Gewinne versprochen.

Auch die zweifelhaften Expeditionen der Kolonialmedizin, als deren berühmtester Vertreter Robert Koch im heutigen Tansania Hunderte von Afrikanern mit Arsen experimentell gegen die Schlafkrankheit behandelt hatte, werden längst medizinethisch scharf verurteilt: Die Folgen der damaligen Injektionen mit „Atoxyl" waren für die Betroffenen oft Lähmungen, Blindheit oder gar der Tod. Um sich leichteren Zugang zu den oft widerspenstigen Afrikanern zu verschaffen, hatte Koch für deren Kasernierung in „concentration camps" (Konzentrationslagern) plädiert. Eine weitere Blessur erhielt das Wissenschaftsdenkmal Robert Koch im Jahr 2023 mit der Veröffentlichung der Memoiren seiner zweiten Ehefrau Hedwig Koch, geb. Freiberg. Das Buch *Mein Weg mit Robert Koch* (Koch 2023) eröffnet den Blick auf persönliche Abgründe und medizinische Skrupellosigkeit.

Es ist ein erklärungsbedürftiges Faktum, dass es Robert Koch und seinen Adepten gelang, trotz fehlender therapeutischer Erfolge und trotz unstrittiger ethischer Grenzüberschreitungen, als Wissenschaftler Weltruhm zu erlangen (Gradmann 1999b). In Sachen Ruhm und Reichtum, in Bezug auf ihren Einfluss und hinsichtlich des schier unerschütterlich scheinenden Status als Wegbereiter der medizinischen Wissenschaft, handelt es sich bei Koch, Behring und Ehrlich um Giganten der Forschung. – Für die bis in die Gegenwart reichende Glorifizierung dürfte die virtuose Nutzung von damals erstmals verfügbaren PR-Methoden ebenso grundlegend gewesen sein (vgl. Schlich 1995), wie das Zusammenspiel von Medizin, Medien, Politik und Industrie in der Inszenierung von Wissenschaft (vgl. Samida 2011). Ein weiteres vielleicht entscheidendes Element für den Erfolg von Kochs bakteriologischem Paradigma dürfte die Ausschaltung, Ausgrenzung und Diffamierung aller kritischen Stimmen sein. Denn: Kritische Stimmen aus durchaus berufenem Munde gab es genug – nur wurden sie als Querulanten, als Ewiggestrige, als Fortschrittsfeinde abqualifiziert. Wo dennoch auf sie Bezug genommen wurde oder gar einzelne ihrer kritischen Stellungnahmen publiziert wurden, trug man dafür Sorge, dass die Argumente von vornherein als nicht ernst zu nehmend gerahmt wurden. Man erklärte dem Leser in vorangestellten Herausgeberkommentaren, dass die dargestellten kritischen Positionen haltlos seien. Natürlich war neben derartigem Framing das Verhältnis von Pro- und Kontra-Kochianern bezogen auf die Textmengen so hoffnungslos zuungunsten der Kritiker eingerichtet, dass kein vernünftiger Leser auf die Idee verfallen konnte, sich mit den kritischen Argumenten ernsthaft zu beschäftigen. Dabei waren die Koch-kritischen Ausführungen der internationalen Koryphäen aus Medizin, Toxikologie, Medizinstatistik oder Naturheilkunde – wie sich später herausstellen sollte – deutlich näher an einer realistischen Einschätzung als die Behauptungen Robert Kochs. Der

Nimbus, der Koch und seinen Schülern zugutekam, baute einzig und allein auf das Produkt aus Neuigkeitswert mal Heilserwartung – und so ließen sich nicht nur die wissenschaftsgläubige Öffentlichkeit des späten 19. Jahrhunderts, sondern auch die Redaktionen von medizinischen Fachzeitschriften zu einem beispiellosen Irrglauben hinreißen.

Die vorliegende Publikation stellt die Einwände ins Zentrum, die Kritiker der „Kochschen Verfahren" schon sehr früh und sehr treffsicher formuliert hatten. Und in denen virulente Grundfragen zu den Möglichkeiten und zum Selbstverständnis medizinischer Interventionen mit bis heute gültigen Argumenten bearbeitet wurden. Argumente freilich, die damals offenbar eine fortschrittstrunkene und in Allmachtsfantasien gefangene Mentalität nicht hören konnte oder wollte. Gerade weil mit Recht gefragt werden kann, ob unsere heutigen mentalen Dispositionen offener ausfallen, könnte der Rückblick auf die Sattelzeit der Bakteriologie und die damals unterdrückte, kontroverse, plurale und ergebnisoffene Diskussion das Potenzial besitzen, längst als alternativlos geltende Weichenstellungen zu hinterfragen. Der Band will dementsprechend die damals als Häretiker ausgegrenzten Forscher und Mediziner rehabilitieren. Anhand dieser Autoren lassen sich nicht nur Beispiele für Delegitimierungsstrategien in der Achsenzeit des bakteriologischen Paradigmas dokumentieren. Es sollen weiter erste Antworten auf die Frage formuliert werden, aus welchen Bedingungsfaktoren und Interessenskonstellationen sich der fulminante Siegeszug der Labormedizin erklären lässt.

Das Lesebuch versammelt Texte, in denen sich bedeutende Mediziner schon im Kontext der bakteriologischen Wende der Medizin aus toxikologischer, klinischer, pharmakologischer, naturheilkundlicher oder epidemiologischer Perspektive mit starken Argumenten gegen Kochs Tuberkulin im Besonderen und gegen die biochemische Verengung der ärztlichen Praxis im Allgemeinen ausgesprochen hatten. Die in sich abgeschlossenen Kapitel stellen zentrale Ereignisse, Personen und Texte aus der Medizingeschichte vor. Originaltexte ermöglichen einen neuen Blick auf den paradigmatischen Wendepunkt, der mit dem Namen Robert Koch bis heute verbunden ist.

Rekonstruiert wird dabei auch die *Kontroverse Koch gegen Pasteur* (Koch 1882), die weitaus mehr Brisanz enthält, als ihre anekdotische Verkürzung (vgl. Perrot & Schwarz 2015) erahnen lässt. Aufgegriffen wird ebenfalls der in der Charité-Geschichte von Gerhard Jaeckel (1963) faszinierend nacherzählte „*Tuberkulin-Sturm über Berlin*" von 1890 und der Umschlag in den Katzenjammer, der Kochs Karriere um ein Haar vorzeitig beendet hätte. In der *Typhus-Kampagne* im deutschen Südwesten im Aufmarschgebiet des Schlieffen-Plans (Saarland/Rheinland-Pfalz) als „erste medizinische Rasterfahndung der Geschichte" (Berger 2012) von Koch initiiert, kommt eine unterdrückte „zweite Meinung" zur Darstellung. Ein Originaltext des abtrünnigen Koch-Schülers Prof. Dr. Georg Jürgens erörtert Fakten, die so gar nicht zu Kochs Erfolgsgeschichte passen.

Das Lesebuch dokumentiert somit sowohl die von Robert Koch selbst minutiös aufgedeckten Schwachstellen der berühmten Impfinszenierung seines französischen Kontrahenten Louis Pasteur (Milzbrand-Impfung mit angeblich 100 % Wirksamkeit in Pouilly le Fort bei Paris 1881) als auch den „Tuberkulin-Schwindel" im wilhelminischen Berlin. Während diese beiden „Markteinführungen" neuer Pharmazeutika auf Basis der neuen Bakteriologie – zumindest in der Fachwelt – schon länger kritisch diskutiert werden, ist kaum bekannt, dass es jenseits des enthusiastischen Jubels im Geiste der neuen Wissenschaftsreligion bereits eine vehemente und argumentativ gut begründete, zeitgenössische Kritik am „Kochschen Mittel" gab.

Die dominante Lesart der damaligen Einwände ist zumeist fokussiert auf die berühmten Koryphäen der Medizin, die aufgrund ihrer einflussreichen Stellung und ihres im Vergleich zu Robert Koch höheren Lebensalters als missgünstige Konkurrenten, als Platzhirsche, die um ihren Einfluss fürchten, und als Vertreter einer überholten Lehrmeinung diskreditiert werden konnten. Der junge dynamische und innovative Koch gegen die damalige Orthodoxie, vertreten durch *Prof. Rudolf Virchow*, Charité Berlin, und *Prof. Max von Pettenkofer*, Inhaber des ersten deutschen Hygiene-Lehrstuhls in München. Zu diesen beiden einflussreichen Gegnern, die man gerne auch als Neider und verknöcherte Ewiggestrige stilisierte – am prägnantesten vielleicht im Nazi-Propagandafilm „Robert Koch – Der Bekämpfer des Todes" von 1939 –, kommt in medizinhistorischen Abhandlungen dann gelegentlich noch der Berliner Pharmakologe *Prof. Oscar Liebreich* als Kritiker hinzu, dessen Argumentation weniger inhaltlich widerlegt, sondern dessen Gegnerschaft zu Koch eher als persönliche Animosität interpretiert wird (Grüntzig & Mehlhorn 2010, S. 246ff.).

Neben diesen drei wissenschaftlichen Kontrahenten, deren Rolle in der etablierten Medizingeschichte üblicherweise vor allem dazu dient, die Verdienste Robert Kochs gegen diese mächtigen Fortschrittsfeinde nur umso strahlender hervorzuheben, gab es indessen viele weitere, heute allerdings fast vergessene kritische Einwände. Und zwar von durchaus bedeutenden Fachkollegen. Vier Beispiele für Mediziner sind *Prof. Dr. Rosenbach, Prof. Dr. Mariano Semmola, Prof. Dr. Louis Lewin* und *Dr. Heinrich Lahmann*. Alle galten in der damaligen Zeit als international anerkannte medizinische Kapazitäten – bis sie infolge ihrer Kritik an der publizistisch siegreichen Bakteriologie als Querulanten ausgegrenzt wurden und heute so gut wie vergessen sind. In den einschlägigen Ärztelexika und Enzyklopädien der Medizingeschichte gibt es kaum ein Stichwort zu ihrem Namen und man muss lange suchen, wenn man sich über ihre zeitgenössische kritische Kommentierung des zum medizinischen Superstar aufgebauten Robert Koch informieren will.

Dr. Heinrich Lahmann (1860–1905) kritisiert „Koch und die Kochianer": Lahmann war ein bekannter Vertreter der damals gesellschaftlich hoch angesehenen Naturheilverfahren. Lahmanns Sanatorium „Weißer Hirsch" bei Dresden war bis weit ins 20. Jahrhundert hinein eine der ersten Adressen. Prominente von Thomas Mann bis Jopi Heesters suchten dort Erholung und Heilung. Als einer der ersten versuchte Lahmann, die vielfältigen Verfahren der Wasseranwendungen, der Luft-, Licht- und Sonnenkuren sowie der Bewegungs-, Ernährungs- und Bekleidungsempfehlungen wissenschaftlich auf ihre Wirksamkeit zu überprüfen. Damit wollte er eine konstruktive Verbindung von naturheilkundlichen und medizinisch-biochemischen Methoden herstellen. Das Kochsche Tuberkulin beurteilte er schon im November 1890 sehr kritisch (Lahmann 1890). Nur kurzfristige, gut erklärbare, körperliche Reaktionen („fieberhafte Ausschlagskrankheit") seien dokumentiert; Lahmann bezweifelt nachhaltige Heilungserfolge. Diese seien nur mit wirksamen natürlichen Verfahren, etwa durch Diät, Luft- und Wasseranwendungen zu erzielen.

Prof. Dr. Ottomar Rosenbach (1851–1907) Kritik der „Nichtsalsbakteriologen": Den Breslauer Arzt und Klinikdirektor Prof. Dr. Ottomar Rosenbach stellt Russell C. Maulitz (1979, S. 97) als „neglected, but central figure", als unterschätze, aber zentrale Figur der Bakteriologiekritik vor. In einer Reihe von auch ins Englische übersetzten (vgl. Rosenbach 1904), fachwissenschaftlichen Publikationen aus den frühen 1890er-Jahren wandte sich Rosenbach mit eindringlichen Appellen an seine Ärztekollegen, in denen er die behaupteten Wirkprinzipien der neuen Therapeutika in Frage stellte und zu bedenken gab, dass die kritiklose Übernahme der jeweils aktuellsten wissenschaftlichen Modeparadigmen sich für den praktischen Arzt verbiete. Die Abgabe der ärztlichen Verantwortung vom Krankenbett ans fehleranfällige mikrobiologische Labor kommt für Rosenbach einer professionspolitischen Bankrotterklärung, ja eigentlich einer Selbstvernichtung der Ärzteschaft gleich. Rosenbach konstatiert, dass die Bakterienforschung nicht etwa wie ein „Beruhigungsbacillus" gewirkt habe, – sondern im Gegenteil „die Ursache einer nicht genug zu beklagenden geistigen Epidemie, der Bacillenfurcht geworden" sei (Rosenbach 1892, S. 160). – Eine ernsthafte Diskussion seiner Argumente unterbleibt. Stattdessen wird er beispielsweise noch anlässlich eines Nachrufs in der *Deutschen Medizinischen Wochenschrift* vom 02.05.1907 als ein wissenschaftlich „auf Abwege" geratener „Eigenbrödler" diffamiert.

Prof. Dr. Louis Lewin (1850–1929) widerlegt als Toxikologe die „Nurwortstoffe": Grundsätzliche, forschungsbasierte Einwände gegen die Bakteriologen und ihre Hoffnungen auf Immunisierung durch Antitoxine und Antikörper formulierte der jüdische Toxikologe Prof. Louis Lewin. Lewin wendet sich, wie übrigens die meisten der frühen Kritiker der bakteriologischen Monopolisierungsbemühungen, gegen jede Verabsolutierung irgendeiner Lehrmeinung und betont vor allem die Relevanz sozialpolitischer anstelle von biochemischen Analysen und Interventionen. Zu seiner Zeit war Louis Lewin eine Berühmtheit. Jeder Medizinstudent kannte ihn. Seine Berliner Toxikologie-Vorlesungen, die er in einem angemieteten Saal abhielt, waren überlaufen. Viele seiner Bücher sind international Standardwerke geworden und geblieben. Seine Lehrbücher *Die Nebenwirkungen der Arzneimittel* (1881) und *Lehrbuch der Toxikologie* (1885) „begründeten Lewins Ruf als international anerkannter Wissenschaftler" (Hoppe 1985, S. 135). Trotzdem ist Louis Lewin heute so gut wie vergessen.

Prof. Dr. Mariano Semmola (1831–1896) bezweifelt, dass „verdünnte Seuchengifte" heilen können: Die *Deutsche Revue*, eine Vierteljahresschrift mit bunten Inhalten aus Wissenschaft, Gesellschaft und Politik für das gebildete Publikum, veröffentlicht im Jahr 1891 zwei Serien und weitere Einzelbeiträge, die Robert Kochs Entdeckungen und insbesondere sein „Tuberkulin" als sensationelle Wendepunkte der Heilkunst feiern. Mit einem Rest von Ausgewogenheitsanspruch gewährt der Herausgeber, Richard Fleischer, immerhin dem berühmten italienischen Klinikdirektor Mariano Semmola, Professor der therapeutischen Klinik an der königlich italienischen Universität zu Neapel und Senator des Königreichs Italien, etwas Raum: „Professor Koch und die Behandlung der Lungenschwindsucht". Semmolas „kritisches Gutachten" wird freilich durch eine „Entgegnung" des Bakteriologie-Anhängers Adolf Gottstein entschärft und pauschal als inadäquat verworfen. Semmola kritisiert die Leichtgläubigkeit und Verblendung seiner Kollegen und betont, dass das neue Verfahren dem „von allen tüchtigen Ärzten anerkannten und befolgten Grundsatze der Medizin: ‚non nocere' zuwiderläuft".

Mit der vorliegenden Publikation verbindet sich keinesfalls der Anspruch, erstmals auf kritische Aspekte in Leben, Werk und Wirkung Robert Kochs hinzuweisen. Bis dato dominieren indessen hagiografische Abhandlungen über Robert Koch und die Blütezeit der Bakteriologie im späten 19. Jahrhundert. Grüntzig und Mehlhorn (2010) legten eine über 1000-seitige Biografie zu Kochs 100stem Todestag als Prachtband vor, in dem die wissenschaftlichen Bemühungen Kochs uneingeschränkt gefeiert werden – aber ein erster Schatten auf den Menschen Koch fällt, der hinter dem Rücken seiner zweiten Frau sein Testament zu ihren Ungunsten geändert hatte. Der damalige Vorsitzende der STIKO Friedrich Hofmann präsentierte ebenfalls 2010 die ins romanhafte gesteigerte Hymne *Tödliche Welten: Die unglaubliche Geschichte von drei Medizinern, die Millionen Menschen das Leben retteten*. Der Medizinjournalist Ronald D. Gerste fabulierte 2021 über *Die Heilung der Welt: Das Goldene Zeitalter der Medizin 1840–1914*. Gehaltvolle wissenschaftliche Abhandlungen zu Robert Koch und dem von ihm maßgeblich geprägten bakteriologischen Paradigma stammen vom Medizinhistoriker Prof. Dr. Christoph Gradmann (2005), Oslo, und von Silvia Berger (2009), die in einer äußerst detailreichen und kritische Momente nicht ausblendenden medizingeschichtlichen Dissertation Spuren zu manchen bis heute relevanten Argumenten gelegt hat. Von Gradmann (2018) liegen auch *Robert Koch. Zentrale Texte* in der Reihe „Klassische Texte der Wissenschaft" bei Springer-Spektrum vor. Die dortige Auswahl beschränkt sich freilich auf Kochs eigene Texte und obgleich sich vorsichtige Einschränkungen finden, etwa der Hinweis auf Behandlungen, die therapeutisch „von zweifelhaftem Wert" (ebd. S. 11) gewesen seien, kommen kritische Einwände naturgemäß nicht zur Sprache.

Wenngleich sich in der medizinhistorischen Publikationstätigkeit der letzten Jahre verstreut durchaus vermehrt kritische Abhandlungen zu Einzelaspekten des Wirkens von Robert Koch finden, fehlte bislang eine systematische Zusammenstellung der Argumente der relevanten Kritiker und eine eingehende Interpretation des beispiellosen Vorganges, in dem diese Stimmen nachhaltig bis heute aus der Debatte verdrängt wurden. Gerade in der Rückschau muss der mit dem Namen Robert Koch verbundene, medizinhistorische Paradigmenwechsel als problematisch bewertet werden, insofern er prototypisch für das steht, was man heute als Public-Private Partnership oder, weniger vornehm ausgedrückt, als Korporativismus, kritisch zu sehen, gelernt hat. Der damalige Reichskanzler Leo von Caprivi, der in die Verhandlungen mit Robert Koch über finanzielle Gratifikationen einbezogen war, schrieb am 25. Dezember 1890 in einem Kommentar zur Ablehnung von Kochs Forderung nach einer reichlichen Gewinnbeteiligung: „Mag die Zeit nicht fernliegen, in der die Wissenschaft zumeist als eine Dienerin der Industrie erscheinen wird, noch sind wir nicht so weit." Der Medizinhistoriker Christoph Gradmann bilanziert seine Rekonstruktion des damals in den Kinderschuhen steckenden Kooperationsverhältnisses zwischen Wissenschaft, Industrie und Staat mit dem lapidaren Hinweis: „Caprivi irrte sich. Tatsächlich war es [...] genau so weit." (Gradmann 1999b, S. 52).

Die in der vorliegenden Textsammlung zusammengestellten Auszüge aus relevanten Abhandlungen von Medizinern, die bereits zu Kochs Lebzeiten, ja teilweise zeitnah direkt im Anschluss an die Publikation von Kochs Vorträgen und Aufsätzen, Einspruch gegen zentrale Postulate einlegten, erheben keinen Anspruch auf Vollständigkeit. Keinesfalls waren die hier „ausgegrabenen" Kritiker die einzigen, die substantielle Einwände formulierten. Sie stehen eher exemplarisch für spezifische Kritikpositionen, die auch von anderen geteilt wurden. Die Liste ließe sich also ohne Mühe verlängern – und nur wenige weitere kritische Stimmen können im Zuge der Vorstellung der einzelnen Positionen auch kurz anklingen. Der Internist Prof. Friedrich Martius (1850–1923) oder der 1919 an die Spitze der preußischen Medizinalverwaltung getretene Epidemiologe Dr. Adolf Gottstein (1857–1941, der in gewisser Weise vom Paulus zu Saulus, d. h. vom Bakteriologie-Jünger (vgl. Kap. 10) zum Sozialmediziner, mutierte, wären zu nennen. Martius hatte 1898 auf der Naturforscherversammlung in Düsseldorf in einem vielfach als programmatisch etikettierten Vortrag die bakteriologischen Einseitigkeiten direkt angegriffen. Er kritisierte das „Glaubensbekenntnis der orthodoxen Bakteriologie", das einem naiven Krankheitsverständnis anhänge, in dem der Erreger „das böse Ding an sich" sei. Es gäbe demgegenüber Dinge, die „dem Einen schaden und dem Anderen nicht. Das gilt nicht bloss von Gurkensalat und Weissbier, sondern auch von Cholera- und Tuberkelbacillen!" (Martius 1898, S. 96). Mit ihrer Betonung der allgemeinen Konstitution bzw. der Krankheitsdisposition stehen diese Forscher für ein Verständnis von Gesundheit und Krankheit, das sich vom bakteriologischen Reduktionismus fundamental unterscheidet und das in einem Zitat, das dem französischen Arzt und Physiologen Claude Bernard (1813–1878) zugeschrieben wird, so auf den Punkt gebracht wurde:

„Le microbe n'est rien. Le terrain est tout." („Der Keim ist nichts, das Milieu ist alles!")[1]

Auch Prof. Ferdinand Hueppe (1852–1938), eigentlich ein Schüler Robert Kochs, Leiter des Hygiene-Instituts der Universität Prag und später aufgrund seines Eintretens für körperliche Ertüchtigung auch der erste Präsident des Deutschen Fußball-Bundes (DFB) von 1900–1904, plädierte wie Martius, Rosenbach oder Gottstein entschieden für die Berücksichtigung des Faktors Konstitution. Hueppe, immerhin der Autor des ersten Lehrbuchs über *Die Methoden der Bakterien-Forschung* (1885), stellte die gesamten Ursachen-Wirkungs-Zusammenhänge in Frage, die für Kochs reduktionistische Bakteriologie prägend waren. Nur dann können Bakterien Erkrankungen produzieren, wenn sie auf eine vorab vorhandene Disposition treffen:

„Wo keine Anlage zur Seuche vorhanden ist, kann uns der Bacillus höchst gleichgültig sein." (Hueppe 1896, S. 84)

---

[1] https://citations.ouest-france.fr/citations-claude-bernard-80.html

1.1 Editorische Notiz und Nachweise

Sämtliche Ausschnitte und Zitate aus Originaltexten sowie Ausschnitte und Zitate aus Briefen werden mit originaler Orthografie und Interpunktion wiedergegeben. Nur eindeutige (Tipp-)Fehler wurden korrigiert. Früher übliche Schreibweisen – z. B. „Deutsche Medicinische Wochenschrift", „Beurtheilung", „daß" – werden bei Originaltexten und bei Zitaten beibehalten. Die früher häufiger praktizierte Hervorhebung im Sperrdruck wurde weggelassen (bevorzugt, wenn es ganze Sätze waren) oder durch kursive Hervorhebung ersetzt (bevorzugt, wenn es um einzelne Worte geht).

Für die im Bildteil verwendeten Fotos wurden die Urheberrechte geprüft und die Quellen jeweils vermerkt. Auch für die Textauszüge der folgenden Kapitel wurden die Urheberrechte geprüft und, wo es sich nicht um gemeinfreie Werke handelt, die Verlage um ihr Einverständnis gebeten.

1.2 Zeittafel zu Robert Koch

1.1.

Zeittafel Robert Koch

1843	Am 12. Dezember[2] **Geburt** in Clausthal, Harz.
1866	Nach Abitur, Studium und Promotion in Göttingen, Approbation und erste Festanstellung als **Anstaltsarzt** in Hannover.
	Die offenbar auf äußeren Druck zustande gekommene **Verlobung** mit Emilie Fraatz im Mai wirft Robert Koch für Wochen aufs Krankenlager.
1867	**Heirat** mit Emilie „Emmy" Fraatz.
1868	Geburt der **Tochter** Gertrud „Trudchen", die 1888 Eduard Pfuhl, Kochs engen Mitarbeiter, heiraten wird.
1868/69	Koch praktiziert als **Arzt** in Niemegk/Potsdam und Ragkwitz/Posen.
1870/71	**Lazarett-Dienst** im Deutsch-Französischen Krieg in Elsass-Lothringen.
1872	Ernennung zum **Kreisphysikus** im Kreis Bomst, Provinz Posen; Wohnort: Wollstein.
1880	Ernennung zum Regierungsrat am **Kaiserlichen Gesundheitsamt** in Berlin.
1882	Am 24. März hält Koch den berühmten Vortrag in der Physiologischen Gesellschaft zu Berlin, in dem er über seine **Entdeckung des Tuberkulose-Erregers** berichtet.
	Kontroverse mit Louis Pasteur auf dem IV. Internationalen Hygiene-Kongress in Genf im September.

(Fortsetzung)

---

[2] Das in sämtlichen Biografien genannte Datum 11.12.1843 ist falsch (vgl. Münch 2003, S. 5 f.).

1 Einleitung: Das goldene Zeitalter der Medizin auf dem Prüfstand

(Fortsetzung)

1883/84	**Cholera-Expedition** nach Ägypten und Indien. Sie wird als Triumph der deutschen Wissenschaft inszeniert. Koch erhält eine Dotation von 100.000 Mark.
1885	Berufung als **Professor für Hygiene** in Berlin, Friedrich-Wilhelms-Universität.
1889	Koch nimmt an sich selbst eine **Vasektomie** vor: Er durchtrennt seine Samenleiter um in seinen außerehelichen Affären die Zeugung von Nachwuchs zu verhindern bei gleichzeitiger Erhaltung der Orgasmusfähigkeit. (der genaue Zeitpunkt ist unbekannt) Erste Begegnung des 45jährigen Robert Koch mit der damals 16jährigen **Hedwig Freiberg,** die er zunächst als Tochter adoptieren will, später aber heiratet.
1890	Am 4. August stellt Koch vor 5.000 Zuhörern im Circus Renz, Berlin, sein neuartiges Heilmittel gegen Tuberkulose vor: Der **Tuberkulin-Rausch** beginnt. **Reichskanzler Caprivi untersagt Kochs Gewinn-Beteiligung** am Tuberkulin am ersten Weihnachtsfeiertag.
1890/91	Eine **Flut von Veröffentlichungen** feiert Kochs Tuberkulin. Gleichzeitig erscheinen zahlreiche Stellungnahmen, die den bakteriologischen Ansatz ebenso wie das konkrete Mittel äußerst kritisch bewerten.
1891	Koch begibt sich auf eine mehrmonatige „**Erholungsreise**" nach Ägypten um Rückfragen zu seinem Tuberkulin und Verhandlungen über das geplante neue Institut aus dem Weg zu gehen. Am 9. Mai gelingt es dem „heimlichen Kultusminister" Friedrich Althoff im preußischen Abgeordnetenhaus die Widerstände gegen Koch zu überwinden. Am 8. Juli wird Koch zum **Direktor des Königlich Preußischen Instituts für Infektionskrankheiten** ernannt.
1892	Koch wird als Gutachter zur **Hamburger Cholera-Epidemie** entsandt.
1893	**Scheidung** von Emmy Fraatz (2.6.) und **Heirat** mit Hedwig Freiberg (13.9.).
1896–1905	**Wiederholte mehrmonatige Forschungsreisen** nach Südafrika (Rinderpest, Küstenfieber, Pferdesterbe), Indien (Pest), Ostafrika (Texasfieber), Italien (Malaria), Neu-Guinea (Malaria).
1902–1912	**Typhus-Kampagne** im deutschen Südwesten (Elsass-Lothringen, Saarland, Pfalz), im Aufmarschgebiet des Schlieffenplans.
1904	**Koch widerruft sein früheres Testament,** das Hedwig als Universalerbin eingesetzt hatte, hinter ihrem Rücken. Sie erfährt davon erst nach seinem Tod.
1905	Koch reist mit Ehefrau Hedwig zur **Nobelpreisverleihung** in Stockholm.
1906/07	**Schlafkrankheitsexpedition** in Deutsch-Ostafrika und Britisch-Uganda.
1908	**Weltreise über die USA nach Japan** und zurück über Washington, wo Koch zum Ehrenpräsidenten der Internationalen Tuberkulosekonferenz ernannt wird.
1910	Am 27. Mai **Tod in Baden-Baden.** Am 4. Dezember Beisetzung im eigens errichteten Mausoleum im Königlich Preußischen Institut für Infektionskrankheiten.

(Fortsetzung)

(Fortsetzung)

1911/12	**Fortsetzungsserien in der Deutschen Medizinischen Wochenschrift** liefern hymnische Elogen auf Robert Koch, verfasst von seinem Schwiegersohn Prof. Pfuhl.
1932	**Teil 1 der großen Robert Koch-Biografie von Bruno Heymann** (1871–1943) erscheint. Nachdem der Jude Heymann von den Nazis entlassen worden war, gelangt das Manuskript von Teil 2 in die Hände von Bernhard Möllers (1878–1945), kommissarischer Direktor am RKI, der es ohne Skrupel für seine Robert Koch-Biografie verwendet.
1939	Der **NS-Propaganda-Film „Robert Koch. Der Bekämpfer des Todes"** kommt in die Kinos.
1939/40	**Verhandlungen zwischen dem Leipziger Hinrichs Verlag und Hedwig Koch** über die Veröffentlichung ihrer Lebenserinnerungen. Die Veröffentlichung kommt nicht zustande. Der Hinrichs Verlag wird 1943 im Bombenhagel ein Raub der Flammen.
1941	**Adolf Hitler vergleicht sich mit Robert Koch** am 10. Juli im Führerhauptquartier: „Ich fühle mich wie Robert Koch in der Politik."
1950	Die **Koch-Biographie von Möllers,** die in wesentlichen Teilen von Heymann abgeschrieben ist, erscheint posthum.
1997	Der Heidelberger Medizinhistoriker **Wolfgang U. Eckart** rekonstruiert in einer umfassenden Studie „Medizin und Kolonialimperialismus" und widmet darin auch Kochs Schlafkrankheitsexpedition ein Kapitel.
1999	An der Uni Heidelberg wird die **Habilitationsschrift „Krankheit im Labor" des Medizinhistorikers Christoph Gradmann** angenommen. Sie handelt von Kochs Bakteriologie und bescheinigt Koch ein einfaches Invasionsmodell von Krankheit.
2007	**Silvia Berger promoviert in Zürich über „Bakterien in Krieg und Frieden".** Sie zeichnet den Kampf um die Deutungshoheit innerhalb der Medizin von 1890–1933 nach.
2010	Die **ultimative Robert Koch-Biographie der Düsseldorfer Mediziner Johannes W. Grüntzig und Heinz Mehlhorn** erscheint anlässlich des 100. Todestags. Auf über 1.000 Seiten wird Kochs Leben und Schaffen lebendig vor Augen geführt – und auch erstmals die Beziehung zu Hedwig Freiberg näher beleuchtet.
2023	Die Lebenserinnerungen von **Hedwig Koch „Mein Weg mit Robert Koch",** die lange als verschollen galten, werden mit einem Nachwort von Heiner Barz erstmals vollständig publiziert.

Teil I

Robert Koch – Kritische Stationen einer Karriere

2

Das Anthrax-Wunder

2.1 Koch bezweifelt das Anthrax-Wunder – und entzaubert Louis Pasteurs Inszenierung

> *"The conclusion is unavoidable Pasteur deliberately deceived the public [...] about the nature of the vaccine actually used at Pouilly-le-Fort."*
> Gerald L. Geison: *The Private Science of Louis Pasteur (1995, S. 156)*

Auf den ersten Blick scheint das in diesem Kapitel vorgestellte Originaldokument aus dem Rahmen zu fallen. Denn es ist kein Text eines Koch-Kritikers. Der Text stammt von Robert Koch selbst. Robert Koch kritisiert hier die Methoden, die Publikationsstrategie und die mit einem wissenschaftlichen Anspruch nicht in Einklang zu bringenden, profanen Interessen eines berühmten Kollegen. Kochs Argumentation ist bestechend – und die von ihm vorgetragenen Argumente sind so, dass man sie ohne weiteres gegen die von ihm später selbst praktizierten Forschungs- und Publikationsmethoden und insbesondere gegen sein Tuberkulin-Marketing in Anschlag bringen kann. Insofern ist dieser Text eine wichtige Quelle gegen den mit dem Namen Robert Koch bis heute verbundenen medizinischen Ansatz und seine Vorgehensweisen. Die Argumentation, die Robert Koch hier in gewohnt schnörkellos prägnantem Stil gegen die angeblichen Impferfolge seines französischen Konkurrenten Louis Pasteur im Zuge der Milzbrand-Bekämpfung vorträgt, lässt sich Punkt für Punkt auf die später von ihm selbst und seinen Schülern vorgestellten Theorien und Präparate übertragen. Insofern argumentiert hier Koch gegen Koch – wenngleich, das sei eingeräumt, mehr oder weniger unfreiwillig und ohne dass ihm das selbst bewusst geworden wäre.

Koch kritisiert Pasteur

Es ging in der Auseinandersetzung Koch vs. Pasteur zwar vielleicht auch um persönliche Eitelkeiten oder Prioritätsstreitigkeiten, und sicher auch um den nationalen Wettbewerb der Wissenschaftsnationen Frankreich und Deutschland, wie in einer TV-Doku und in einem Buch aus dem Institute Pasteur publikumswirksam vorgetragen wurde (vgl. Perrot/Schwartz 2014: „Duell zweier Giganten"). Ein Höhepunkt der Kontroverse war das Aufeinandertreffen der beiden auf der Internationalen Hygiene-Tagung 1882 in Genf, wo indessen aufgrund von sprachlichen Problemen – Pasteur sprach französisch, Koch deutsch – kein wirkliches Streitgespräch, sondern nur ein kurzer Schlagabtausch stattfand. Koch behielt sich indessen eine spätere, ausführlichere Stellungnahme vor, die er dann auch vorlegte. Der Ton der Entgegnung war ein recht scharfer. Schon gleich zu Beginn stellte Koch fest, dass „Pasteurs Polemik nicht darauf ausging, mich durch tatsächliche Beweise zu widerlegen, sondern sich in allgemeinen Phrasen bewegte und zum großen Teil persönlich und in einem gereizten Tone gehalten war" (Koch 1882, S. 207).

Der Hauptteil von Kochs großer Streitschrift gegen Pasteur (Koch 1882) besteht in der Bestreitung der Gültigkeit von Pasteurs „Impfbeweisen" in Sachen Milzbrand (Anthrax). Pasteur hatte 1881 mit großer medialer Begleitung in Puilly-le-Fort südöstlich von Paris ein öffentliches Impfexperiment mit 50 Schafen durchgeführt. Die 25 geimpften Schafe überlebten, die 25 nichtgeimpften verstarben nach Injektion der unverdünnten Anthrax-Erreger. 100 %ige Wirksamkeit – derart märchenhafte Erfolgsmeldungen trauten sich seither kaum noch ein Forscher und kaum ein Pharmaunternehmen zu behaupten. Pasteur indessen schaffte es, sich als erster „Superstar" der Bakteriologie feiern zu lassen. Politiker, Tiermediziner, Bauern und Medienvertreter (bis hin zum eigens mitgereisten Korrespondenten der Londoner Times) waren begeistert. Koch jedoch kritisierte Pasteur, weil dessen angebliche Erfolge sich in unabhängigen Experimenten nicht replizieren ließen. Er führte an, dass erstens etliche Tiere direkt am Impfstoff gestorben seien, dass zweitens auch geimpfte Tiere später nicht geschützt waren, sondern vom Milzbrand infiziert wurden und in der Folge verstorben waren, dass drittens auch ungeimpfte Tiere die Infektion mit dem „echten" Milzbrand teilweise gut überstehen würden. Kochs Fazit war also viertens, dass Pasteur der Öffentlichkeit nur diejenigen Daten mitteilte, die seine Thesen stützten, während er alles verschwiegen hätte, was auf Unwirksamkeit oder gar Schädlichkeit der Impfstoffe hinweise. Koch führte fünftens weiter aus, dass es im Rahmen der Wissenschaft untragbar sei, dass Pasteur die Zusammensetzung seines Impfstoffs geheim halte.

„Die Pasteursche Präventivimpfung ist demnach wegen des unzulänglichen Schutzes, welchen sie gegen die natürliche Infektion gewährt, wegen der kurzen Dauer ihrer schützenden Wirkung, und wegen der Gefahren, welche sie für Menschen und nicht geimpfte Tiere bedingt, als praktisch verwertbar nicht zu bezeichnen." (Koch 1882, S. 227)

Koch lernt von Pasteur

Wer Kochs Thesen liest, lernt ihn als einen solide und akribisch, mit zahlreichen empirischen Belegen argumentierenden Kritiker von „Medikamentenmarketing" kennen. Allerdings bediente er sich später, ebenso wie seine Schüler Behring und Ehrlich, in seinen eigenen „Marketingkampagnen" derselben Manöver: Die geheime Zusammensetzung des Tuberkulins veröffentlichte er nur auf Druck hin; Heilerfolge hatte er offenbar nur bei leicht Erkrankten vorzuweisen, die ohnehin kein schwerer Verlauf erwartete; die Berichte über Misserfolge oder sogar Verschlimmerungen versuchte er herunterzuspielen usw. Der Medizinhistoriker Christoph Gradmann deutet dann auch Robert Kochs öffentliche Demonstration von Tuberkulin-Injektionen am 16.11.1890 in Anwesenheit des Kultusministers Goßler, des Wissenschaftsstaatssekretärs Althoff, des Generalstabsarztes der preußischen Armee, von Coler, in der Klinik des berühmtesten deutschen Chirurgen Prof. Ernst von Bergmann als eine „geschickt inszenierte Markteinführung" (Gradmann 2005, S. 187). Kochs eigene Veröffentlichung zum Tuberkulin war flankiert von überaus positiven Erfahrungsberichten weiterer Ärzte (Fräntzel, Levy, Köhler), – die freilich allesamt Koch nahestanden. Gradmanns lapidare Interpretation ist, dass diese Veröffentlichungen „ebenso der Prüfung wie der Propaganda des Mittels dienten" (ebd.). Denn – wir erinnern uns an Kochs Kritik gegenüber Pasteur – natürlich wurden auch hier skeptisch stimmende Beobachtungen ausgeklammert: Dass einerseits von den vier Schwerkranken, die Fräntzel mit Tuberkulin injiziert hatte, drei binnen weniger Tage verstorben waren, wurde nicht problematisiert. Andererseits – auch hier dasselbe Muster wie im Fall Pasteur – formulierten bald Skeptiker Zweifel an den angeblichen Heilerfolgen:

> „Der Verdacht liege auf der Hand, dass man insbesondere solche Fälle geheilt habe, die vordem gar nicht erst behandelt worden seien." (Gradmann 2005, S. 218)

Offenbar hatte Koch Pasteur nicht nur kritisiert, sondern von dem deutlich älteren Forscher auch einiges abgeschaut. Nicht zuletzt hatte Pasteur (1822–1895) die Zusammensetzung seines Mittels geheim gehalten – Koch (1863–1910) tut dasselbe. Wohl vor allem auch deshalb, weil sich die Rezeptur keinesfalls wie ein biochemisches Geniestück las – sondern ganz trivial aus in Glycerin aufgelösten Tuberkuloseerregern bestand. Koch wirft Pasteur außerwissenschaftliche Interessen vor und auch, dass offenbar nicht nur die Sorge um das gesundheitliche Wohlergehen Pasteurs oberste Maxime sei. Und im Tuberkulin-Skandal der Jahre 1890/91 begegnen wir einem Robert Koch, von dem sogar ein späterer Verehrer zuzugeben gezwungen ist:

> „Wenn man sich Kochs Kalkulationen vom 5. Dezember 1890 über die Herstellung des Mittels vor Augen hält – 5 Kubikzentimeter sollten 25 M kosten, bei einer jährlichen Produktion von 54.750 Portionen wurde von ihm ein Reingewinn von 4 ½ Millionen Mark veranschlagt – so kann man nicht umhin, als von einer Bereicherung auf Kosten kranker Menschen zu sprechen." (Eschenhagen 1983, S. 131)

The Private Science of Louis Pasteur

Dass in Pasteurs Labortagebüchern ganz andere Herstellungsverfahren dokumentiert sind als die, die er der wissenschaftlich interessierten Öffentlichkeit damals in seinen Erfolgspublikationen berichtete, ist durch die Recherchen von Gerald L. Geison (*The Private Science of Louis Pasteur*; 1995) gut dokumentiert. So benutzte er z. B. für die Herstellung des Impfstoffs gegen Milzbrand ein anderes Verfahren, als er in seinen Veröffentlichungen angegeben hatte. Ausgerechnet sogar das Verfahren, das sein Konkurrent Jean-Joseph Henri Toussaint entwickelt hatte! Wo von Pasteur schon bei den Herstellungsverfahren mit einer erstaunlichen Nonchalance nachweislich getrickst wurde, da erscheinen die kritischen Rückfragen von Robert Koch nur umso berechtigter. Eine kritische Rezeption der Helden und Mythen der Bakteriologie ist freilich auch heute noch längst keine Selbstverständlichkeit. Ein Beispiel bot etwa die Kontroverse im *Deutschen Ärzteblatt* 2010/2011 zwischen Univ. Prof. Dr. Dr. Friedrich Hofmann, Bergische Universität Wuppertal, damals Vorsitzender der Ständigen Impfkommission am Robert-Koch-Institut und dem inzwischen leider verstorbenen Prof. Dr. Dr. Udo Benzenhöfer, Senckenbergisches Institut für Geschichte und Ethik der Medizin in Frankfurt a. M. In einem Leserbrief hatte Benzenhöfer (2010) damals moniert, dass Hofmann (2010) in seiner Hymne auf Pasteur mit keinem Wort darauf eingegangen war, dass es an den Darstellungen Pasteurs inzwischen gut belegte Zweifel gibt. Nicht nur in Bezug auf die Milzbrand-Legende, sondern auch hinsichtlich der angeblichen Heilung des Jungen Joseph Meister, nachdem dieser von einem tollwütigen Hund gebissen worden sein soll. Nach gründlichen Recherchen scheinen jedenfalls Zweifel sehr berechtigt, ja geboten, ob der fragliche Hund tatsächlich an Tollwut erkrankt war. Statt in der Sache zu argumentieren, flüchtet sich Hofmann (2011) ins Framing: Benzenhöfer bediene sich ähnlicher Argumente wie die Impfgegner. Verzicht auf Belege, gereizter Ton, allgemeine Phrasen – das war es, was Koch seinem Gegenspieler vorwarf. Wir stellen heute fest: Die Muster der Auseinandersetzung haben sich offenbar nur wenig verändert.

2.2 Originaltext: Über die Pasteurschen Milzbrandimpfungen (Koch 1887)

> **Über den Originaltext**
>
> Auf dem internationalen Hygiene-Kongress 1882 in Genf gab es eine Kontroverse zwischen dem Altstar Louis Pasteur, Paris, und dem Newcomer Robert Koch. Sprachschwierigkeiten spielten dabei auch eine Rolle, so dass Koch sich eine spätere, ausführlichere Stellungnahme vorbehielt. Diese „Entgegnung" erschien im selben Jahr im Druck (Koch 1882). Die Auseinandersetzung setzte sich fort, u. a. weil Pasteur verlauten ließ, dass Koch seine Ansichten geändert hätte – weshalb Koch sich mit einem Dementi erneut zu Wort meldete. Der Text „Über die Pasteurschen Milzbrandimpfungen" erschien in der *Deutschen Medicinischen Wochenschrift*, 1887, Nr. 32. Er wurde erneut abgedruckt bei: Robert Koch (1912): *Gesammelte Werke*. Band 1. Herausgegeben von Julius Schwalbe. Leipzig: Georg Thieme Verlag. S. 271–273.

In seinem an die K. K. Gesellschaft der Ärzte in Wien gerichteten Entgegnungsschreiben auf eine Schrift v. Frischs (s. Deutsche Med. Wochenschr. 1887, Nr. 24 und 25) hatte Pasteur mit Bezug auf seine Methode der Milzbrand-Impfung behauptet, die Berliner Schule habe, durch die Tatsachen gezwungen, ihre darüber ursprünglich geäußerte Meinung geändert. Dieser Behauptung trat R. Koch in einem in der *Semaine médicale*[1] *(französisch) und in der Deutschen Medizinischen Wochenschrift veröffentlichten Schreiben entgegen:*

Ich habe vor einigen Jahren mich dahin ausgesprochen, daß die von Pasteur gerühmte Milzbrandimpfung nur ungenügenden Schutz gegen die natürliche Infektion gewähre und von sehr kurzdauernder Wirkung sei und daher nicht als brauchbar für praktische Zwecke angesehen werden könne.

Seit jener Zeit hat die Methode der Milzbrandimpfung weder durch Pasteur noch von einer anderen Seite eine irgend nennenswerte Vervollkommnung erfahren, und, soweit ich weiß, hat man für ihre praktische Brauchbarkeit keinerlei neue Beweise beigebracht. Ich habe daher keinen Grund gehabt, meine Ansicht über diesen Gegenstand zu ändern, und ich habe auch seitdem über diese Frage nichts veröffentlicht.

Daher war auch mein Erstaunen groß, als ich bei der Durchsicht des vor einigen Wochen von Pasteur an die K. K. Gesellschaft der Ärzte in Wien gerichteten Briefes las, „daß die vor längerer Zeit durch die Berliner Schule erhobenen Einwände durch die Tatsachen widerlegt seien, und daß diese Schule ihre Ansicht geändert habe". Wenn Pasteur von der Berliner Schule spricht, so meint er augenscheinlich mich, denn außer mir hat sich niemand mit der Frage der Milzbrandimpfung beschäftigt. Ich habe es deshalb für unerläßlich erachtet, eine derartige falsche Auffassung meiner Ansicht in dieser Frage sich nicht festsetzen zu lassen und, entgegen dem Ausspruche Pasteurs, ausdrücklich zu erklären, daß ich in keiner Weise meine Ansicht über den praktischen Wert der Milzbrandimpfungen geändert habe.

Es scheint mir indessen von einem gewissen Interesse, daß ich mich nicht auf diese einfache Erklärung beschränke, sondern daß ich kurz die Gründe auseinandersetze, die mich bei meiner ursprünglichen Ansicht verharren lassen.

Pasteur stützt sich in seinem Briefe auf die Resultate der Impfungen in Frankreich in den letzten Jahren: mehr als 200 000 Hammel, die jährlich in Frankreich geimpft werden, bieten eine Sterblichkeit an Milzbrand von 1 % dar, während dieser Prozentsatz unter den nicht geimpften Herden sich auf 10 % erhebt. Mehr als 20 000 alljährlich geimpfte Stück Rindvieh liefern eine Sterblichkeit von kaum 0,5 %, während unter den nicht geimpften Tieren dieser Gattung die Sterblichkeit ungefähr 5 % beträgt.

Aus diesen Ziffern scheint sich zu ergeben, daß die Milzbrandimpfung von großer Wirksamkeit ist. Aber wer kann für die Zuverlässigkeit dieser

---

[1] Anm. im Original: De la Vaccination charbonneuse. Semaine méd., 1887, p. 305. D. Herausgeber.

Ziffern einstehen? Wie und durch wen sind die Einzelfaktoren dieser Berechnung gesammelt? So wird sich jeder fragen, der sich mit Medizinalstatistik beschäftigt.

Wir haben um so mehr Grund, zurückhaltend zu sein, als diese Ziffern bis jetzt vereinzelt geblieben sind.

Die Milzbrandimpfung wird seit dem Jahre 1881 und nicht allein in Frankreich gehandhabt. Das lebhafte Interesse, welches der Frage anhaftet, die geschickte Reklame, mit der das Verfahren umgeben wurde, haben seine Kenntnis in alle Gegenden getragen, in denen der Milzbrand heimisch ist: Italien, Österreich-Ungarn, Rußland, Deutschland. Wenn wirklich die Ergebnisse überall so günstig wären, wie Pasteur behauptet, so müßte man sich wundern, daß die Methode nicht auch hier in den letzten sechs Jahren dieselbe Verbreitung gewonnen hat, wie in Frankreich. Bedeutende materielle Interessen sind dabei im Spiele, und es bliebe unerklärlich, weshalb man nicht in wohlverstandenem nationalen Interesse das Verfahren überall mit gleicher Bereitwilligkeit aufgenommen haben sollte. Tatsächlich aber ist von keinem Lande bekannt, daß die Milzbrandimpfung sich wie in Frankreich verbreitet hat, und weder in der medizinischen noch in der veterinärärztlichen Literatur findet sich etwas über diesen Gegenstand mitgeteilt.

Um nach dieser Richtung, wenigstens soweit Deutschland in Betracht kommt, sichere Anhaltspunkte zu erhalten, habe ich Dr. Schütz, Professor an der Tierarzneischule in Berlin, gebeten, mir alle erreichbaren Daten über die in Deutschland ausgeführten Milzbrandimpfungen und über ihre Ergebnisse mitzuteilen. Professor Schütz hat meiner Bitte in der liebenswürdigsten und raschesten Weise entsprochen, und ich bin im Besitz absolut authentischer und mit völliger Unbefangenheit gesammelter Dokumente, die ein Beweismaterial von hohem Werte darstellen und deren Inhalt ich hier mitteilen will. Es hat einiger Wochen erfordert, sie zusammenzubringen, und das ist der Grund, weshalb sich meine heutige Mitteilung etwas verzögert hat:

1. In Gorsleben wurden 1882 31 Stück Rindvieh geimpft: 3 Stück starben im folgenden Jahr (10 %). Die Impfungen wurden nicht fortgesetzt. In der Folge starben noch 2 oder 3 Stück im Jahre, d. h. genau so viel, wie vor der Impfung.
2. In Cannawurf 1882 Impfung von 33 Stück Rindvieh. Vor der Impfung verlor man 1 bis 3 Stück pro Jahr. Die Verluste waren nach der Impfung dieselben. Man verzichtete auf die Fortsetzung der Impfungen.
3. In Kelbra wurden 1886 von 140 Stück Rindvieh 64 Stück geimpft; 76 blieben ungeimpft. Jede der beiden Gruppen verlor 1 Tier an Milzbrand; die Impfungen wurden nicht fortgesetzt.

4. In Riethnowhausen wurden 1886 22 Stück Rindvieh geimpft. Einen Monat später waren 2 Tiere an Milzbrand eingegangen.
5. In Klonie wird seit 1882 alle Jahre alles Rindvieh und alle Schafe geimpft. Soweit ich nach den mir zur Verfügung stehenden Daten urteilen kann, kann man für die letzten Jahre mit einigen Schwankungen nach oben und unten einen jährlichen Durchschnitt von 270 Stück Rindvieh und 600 Schafen annehmen. Die Mortalität bei ersteren schwankt zwischen 1 und 5 % (im Durchschnitt 3,4 %). Mehrfach erlagen revakzinierte Tiere dem Milzbrand. Leider fehlen genaue Angaben über die Mortalität vor der Impfung.
6. Die wichtigsten Daten sind diejenigen, welche wir den Impfungen verdanken, welche seit 1882 mit größter Sorgfalt und größter Geduld von dem Departementstierarzt Oemler im Auftrage des Ministeriums für Landwirtschaft auf Domäne Packisch ausgeführt werden. Seit 1882, d. h. seit 5 Jahren, wird fast die ganze Herde, im Mittel 80 Stück Rindvieh und 360 Schafe, alljährlich geimpft. Und doch fordert der Milzbrand im Mittel 4,2 % von ersteren, 1,5 % von letzteren. Auch hier befinden sich unter den Opfern wiederholt geimpfte Tiere. Angesichts von Resultaten, welche die Wirksamkeit der Impfung so fraglich erscheinen ließen, hat man in den beiden letzten Jahren folgenden Versuch angestellt: 100 geimpfte und 100 nichtgeimpfte Schafe, die sich sonst unter völlig gleichen Bedingungen befanden, wurden auf die suspekten Weideplätze getrieben. Zwei der geimpften Tiere starben an Milzbrand, und im folgenden Jahre zwei andere, die nicht geimpft waren. Der Versuch ist also nichts weniger als überzeugend ausgefallen.

Wir fragen, was soll man von einem Impfverfahren denken, das nach fünfjähriger Probezeit solche Resultate ergeben hat? Und tatsächlich sind die Impfungen in Packisch genau nach den Angaben Pasteurs ausgeführt, mit Lymphe, die sein Agent Boutroux geliefert hat. Es handelt sich bei diesen Versuchen nicht um Tausende von Tieren, aber alle Impfungen sind genau verzeichnet und die Todesfälle auf das Gewissenhafteste gezählt. Diese Ziffern haben demnach einen anderen Wert als die großen runden Zahlen Pasteurs, deren Ursprung uns völlig unbekannt ist. Das ist alles, was Deutschland zur Frage der Milzbrandimpfungen beitragen kann. Es findet sich darunter kein einziges günstiges und entscheidendes Ergebnis. Und es scheint in den anderen Ländern nicht anders zu sein. Wenn man dort Erfolge gehabt hätte, würde man sie mitgeteilt haben.

Solange andere kompetente Beobachter nicht ebenso brillante Resultate mitteilen werden wie Pasteur, solange die Milzbrandimpfung nicht in den infizierten Gegenden Österreich-Ungarns, Rußlands, Deutschlands, Italiens allgemeine Verbreitung gefunden haben wird – solange wird man nicht behaupten können, daß die früher von mir erhobenen Einwände durch die Tatsachen widerlegt sind. Im Gegenteil, alle bis heute gemachten Erfahrungen, alle vorgebrachten Tatsachen bestätigen vollkommen meine ursprüngliche Ansicht, daß die Milzbrandimpfung nicht einbringt, was sie an Kosten verursacht, daß sie keinerlei Wert für die Praxis besitzt.

R. Koch,
Professor der Hygiene an der medizinischen Fakultät in Berlin

3

Tuberkulin-Rausch

3.1 Das Kochsche Wundermittel Tuberkulin – ein Fehlschlag

> „Als dann endlich Robert Koch mit seinem, das gewaltigste Aufsehen in der gesamten Welt erregenden Vortrag über das Tuberkulin im Jahre 1890 hervortrat, da wurde mit einem Male Berlin zum Wallfahrtsorte für ungezählte Leidende […] Wer die ungeheure Erregtheit, in der die gesamte Bevölkerung des bereits zur Weltstadt gewordenen Berlin schwebte, nicht selbst mit empfunden, der macht sich keine Vorstellung. Die Geschichte dieser Tuberkulin-Erregung bildet ein ganz eigenartiges Kapitel der Geschichte des öffentlichen Geistes und verdiente gar wohl, unter Zugrundelegung des damaligen urkundlichen Materials ausführlich dargestellt zu werden."
>
> Isidor Kastan: Berlin wie es war. (1919, S. 167 f.)

In Berlin konnte Robert Koch so manchen Triumph feiern. Hier hielt er am 24. März 1882 vor der Berliner Physiologischen Gesellschaft seinen berühmten Vortrag über die Ätiologie der Tuberkulose. Hier endeten seine erfolgreichen Forschungsexpeditionen nach Ägypten und Indien, von denen er beispielsweise 1884 die Entdeckung des „Kommabazillus" (Cholera) mitbrachte. Ihm zu Ehren wurden große Festbankette ausgerichtet und der Kaiser belohnte ihn mit hohen Geldgeschenken.

1890 war Sir Arthur Conan Doyle, der schottische Arzt und Schriftsteller, extra nach Berlin gereist, um die Anwendung des neuen Kochschen Wundermittels mit eigenen Augen zu beobachten. Doyle, dem Schöpfer der berühmten Sherlock Holmes Romane, ging es wie hunderten anderen Ärzten und tausenden von Lungenkranken: Sie alle waren von der Nachricht in Ekstase versetzt, dass der durch seine Bakterienentdeckungen weltberühmte Prof. Dr. Robert Koch ein neues Heilmittel gegen Tuberkulose vorgestellt hatte.

Dem Tuberkulin-Rausch folgt der Katzenjammer

Im eigens dafür umgebauten Circus Renz eröffnete am 4. August 1890 vor 5000 Gästen der X. Internationale Medizinische Kongress zu Berlin mit einer Begrüßung durch Kultusminister Gustav von Goßler, in die er bereits den Hinweis auf Kochs Tuberkulin einbaute. Im weiteren Verlauf berichtete Robert Koch, dass er ein Tuberkulose-Heilmittel gefunden und bereits in ersten Versuchen als wirksam und sicher getestet hätte. Berlin stand fortan Kopf, Caféhäuser und Hotels wurden zu Pop-up-Impfzentren umgebaut und mit Betten ausgestattet, in denen das in Windeseile produzierte Tuberkulin den Patienten in den Rücken gespritzt wurde. Oft in großen feierlichen Inszenierungen in Anwesenheit von Prominenten. Kranke, Ärzte und Berichterstatter aus der ganzen Welt kamen nach Berlin, um an diesem Durchbruch zu partizipieren, der nicht nur die Krankheit Tuberkulose, sondern mit ihr gleichsam symbolisch alle Krankheiten künftig würde auslöschen können. So zumindest die damalige Erwartung, in der Politik, Medien und eine mentalitätshistorisch überaus interessante Wissenschaftseuphorie an einem Strang zogen.

Medizinhistoriker pflegen den Mythos vom bescheidenen und skrupulösen Dr. Koch, der gedrängt wurde, der eigentlich noch gar nichts sagen wollte, der nur in vorsichtigen Andeutungen gesprochen hätte und dessen Worte vom Publikum dramatisch falsch verstanden worden wären. Indessen vermitteln die überlieferten Originaltöne von Kochs Vortrag und seine „Weiteren Mittheilungen über ein Heilmittel gegen Tuberkulose" in einer Extraausgabe der *Deutschen Medizinischen Wochenschrift* vom 13. November 1890 trotz ihrer leicht verschwurbelten Ausdrucksweise eine eindeutige, eine klare Botschaft, nämlich: „Nach diesen Erfahrungen möchte ich annehmen, daß beginnende Phthisis durch das Mittel mit Sicherheit zu heilen ist." (Koch 1890, S. 666; im Original durch Sperrdruck hervorgehoben!). Phthisis, ein anderer damaliger Name für Tuberkulose oder Schwindsucht, sei durch sein Mittel „mit Sicherheit zu heilen". Besonders vorsichtig hörte sich das jedenfalls nicht an.

Der Tuberkulin-Rausch entpuppte sich nach wenigen Monaten als „Tuberkulin-Schwindel", um ein Wort des Virchow-Schülers Prof. Johannes

Orth zu zitieren (vgl. Gradmann 2005, S. 154, 159): Heilerfolge blieben aus, die angeblich geheilten Patienten waren ausschließlich die, die ohnehin nur leicht erkrankt waren, Koch wurde unter Druck gesetzt, seine geheim gehaltene Rezeptur zu veröffentlichen. Das vermeintliche Wundermittel stellte sich als recht primitive Mixtur aus in Glycerin aufgelösten Tuberkulose-Bazillen heraus. E. van Diezens lässt 1891 in Amsterdam eine Broschüre mit dem Titel „Das Kochsche Mittel verursacht Tuberkulose, anstatt sie zu heilen" drucken (vgl. Opitz/Horn 1984, S. 732). Gradmann (1999a) zeichnet die „Anatomie eines Fehlschlags" nach. Schließlich hatte 1891 ein Koch damals an Kompetenz und Renommée keinesfalls nachstehender Kollege, der Pathologieprofessor Rudolf Virchow, nachdem der monatelange Tuberkulin-Hype sich zu einer Katastrophe zu entwickeln schien, im Preußischen Abgeordnetenhaus ein durchaus eindeutiges Statement vorgetragen, indem er wörtlich formulierte: „Genau genommen, ist kein einziger Fall bekannt, in dem eine dauernde Heilung irgend einer Form der Tuberkulose durch dieses Mittel herbeigeführt worden wäre." (Virchow, zitiert nach: Möllers 1950, S. 579)

Als es eng wird, begibt sich Robert Koch auf „Erholungsreise" nach Ägypten

Robert Koch hatte sein Tuberkulin nicht nur an Meerschweinchen, sondern auch an einigen Mitarbeitern, an sich selbst und an seiner minderjährigen Geliebten, der Schauspielerin und Malerin Hedwig Freiberg, getestet – freilich nur an Gesunden, um zu sehen, ob man die Injektion überleben kann. Das wissen wir aus deren Lebenserinnerungen *Mein Weg mit Robert Koch* (Koch 2023). Sie berichtet darin, dass sie in der Folge schwer erkrankte und sich nur langsam erholte. Und ein Leben lang immer wieder unter den Spätfolgen dieser experimentellen Injektion litt. Im Rückblick erscheint es als ein geradezu groteskes Schauspiel, was sich da im Berlin der Jahre 1890/91 abspielte: Viele erfahrene Mediziner stellten das behauptete Heilungspotenzial des Tuberkulins von Anfang an in Frage – allein: man hörte ihnen nicht zu, sondern verbannte sie als „ewiggestrige" Fortschritts- und Wissenschaftsleugner aus der Debatte. Die folgenden Kapitel des vorliegenden Buches dokumentieren diese kritischen Stellungnahmen.

Robert Koch war angesichts des Umschlags der öffentlichen Meinung wegen der ausbleibenden Heilerfolge seines Wundermittels Tuberkulin rechtzeitig untergetaucht: Er begab sich Anfang 1891 auf eine mehrwöchige „Erholungsreise" nach Ägypten und wartete dort ab, bis sich die Wogen geglättet hatten und die Finanzierung für das ihm in Aussicht gestellte, neue Institut für Infektionskrankheiten in trockenen Tüchern war. Geschickt hatte der wichtigste Strippenzieher im preußischen Kultusministerium, der Geheime Oberregierungsrat Friedrich Althoff, im preußischen Abgeordnetenhaus vor der entscheidenden Abstimmung am 9. Mai 1891 einerseits Kochs Tuberkulin-Misserfolg heruntergespielt und andererseits den einflussreichsten Kritiker, den Pathologen Prof. Virchow, der selbst als Abgeordneter im Parlament saß, umschmeichelt, so dass das Budget bewilligt wurde. Althoff vergaß nicht, darauf hinzuweisen, dass die Angelegenheit in der Konkurrenz mit dem Pariser Institut Pasteur „auch eine patriotische Seite" hätte und schließlich bemühte er militaristische Metaphern wie die der „vollständigen wissenschaftlichen Mobilmachung", um Gegnern den Wind aus den Segeln zu nehmen (vgl. Eckart 1991, S. 390 f.).

Robert Koch – Täter oder Opfer des Tuberkulin-Hypes?

Jaeckels Bericht in seinem Klassiker zur Geschichte der Charité erfasst die gespenstische Abfolge von rauschhafter Euphorie und Katzenjammer nicht nur in einem packenden Doku-Drama. Jaeckels Reportage scheint auch objektiver als viele der Schilderungen in der medizinhistorischen Literatur. Dort wird nämlich meist betont: Nicht Koch war schuld am Tuberkulin-Schwindel – sondern die andern. Sie haben ihn gedrängt, sie haben ihn falsch verstanden, sie haben das Mittel unsachgemäß angewendet. Sie wollten ein medizinisches Wundermittel, das er niemals auch nur in Aussicht gestellt hatte; kurz: Koch hat damit überhaupt nichts zu tun. Exemplarisch formuliert Möllers:

> „Geirrt hat nicht Koch, dessen in der wissenschaftlichen Literatur niedergelegte objektive Feststellungen über das Tuberkulin auch heute noch zutreffen, sondern geirrt haben diejenigen, die in der damaligen Zeit in dem Glycerinextrakt aus Tuberkelbazillen ein Wundermittel zur Heilung aller Formen der furchtbaren Krankheit zu besitzen glaubten. Eine solche Behauptung hatte aber Koch selbst nie ausgesprochen." (Möllers 1950, S. 590)

„Sehr vorsichtig war Koch auch mit der Abgabe des Mittels" (Schadewaldt 1975, S. 1927), schreibt der Nestor der deutschen Medizingeschichte und Flottenarzt Prof. Schadewaldt – geradezu ein Witz, wenn man dem die durchaus gut belegbaren Schilderungen über die wie Pilze aus dem Boden schießenden Impfstationen in Krankhäusern, Privatkliniken und Hotels

bei Jaeckel gegenübergestellt, in denen „Kochs Mittel" tausendfach injiziert wurde. Wie groß die Erwartungen dank des Vertrauens auf den großen Namen Robert Koch im Winter 1890/91 waren, zeigt auch ein Bericht des Sozialhygienikers Alfred Grotjahn:

> „Auch für Greifswald kam endlich der große Tag, an dem in der inneren Klinik die ersten Impfungen mit Tuberkulin vorgenommen werden sollten. Er wurde begangen wie etwa eine Grundsteinlegung oder eine Denkmalsenthüllung. Lorbeerbäume bildeten den Hintergrund, von dem sich Ärzte, Schwestern und Patienten im schneeigem Weiß und der Chef in schwarzem Bratrocke abhoben: Festrede des Internisten, Vollzug der Impfungen an auserwählten Kranken, donnerndes Hoch auf Robert Koch!" (Grotjahn 1932, S. 51)

Sicher hat Jaeckel sich in seiner Darstellung auch des Mittels der künstlerischen Freiheit bedient und manches Detail ausgeschmückt. Im Großen und Ganzen aber entsteht ein zutreffendes Bild. Dass Koch aus seinem Mittel kommerziellen Profit schlagen wollte, ist unstrittig. Gut dokumentiert sind die Verhandlungen Kochs mit dem Preußischen Kultusministerium, wo man sich zwischenzeitlich bereits auf einen Vertrag geeinigt hatte, der vorsah, dass Koch 1 Mio. und zwei seiner Mitarbeiter je 250.000 Goldmark gezahlt werden sollten (Eschenhagen 1983; Gradmann 2005, S. 152). Koch hatte ursprünglich sogar die Summe von 1,5 Mio. für sich beanspruchen wollen (Opitz/Horn 1984, S. 733). Dieser Vertrag scheiterte schließlich am Veto des Reichskanzlers Caprivi, der sich der Sache sogar noch am ersten Weihnachtsfeiertag (25.12.1890) annimmt. Es wäre nachteilig, wenn auf einmal ein großer deutscher Forscher als gewinnsüchtig erscheinen würde, begründet er seinen Einspruch (vgl. Gradmann 1999b, S. 37). Auf lukrative Angebote aus den USA und aus der Industrie hatte Koch im Pokern um die Höhe der „Dotation" und um Beteiligungen bei eventuellen späteren Verkaufsgewinnen zwar durchaus verwiesen – konkrete Geldflüsse, etwa 1 Mio. Mark von den Höchster Farbwerken, die Jaeckel unter Verweis auf die Lebenserinnerungen des Internisten Prof. János Plesch (1949, S. 39) nennt, sind indessen nicht belegt.

Emmy Koch hatte den Triumph ihres Mannes im Sommer auf der obersten Tribüne des Zirkus Busch miterlebt (Grüntzig & Mehlhorn 2010, S. 221 f.). Noch in einem Brief ein knappes halbes Jahr (24.11.1890) später an ihre Schwägerin schwärmt sie in den höchsten Tönen von der allseitigen Anerkennung und der großen Wertschätzung für ihren Mann. Alle früheren Unstimmigkeiten seien vergessen:

„Meine liebe Helene, was erlebt man doch alles auf seine alten Tage, welch ein Segen ist Robert für die leidende Menschheit geworden. Ich habe nur noch […] Worte der Bewunderung für Robert […] Ach, es ist zum ersten Mal himmlisch im Leben! Doch nun will ich aufhören, sonst schickst Du mir am Ende noch ein Freibillet zur Gummizelle in Hildesheim." (ebd. S. 222)

Auch der Jubel von Emmy, der ersten Ehefrau von Robert Koch, wich schnell tiefer Enttäuschung – denn schon bald reichte Robert die Scheidung ein, um seine Geliebte Hedwig Freiberg zu heiraten.

3.2 Originaltext: Der Tuberkulose-Sturm über Berlin (Jaeckel 1963)

Über den Originaltext

Der freie Journalist und Schriftsteller Gerhard Jaeckel (1913–1993) schuf mit seinem Buch *Die Charité: Die Geschichte des berühmtesten deutschen Krankenhauses*, erstmals im Jahr 1963 erschienen im Hestia Verlag, Bayreuth, einen Klassiker der Medizingeschichte. Das gut recherchierte historische Geschehen wird von Jaeckel darin vorsichtig dramatisiert, z. B. in Form fiktiver Dialoge. Es folgten zahlreiche spätere Auflagen, zuletzt 2021 erweitert und mit dem veränderten Untertitel „Die Geschichte eines Weltzentrums der Medizin von 1710 bis zur Gegenwart" bei Lehmanns Media, Köln. Der folgende Textauszug orientiert sich am Kapitel „Tuberkulose-Sturm über Berlin" (S. 276–296) der Erstauflage.

„Ach jeben Se man noch een paar Troppen zu, Herr Dokta", flüstert der Schuhmacher Cichan, 48 Jahre alt. Sehnsüchtig blicken seine glänzenden Augen nach der Morphiumflasche, aus der Stabsarzt Dr. Runkwitz die Injektionsspritze aufzieht.

„Eeen paar Troppen, Herr Doktor, damit det Elend een Ende hat", fleht Cichan. Die Worte kommen stoßweise, aus keuchender Brust. Seine abgezehrten Hände umklammern die Hand des Arztes, als der die Bettdecke zurückschlägt. Beim trüben Schein der Gasfunzel sucht Dr. Runkwitz auf dem abgemagerten Gesäß des kranken Schusters nach einer Stelle, wo er die Nadel der Spritze einsenken kann. Wie übersät ist der Oberschenkel mit Einstichnarben.

Seit Wochen schon fleht Max Cichan jeden Abend um eine tödliche Dosis. Das ist alles, was die Charité für den Schuster Max Cichan noch tun kann. Das ist alles, was man tun kann für Willi Salewski, 29 Jahre alt, Rangierer; für Johann Becker, Kellner, 25 Jahre alt, und für den 40jährigen Glaser Gustav Kühne [...] Und sie sind nur die nächsten vier unter den 40 Insassen der „Nebenabteilung für innerlich kranke Männer", die zum Sterben dran sind. Folgen werden ihnen die übrigen 36, alle – spätestens, wenn zum nächsten Mal der Flieder blüht. [...]

Stabsarzt Dr. Runkwitz verteilt heute eine halbe Stunde später als sonst seine Schlafmittel und Morphiumspritzen. Auf dem Aufschlag seines dunklen Gehrocks trägt er eine weiße Schleife, darauf einen Äskulap-Stab, aus Messing gestanzt. Es ist das Abzeichen der Teilnehmer am X. Internationalen Medizinischen Kongreß in Berlin, der heute eröffnet worden ist.

4. August 1890.

Wird es ein historischer Tag werden, bedeutender noch als das Datum der ersten Äthernarkose? Bald wird man es wissen – spätestens, wenn im nächsten Frühling der Flieder wieder blüht. [...]

„Herr Doktor, noch een paar Troppen [...]"

Ein Hustenanfall erstickt die Bitte des Schusters Max Cichan um einen gnädigen Tod.

Dr. Runkwitz hört es nicht mehr. Er hat die Tür hinter sich zugemacht. Er geht den kahlen Korridor hinunter. Das Elendsbild der Nebenabteilung versinkt für ihn. Er erlebt noch einmal die große Stunde dieses Nachmittags.

4. August 1890.

Das riesige Rund des Zirkus Busch ist durch wallende Tücher in einen Tempel verwandelt. Hinter der Rednertribüne ragt die überlebensgroße Gipsstatue des Äskulap auf, des Medizin-Gottes der alten Griechen. In beiden Händen hält er den Stab, um den sich eine vergoldete Schlange ringelt – das Wahrzeichen der Ärzte.

Schmächtig wirkt unter diesem Götterbild der Redner. Zu dünn für den riesigen Raum ist seine Stimme. 5000 Ärzte aus aller Welt lauschen mit Spannung dem Vortrag von Professor Robert Koch, dem bedeutendsten Bakterienforscher der Welt. Er hat den Milzbrand-Bazillus entdeckt, die Erreger von sechs Wundinfektionskrankheiten, den Typhusbazillus und den Erreger der Cholera.

Schon über eine Stunde spricht Dr. Koch, und noch immer hat er nichts gesagt, was man nicht ebensogut in seinen Schriften nachlesen könnte. Dafür ist man schließlich nicht nach Berlin gereist.

Robert Koch hebt die Stimme, er sagt: „Keine andere Krankheit fordert die bakteriologische Forschung so heraus wie die Tuberkulose. In der Überzeugung, daß es Heilmittel gegen die Tuberkulose geben muß, stehe ich keineswegs vereinzelt da [...]"

Schläfrige Augen werden plötzlich hellwach; gezückte Uhren verschwinden eilig in Westentaschen. In den hinteren Reihen beugt man sich vor. Was sagt Professor Koch?

Robert Koch berichtet, wie er jahrelang den von ihm entdeckten Tuberkel-Bazillus unschädlich zu machen versucht hat. Er hat chemische Substanzen gefunden – ein Dutzend zählt er auf – die das Wachstum anderer Bakterien aufhalten.

„Aber alle diese Substanzen blieben wirkungslos, wenn ich sie an tuberkulösen Tieren versucht habe. Trotz dieses Mißerfolges habe ich mich nicht abschrecken lassen. Schließlich habe ich Substanzen gefunden, die nicht nur im Reagenzglas, sondern auch im Tierkörper das Wachstum der Bakterien aufhalten. Meine Versuche mit diesen Stoffen sind noch nicht abgeschlossen. Aber so viel kann ich heute mitteilen: Wenn man Meerschweinchen einer solchen Substanz aussetzt, so reagieren sie anschließend nicht mehr auf eine Impfung mit tuberkulösem Virus. Bei Meerschweinchen, die schon in hohem Grade an Tuberkulose erkrankt sind, kann der Krankheitsprozeß vollkommen zum Stillstand gebracht werden, ohne daß der Körper von dem Mittel anderweitig nachteilig beeinflusst wird."

Nüchterne Worte sind das. Schwunglos, beinahe etwas gequält kommen sie aus dem Mund des schmalen, braunhaarigen Mannes unter der gewaltigen Äskulap-Statue. Und doch versetzen sie die 5000 Mediziner im Zirkus Busch in einen Rausch. Die restlichen Worte Kochs gehen in Jubelrufen unter. Zehn Minuten lang wird applaudiert. Dann wälzt sich die Masse den Ausgängen zu.

„Jetzt können Sie Ihren Laden zumachen, Herr Kollege", sagt ein berühmter Professor für Hygiene und umarmt den Leiter einer norddeutschen Lungenheilstätte. […]

Nur eine skeptische Stimme kommt auf. Ein Italiener sagt: „Aber er hat doch nur von Meerschweinchen gesprochen […]"

Richtig, mit keinem Wort hat Robert Koch angedeutet, daß sein geheimnisvolles Tuberkulose-Mittel auch beim Menschen wirkt. Doch mit diesem Einwand kommt der Mann aus Turin bei den Teilnehmern des X. Internationalen Medizinischen Kongresses schlecht an.

„Sie kennen Koch nicht", erklärt ein Däne dem Italiener. „Wenn der von Meerschweinchen spricht, meint er Menschen […]"

Sofort jubelt die Welt: „Robert Koch besiegt die Tuberkulose […]"

„Aber ich weiß doch noch gar nicht, wie das Mittel auf Menschen wirkt", sagt Robert Koch verzweifelt zu Hedwig Freiberg.

Hedwig fällt aus allen Wolken. Sie war so glücklich. Alle Welt spricht in höchsten Tönen von dem Mann, der sie heimlich liebt. Und nun sagt er, daß alles gar nicht stimmt. […]

Der Name „Koch" besitzt Zauberkraft.

Die Geimpften fangen an, über die nächste Fliederblüte hinaus zu denken und Pläne zu machen wie einst, als sie nichts „auf der Lunge" hatten.

Die anderen aber, die nicht geimpft werden, fragen rebellisch: „Warum der und nich ick?"

Einer von ihnen verliert plötzlich in einer schlaflosen Nacht die Nerven, stürzt ans Fenster, reißt es auf und schwingt sich aufs Fensterbrett: „Wenn ihr mir nich impft, spring ick!" ruft er den herbeieilenden Wärtern zu.

Erst als Dr. Runkwitz mit einer Spritze erscheint, gibt er sich zufrieden. Aber in der nächsten Nacht tobt er wieder: „Det war nur Bonbonwasser [...]"

Diesmal wird er in das Isolierzimmer für Tobsüchtige und Deliranten gebracht. Erneut schwirren wilde Gerüchte durch die Charité: Da ist einer wahnsinnig geworden, weil man ihn mit Kochscher Lymphe geimpft hat.

Und wieder neue Aufregung. In der Nacht zum 30. Oktober stirbt plötzlich der Schuhmacher Max Cichan.

„Der jeht uff Koch seine Rechnung", heißt es.

Gleichzeitig aber wird von wunderbaren Heilungen berichtet. Und jedes Gerücht aus der Charité wird von wachsamen Journalisten in alle Welt verbreitet.

Am 11. November 1890 bringt eine Frankfurter Zeitung die sensationelle Schlagzeile:

„Haut-Tuberkulose mit Koch-Lymphe geheilt!"

Zuerst glaubt man, dass hier einem Journalisten die erregte Phantasie durchgegangen sei. Aber dann erfährt man Einzelheiten, Namen. Der behandelnde Arzt sei ein Dr. Arnold Libbertz, ein Jugendfreund Robert Kochs, sein engster Vertrauter bei der Herstellung des „Tuberkulin", wie später die Kochsche Lymphe genannt wird.

Jetzt ist kein Halten mehr. Die Telegrafen-Kabel tragen die Geschichte der wunderbaren Heilung in alle Welt. Die Spannung, die seit dieser ersten Ankündigung Kochs über Kranken und Gesunden, über Laien und Ärzten lag, löst sich in dem Jubelschrei:

Die Tuberkulose ist besiegt.

In New York lösen die Fachärzte Biggs und Loomis Passagen für den nächsten Schnelldampfer nach Europa. Aus London schicken die Chirurgen Morris und Pringel den 22jährigen Patienten Edgar Neal auf ihre eigenen Kosten nach Berlin. Aus Wien und aus Brüssel, aus Rom und Rio de Janeiro kommen Ärzte und Kranke angereist.

In Berlin hat man den Ansturm erwartet, Privatkliniken schießen aus dem Boden wie Pilze. Man spekuliert auf Hausse in Schwindsüchtigen. Nur eins fehlt noch: der große, klärende Bericht von Robert Koch. Wann wird er vor die Öffentlichkeit treten? [...]

„Aber sagen Sie, wie ist die Zusammensetzung der Flüssigkeit?" fragen sie den Professor Fraentzel.

Der zuckt die Schulter: „Ich weiß es nicht."

Ungläubiges Lächeln. Seit Wochen wird dieses Mittel in der Charité Hunderten von Patienten täglich eingespritzt. Und da will dieser Deutsche ihnen weismachen, daß er die Zusammensetzung nicht kennt? Das gibt es doch nicht! Das spräche ja allen wissenschaftlichen Grundsätzen Hohn, das wäre ein Rückschlag ins medizinische Mittelalter, als noch Quacksalber und Alchimisten mit Geheimmitteln ihr Unwesen trieben.

Fraentzel spürt das Mißtrauen der Fremden. Er fühlt sich unbehaglich. Ganz fest begegnet er den Blicken der ausländischen Kollegen. Er räuspert sich und sagt:

„Als preußischer Oberstabsarzt gebe ich Ihnen mein Offiziers-Ehrenwort darauf: Es gibt nur einen Menschen, der es weiß [...]"

Dieselbe Antwort geben an diesem 20. November 1890 fünf andere Professoren in fünf anderen Kliniken der Charité ihren auswärtigen Kollegen. Nur ein Mensch weiß, woraus die braungelbe, klare Flüssigkeit, das Wundermittel gegen die Tuberkulose, besteht. Er sitzt in der Klosterstraße 36, einem mittelalterlichen Gebäude im ältesten Stadtteil Berlins. Er ist Professor für Hygiene an der Universität Berlin, ein schlanker, mittelgroßer Mann mit strengem, klar geschnittenem Gesicht. Der Schädel über der hohen Stirn ist kahl, obwohl der Mann erst 47 Jahre alt ist. Große, durchdringende blaue Augen hinter einer dünnrandigen Brille. Ein fast schon weißer Schnauzbart und ein kurz gestutzter Kinnbart umrahmen den Mund Robert Kochs, einen Mund, der schweigen kann.

„Eine Freude ist es, einer Zeit anzugehören, die mit Riesenschritten die altehrwürdige Wissenschaft von der Heilkunst vorwärtsgeführt hat zu ungeahnten Leistungen, zu kaum erträumten Zielen. Seit den Zeiten des Hippokrates ist es noch keinem vergönnt gewesen, mit der Ermittlung von Sitz und Ursache einer Krankheit auch ihre Heilung sicherzustellen. In Robert Koch scheint unserer Nation der gottbegnadete Arzt und Forscher geschenkt worden zu sein."

Wie die Töne einer Baßgeige rollen die Worte des Redners über die glänzende Versammlung dahin. Die gewaltige Gestalt hinter dem Rednerpult reckt sich hoch. Brillantbesetzte Sterne auf seiner linken Brust, das breite orangefarbene Ordensband über dem Frackhemd zeigen: Hier beugt sich ein Großer der Medizin vor einem Größeren. Ernst v. Bergmann, Deutschlands führender Chirurg, preist Robert Koch, den Bakteriologen.

Zwei Stunden lang hat Ernst v. Bergmann einer auserwählten internationalen Ärzteversammlung seine Patienten vorgestellt, die er mit dem Kochschen Geheimmittel behandelt hat. Hier geht es nicht um Lungenschwindsucht wie in der Charité, sondern um Tuberkulose der Haut, der Mundhöhle, der Lymphdrüsen, des Kehlkopfs, der Gelenke und Knochen.

Bisher gab es nur ein Mittel dagegen: das Messer des Chirurgen. [...]

Dann tritt Anna Buss vor die Versammlung. Sie kommt ohne fremde Hilfe, denn noch ist ihr nichts geschehen. 18 Jahre alt ist sie, hochgewachsen, gerade zur vollen Reife erblüht. Ihre dicken braunen Zöpfe sind zu einer Krone gelegt. Ein Bild von einem Mädchen ist Anna Buss, solange man sie nur von vorn oder von links sieht.

Doch dann dreht Bergmann das errötende Mädchen so, daß es dem Auditorium die rechte Seite des Gesichts zukehrt. Und das ist ein erschütternder, grauenhafter Anblick. Vom Haaransatz bis zum Unterkiefer ist die linke Wange blaurot entzündet, von Narben zerfressen.

Der weißhaarige Professor v. Bergmann selbst spritzt dem Mädchen die Kochsche Lymphe ein. Es wirkt wie eine heilige Handlung.

Die Vorstellung ist zu Ende. Bergmann fordert die fremden Ärzte auf, in der Klinik den weiteren Verlauf an den vorgestellten Patienten zu überwachen. Dann bricht er in die begeisterten Worte aus:

„Wir gehen mit der Huldigung vor der Größe des Forschers, mit dem Danke an unseren berühmten und hochherzigen Kollegen Robert Koch auseinander [...]"

Minutenlang donnert der Beifall für den abwesenden Robert Koch. Nach einem solchen Erlebnis kann man nicht sang- und klanglos auseinandergehen. In den Cafés Unter den Linden, in Weinlokalen und Bierhallen feiern die Zuhörer Bergmanns das große Ereignis. Ärzte, die keinen Platz mehr in dieser einzigartigen Vorstellung fanden, lauschen gierig auf jedes Wort.

Dringend erhebt sich die Frage, wie man sich das Kochsche Mittel verschafft. Schließlich ist man nicht aus London, Paris, Brüssel, Rom und New York nach Berlin gereist, um nur Vorträge zu hören. Man muß etwas mit nach Hause bringen – Kochsche Lymphe, soviel wie möglich.

Aber das ist leichter gesagt als getan.

In der „Deutschen Medizinischen Wochenschrift" Nr. 46 A vom 13. November 1890 hat Robert Koch mitgeteilt: „Diejenigen Ärzte, die schon jetzt Versuche mit dem Mittel anstellen wollen, können dasselbe von Dr. A. Libbertz, Berlin NW, Lüneburger Straße 28/II, beziehen. Dr. Libbertz hat unter meiner und Dr. Pfuhls Mitwirkung die Herstellung des Mittels übernommen [...] "

Also auf in die Lüneburger Straße.

Das Haus Lüneburger Straße 28 liegt an der Ecke Spenerstraße, gegenüber dem Stadtbahnbogen, kurz bevor er die Spree kreuzt. Schon von weitem sieht man Equipagen und Droschken in unübersehbarer Reihe am Bürgersteig parken. Menschen kommen und gehen wie auf einem Jahrmarkt. Unten an der Haustür ein hastig improvisiertes Schild:

„Anfragen an Dr. Libbertz bitte nur schriftlich!"

Schwerbeladene Briefträger und Telegrammboten geben ihre Lasten unten beim Hausmeister ab. Und der kann schweigen wie Robert Koch, wenn man ihn nach geheimen Wegen zu Dr. Libbertz ausfragen will. Die Klingel an der Wohnungstür ist abgestellt. Doch wer sein Ohr an die Tür preßt, hört drinnen Schritte, leise Stimmen und das Klirren von Glas und Metall. Es wird also gearbeitet im Laboratorium des Dr. Libbertz.

Aber wo bleibt denn die Kochsche Lymphe? So fragt man an den Treffpunkten der ausländischen Ärzte, so fragen die praktischen Ärzte von Berlin.

„Wie Professor Robert Koch uns auf Anfrage mitteilt, reicht die Produktion zur Zeit noch nicht aus um die riesige Nachfrage nach dem Heilmittel zu befriedigen", meldet das „Berliner Tageblatt". „Aus diesem Grunde werden zunächst nur die öffentlichen Kliniken beliefert", fügt die Zeitung hinzu.

„Sind Privatpatienten keine Menschen?" entrüsten sich die Praktiker.

„Jehn Se mal in't Central-Hotel", flüstern die gutinformierten Droschkenkutscher den Ärzten zu: „Dann sehn Se, wo die ganze Kochsche Lymphe bleibt [...] "

„Bedaure sehr, wir sind total besetzt", sagt der Empfangschef des Central-Hotels. Er sagt es in das unförmige Sprechrohr des Wandtelefons, er sagt es zu den Reisenden, die sich vor dem Empfang drängen. Er sagt es laut, er sagt es leise, er brüllt es heiser heraus, er flüstert es mit bebender Stimme. Er ist einem Nervenzusammenbruch nahe, der Empfangschef des Central-Hotels.

Das „Central" an der Ecke Friedrich- und Dorotheenstraße ist der größte und modernste Hotelbau Berlins. 400 Zimmer, Dampf-Zentralheizung, fließend warmes und kaltes Wasser auf jedem Zimmer, Fachgeschäfte aller Branchen im Erdgeschoß, und zur Zerstreuung der werten Gäste der riesige Wintergarten.

Aber ein solches Chaos hat das Central-Hotel noch nicht erlebt. Die hohe Halle mit den reich verzierten Säulen ist zu einem Mittelding zwischen orientalischer Karawanserei und Lungenheilstätte geworden. Ausgemergelte apathische Gestalten hängen röchelnd in den Lehnen der Polstersessel. Frauen in schweren Pelzmänteln wandern unruhig durch das Menschengewimmel, an Kofferbergen vorbei. Hektische rote Flecken in wachsbleichen Gesichtern, krankhaft glänzende Augen. Und ständig ist ein Röcheln und Husten in der Luft.

Briefumschläge werden dem Empfangschef zugeschoben. Er reißt sie auf, überfliegt mit einem raschen Blick die Summe der Geldscheine. Sie muß schon vierstellig sein, wenn ihm plötzlich einfallen soll, daß irgendwo in dem Riesenbau noch etwas frei ist. „Freies Zimmer" heißt allerdings nur, daß in einem Einzelzimmer ein zweites Bett aufgestellt wird, zum selben Preis wie für Einzelzimmer, selbstredend. Wem das nicht gut genug ist, wer das nicht zahlen will – bitte, draußen ist die Straße, durch die eisig der Novemberwind weht. Und alle Stunden speit auf den Berliner Fernbahnhöfen ein Zug weitere Kranke aus, die dringend ein Bett in Berlin suchen – ein Bett und einen Arzt, der ihnen Kochsche Lymphe einspritzt.

Die meisten von ihnen haben in ihrer Not an Robert Koch persönlich geschrieben oder telegrafiert. Sie bekamen auch umgehend Antwort, allerdings nicht von dem berühmten Forscher, sondern von einem gewissen Dr. Georg Cornet, Berlin NW, Karlstraße 9, unweit der Charité. Dr. Cornet, so hieß es in der Nachricht, habe dort eine Privatklinik. Als langjähriger Schüler Robert Kochs sei er berechtigt, das neue Heilmittel zu verabfolgen, natürlich streng nach den Richtlinien des Meisters.

Die Privatklinik in der Karlstraße 9 erweist sich als total überfüllt. Die hilfesuchenden Patienten werden ins Central-Hotel verwiesen: „Dort behandelt Dr. Cornet täglich zwischen 6 und 8 Uhr abends."

So wird das Central-Hotel zur Massen-Unterkunft für Tuberkulöse. Die Zimmerverwaltung obliegt dem Empfangschef. Er legt blutspuckende Todeskandidaten mit hysterischen Kranken zusammen, bei denen noch nicht einmal feststeht, ob sie überhaupt Tb haben.

Als Krankenwärter fungieren die Stubenmädchen und Zimmerkellner vom „Central". Sie verstehen sich auf Hochzeitsreisende und kurzfristige Liebespärchen, also werden sie auch mit schwer Lungenkranken fertig. Ein Kandidat der Medizin mißt täglich zweimal das Fieber, das ist die ganze ärztliche Betreuung. Außer dem Besuch des Dr. Cornet, wohlgemerkt.

Pünktlich um 6 Uhr jeden Abend eilt Dr. Cornet durch die Halle des Central-Hotels. Hinter ihm schleppen zwei Diener einen großen Koffer mit Spritzen und Ampullen.

Von morgens bis abends rast Dr. Cornet durch Berlin und spritzt Kochsche Lymphe. Vormittags in der Universitäts-Poliklinik, Ziegelstraße, nachmittags in seiner Privatklinik, abends im Central-Hotel.

„Wie kommt er zu den Riesenmengen von Lymphe?" fragt die Ärzteschaft.

Dr. Georg Cornet ist erst 32 Jahre alt und war Badearzt in Bad Reichenhall, bevor der Tuberkulosesturm ihn nach Berlin zog. [...]

Aber Dr. Cornet ist nicht der einzige Privatmann, der dank seiner guten Beziehungen zu Robert Koch ständig und reichlich mit dem Geheimmittel versorgt ist. Am Oranienburger Tor wird es in der stets überfüllten Privatklinik des Dr. Dengler verabfolgt. Im Hotel „Germania" am Alexanderplatz hat Dr. William Levy ein Parallel-Unternehmen zum „Central"-Hotel aufgezogen.

Auf diese drei bevorzugten Kollegen konzentriert sich der Zorn der in Berlin versammelten Ärzte. In den Privatkliniken werden bis zu 40 Mark Tagesgeld von den Patienten kassiert. „Schamloser Wucher!" schimpft die Presse. Die Angegriffenen behaupten, daß sie für jeden zahlenden Patienten mehrere Arme kostenlos aufnehmen und behandeln. Doch wenige Tage darauf berichtet die „Kölnische Zeitung"·einen skandalösen Fall:

Ein Kranker hat aus Davos bei Dr. Levy telegrafisch um Aufnahme in seine Klinik gebeten. Von Berlin wurde zurücktelegrafiert: „Aufnahme nur privat möglich. Kosten etwa 1000 Mark pro Woche." – Der Mann in Davos glaubte, der Telegrafenbeamte habe versehentlich eine Null zu viel angehängt, und fragte schriftlich in Berlin zurück.

Doch die Klinik im „Germania"-Hotel bestätigte: Kurkosten 1000 Mark wöchentlich, pro Einspritzung weitere 300,- Mark. Und das zur gleichen Zeit, als Preußens Kultusminister Goßler vor dem Landtag erklärt:

„Das Kochsche·Mittel wird abgegeben in Fläschchen zu 5 g zum Preise von 25 Mark. Dieses Fläschchen enthält mithin 500 Einspritzungen zu einem Hundertstel Gramm. Eine solche Einspritzung kostet daher 5 Pfennig. Die meisten Einspritzungen an Schwindsüchtigen werden jetzt mit einem Milligramm ausgeführt. Es enthält ein solches Fläschchen sonach 5000 Einspritzungen, und eine solche kostet einen halben Pfennig."

Das Landtagsprotokoll verzeichnet an dieser Stelle: „Bravo!" und Heiterkeit.

Die Freunde Robert Kochs spritzen weiter. Der Ansturm der Kranken auf Berlin hält an. Menschenleer sind die Kurhäuser von·Meran und Davos. Bei schneidender Kälte reisen todkranke Menschen in überfüllten Zügen nach Berlin. Viele sterben unterwegs, den Namen Robert Kochs auf den Lippen. [...]

Doch die Privatkliniken schießen weiter wie Pilze aus dem Sandboden Berlins. In Charlottenburg, am späteren „Knie" (seit 1950 „Ernst-Reuter-Platz") ist ein neues, riesiges Café-Haus für den Berliner Westen im Rohbau fertiggestellt. Doch plötzlich wird der Bau verändert, das Café-Haus verwandelt sich in eine Klinik für Lungenkranke. Als Pächter zeichnet Dr. Cornet.

„Wieder'n neuet Spritzenhaus", sagen die Berliner.

Kaiser Wilhelm II. empfängt indessen Robert Koch mehrmals in Privataudienz. Er verleiht ihm das Großkreuz des Roten Adlerordens. Nie zuvor ist ein Arzt so ausgezeichnet worden. Rudolf Virchow, Ernst v. Bergmann, Albrecht v. Graefe – sie alle haben es nicht über die 2. Klasse des „Roten Adlers" hinausgebracht.

„Unser kleines Anna-Mädchen will mir heute überhaupt nicht gefallen, Herr Professor [...]" Ein Blatt mit einer Fieberkurve in der Hand tritt Dr. Curt Schimmelbusch, Assistent von Professor Ernst v. Bergmann, in das Zimmer seines Chefs. Zehn Wochen sind vergangen, seit Professor v. Bergmann dem Mädchen Anna Buss vor einer glänzenden Versammlung selbst die Kochsche Lymphe eingespritzt hat. Sie hatte mit so heftigem Fieber darauf reagiert, daß er fast um ihr Leben fürchtete. Aber dann geschah, was v. Bergmann als „das Wunder unseres Koch" bezeichnet. Das Fieber sank, über der von Tuberkeln entstellten rechten Wange des Mädchens bildete sich die erste, Heilung verkündende Borke. [...]

„Zuerst klagte sie über Stiche in der linken Brusthälfte", sagt Dr. Schimmelbusch. „Ich konnte nichts feststellen [...]" Doch die Saalschwester meldete ihm, daß Anna plötzlich überhaupt keinen Appetit mehr habe. Selbst von ihren Lieblingsgerichten nahm sie nur ein, zwei Löffel.

„Heute habe ich sie wiegen lassen", sagt Dr. Schimmelbusch seinem Chef. „Vier Pfund hat sie abgenommen." [...]

Es ist kein Zweifel möglich: Anna Buss hat die galoppierende Schwindsucht.

Ist das Kochsche Mittel daran schuld?

Für Dr. Schimmelbusch steht das fest. Ihm sind schon seit Wochen schwere Zweifel an der Heilwirkung des Geheimmittels gekommen. Und er steht mit seiner Ansicht nicht allein da.

In der Berliner Medizinischen Gesellschaft tobt seit dem 17. Dezember eine erbitterte Diskussion. Verschiedene Kliniker berichten, daß Patienten, die als geheilt oder jedenfalls wesentlich gebessert entlassen worden sind, nach drei oder vier Wochen wieder in die Klinik kamen. Sie husteten wieder Blut, sie hatten wieder zahlreiche Tuberkel-Bazillen im Auswurf.

Besondere Aufregung bewirken die Mitteilungen, die Rudolf Virchow, der große Richter über Gut und Böse in der Medizin, vor der Berliner Medizinischen Gesellschaft macht. Virchow hat bis zum 7. Januar 1891 in seinem Pathologischen Institut 21 Leichen von Kranken unterm Seziermesser gehabt, die mit der Kochschen Lymphe behandelt worden waren. In allen Fällen hat er in den Lungen frische Tuberkel-Bazillen und Tuberkel-Knötchen gefunden. Fast überall hat er jene „käsige" Zersetzung der kranken Lungenteile festgestellt, die für schwere Tuberkulose typisch ist. [...]

Am bedenklichsten jedoch erscheint Virchow, daß fast alle Leichen frische Ansiedlungen von Tuberkel-Bazillen in Körperorganen zeigen, die vorher nicht von Tuberkulose befallen waren. Virchow behauptet nicht, daß diese frische Aussaat eine Wirkung von Robert Kochs Mittel ist. Er stellt nur fest, was er an den Leichen gefunden hat – nach Behandlung mit Kochscher Lymphe. Der Indizienbeweis spricht gegen Robert Koch.

Die Erregung ist ungeheuer. Die Ärzteschaft spaltet sich in zwei Lager – für und gegen Koch. Ernst v. Bergmann hat sich bisher aus diesem Streit herausgehalten. Aber nun kann auch er nicht mehr schweigen. Erschüttert muß er sehen, wie die Eltern Buss ihr Anne-Kind aus der Klinik nehmen. „Sie soll zu Hause sterben […]" Es ist ein Trauertag in der Ziegelstraße.

„Ich muß mit Koch sprechen", sagt Bergmann. […]

„Es wird Zeit, daß Koch seine Karten offen auf den Tisch legt", sagt v. Bergmann. Koch soll nun endlich die Protokolle seiner berühmten Versuche an Meerschweinchen vorzeigen, die zur Entdeckung des Mittels geführt haben. Koch hat behauptet, daß tuberkulöse Meerschweinchen durch sein Mittel geheilt worden sind. Die Welt hat ihm geglaubt, nur auf seinen großen Namen hin. Auch Bergmann hat ihm geglaubt. Jetzt will er Beweise sehen.

Aber Robert Koch ist nicht zu sprechen. Robert Koch ist verreist – nach Ägypten.

[…] Einer, der Robert Koch persönlich gekannt hat, der namhafte Internist Professor Janos Plesch, wird später schreiben:

„Robert Kochs Tuberkulin wurde von den Höchster Farbwerken für eine Million Mark angekauft. Diese Summe setzte Koch in die Lage, sich von seiner Frau zu trennen, um eine neue Ehe einzugehen – mit einer üppigblonden, reizvoll-stupsnasigen Bühnendame. War es diese Liebe zu einer viel Jüngeren zuzuschreiben, daß er sein Mittel sorglos und vorzeitig, ohne die ernsthaft nötige Prüfungsfrist herausbrachte?"

Doch noch ist es nicht so weit. Drei Wochen lang steigt Robert Koch in altägyptischen Tempelruinen und Gräbern herum, geht auf die Jagd in die Wüste, klettert auf Berge, „wo nur noch Adler hausen".

Doch plötzlich reist er nach Kairo zurück. „Ein Magnet von noch stärkerer Anziehungskraft als das schönste Paradies" zieht ihn nach Norden, wie er selber sagt. Dieser Magnet heißt Hedwig Freiberg. Er hält es ohne Nachricht von ihr nicht mehr aus.

Doch kein Brief von Hedwig wartet in Kairo auf ihn. Dafür Nachrichten seines Schwiegersohnes Professor Pfuhl, seines engsten Vertrauten in der Tuberkulin-Sache. Der Sturm in Berlin ist zum Orkan angeschwollen. Der Bau eines „Instituts für Infektionskrankheiten", das für Koch auf dem Charité-

Gelände errichtet werden sollte, ist plötzlich eingestellt worden. Die Gegner des Tuberkulin gewinnen täglich an Boden.

Was in Robert Koch vorgeht, enthüllt ein Brief an Hedwig Freiberg:

„Mein liebes Hedchen!" schreibt er am 6. März 1891. „Du bist ja immer meine Vertraute gewesen, und so will ich Dir jetzt mein Herz ausschütten […] In der letzten Zeit hat meine Entdeckung viele Gegner gefunden, in erster Linie Virchow, der mit allen Mitteln dagegenarbeitet. Außerdem soll Professor Liebreich" (Professor für Pharmakologie in Berlin) „ein Mittel gefunden haben, das noch erfolgreicher sein soll als das meine […] Augenblicklich hat infolgedessen die Nachfrage nach dem Tuberkulin sehr abgenommen, und es wird nur verhältnismäßig wenig davon verkauft. Es steht also augenblicklich ziemlich schlecht; aber verliere darum den Mut nicht […] Liebstes Hedchen, wenn Du mich nur lieb behältst, dann kann mich kein Schicksalsschlag niederschmettern. Verlaß mich jetzt nicht. Deine Liebe ist mein Trost und mein Stern, zu dem ich jetzt aufschaue […] "

Koch eilt nicht nach Berlin, um seinen Gegnern Paroli zu bieten. Er bleibt in Kairo, wartet ab, wie die Würfel fallen werden. Endlich am 20. März 1891 ein Telegramm des Schwiegersohnes: Die Budgetkommission des Landtags hat die Mittel für den Weiterbau des Instituts in der Charité bewilligt. Jetzt nimmt Koch von Alexandrien den nächsten Lloyd-Dampfer nach Triest.

Einer der ersten Kollegen, denen Koch in Berlin begegnet, ist Geheimrat Ernst v. Bergmann. Immer noch erschüttert, berichtet Bergmann vom Schicksal der Anna Buss, von den Gefahren und Unzulänglichkeiten des Tuberkulins. Er fordert von Koch die Sektionsprotokolle der Meerschweinchen, an denen die Heilwirkung des Tuberkulins zuerst festgestellt worden ist.

Doch Robert Koch muß gestehen, daß es keine Protokolle gibt.

„Sie haben seziert und keine Protokolle geführt?" fragt Bergmann ungläubig.

Robert Koch ist zu einem zweiten Geständnis gezwungen: Er hat die Meerschweinchen, die er für geheilt ausgab, überhaupt nicht seziert. Er hat ihre Temperatur gemessen und sie normal gefunden. Er hat ihre Ausscheidungen auf Tuberkel-Bazillen untersucht und keine entdeckt. Er hat die Drüsen abgetastet und keine Schwellungen festgestellt. Damit stand für ihn fest, daß „der tuberkulöse Krankheitsprozeß zum Stillstand gekommen" sei. Keine einzige Lunge hat er unter das Mikroskop genommen, keine der verborgenen Lymphdrüsen. Auf Grund einer äußerlichen Untersuchung war das Tuberkulin in die Welt gesetzt, ein Sturm von Hoffnungen entfacht worden.

Stumm wendet v. Bergmann sich ab. Für ihn ist in dieser Stunde der Erkenntnis mehr kaputtgegangen als eine medizinische Illusion. In ihm ist der Glaube zerbrochen, daß dieser große Forscher Robert Koch auch ein großer Arzt ist. Er selbst, Ernst v. Bergmann, hat ihn in seiner Rede vom 17. November 1890 neben Hippokrates und Galen gestellt. Nun stimmt das nicht mehr.

4

Hedwig Koch-Freiberg

4.1 Das lange Leiden der Hedwig Koch, geb. Freiberg

> „Ich werde also dem Publikum zunächst Briefe vorlegen die K. vor mehr als 20 Jahren einem jungen 16jährigen Mädchen schrieb – mir – dem gegenüber er zu allererst die Absicht hatte, sie als seine Tochter zu adoptieren, und erst später sie lieber heiratete. In diesen Briefen nennt er sie sein einziges Glück."
>
> Frau R. Koch, geb. Freiberg, Brief vom 31.7.1911

Dass Robert Koch nicht in den Adelsstand erhoben wurde – wie etwa sein Schüler Emil von Behring – und dass er zunächst auch nicht als Nobelpreiswürdig erachtet wurde, wird seiner Liaison mit der unehelichen Tochter einer Berliner Damenschneiderin zugeschrieben (Grüntzig & Mehlhorn 2010, S. 250). Über die ungewöhnliche Beziehung zwischen Robert und Hedwig Koch haben wir aus ihrem Lebensbericht *Mein Weg mit Robert Koch* (2023) Informationen aus erster Hand. Wenngleich nur aus einer von zwei Perspektiven (vgl. Barz 2023, 2024a, b). Hedwigs schonungslose Berichte aus dem Alltag des Ehepaars Koch zeigen einen teilweise wenig sympathischen, pedantischen und geizigen Gatten, der Hedwig auch noch durch eine Testamentsänderung hinter ihrem Rücken um den Großteil seines Erbes bringt, das er ihr ursprünglich einmal versprochen hatte. Statt als Universalerbin eingesetzt zu werden, erfährt sie nach der Testamentseröffnung 1910, dass Koch sie durch einen Widerruf im Jahr 1904 auf das gesetzliche Erbe zurückgestuft hatte, was bedeutet, dass Hedwig die Erbschaft mit Kochs Tochter und Enkeln teilen musste. Dass damit die ohnehin angespannten Verhältnisse zwischen Hedwig und den Nachkommen aus Kochs erster Ehe zusätzlich belastet wurden, liegt auf der Hand. Grüntzig und Mehlhorn (2010, S. 592) kommentieren Kochs Schachzug sarkastisch:

> „Koch, der die Grausamkeiten der deutsch-französischen Auseinandersetzungen 1870/71 kennen gelernt hatte, verschiebt klugerweise den familiären Kriegsfall auf die Zeit nach seinem Tod."

Das vorliegende Buch will vor allem die medizinischen Weichenstellungen kritisch beleuchten, die mit dem Wirken Robert Kochs und dem politisch gepushten Siegeszug der Bakteriologie einhergehen. Indessen soll in diesem Kapitel doch ein kurzer Blick auf Hedwig Freiberg geworfen werden, die er 1893 nach der Scheidung von seiner ersten Frau Emmy heiratete. Und mit der er wohl nach allen Zeugnissen, die uns vorliegen, eine durchaus von gegenseitiger tiefer Zuneigung, ja vielleicht Seelenverwandtschaft getragene Beziehung bis zu seinem Tod geführt hatte. Dass diese Verbindung, die zumindest auf Kochs Seite anfänglich mit stürmischen Liebesgefühlen verbunden war, sich später sozusagen zur partnerschaftlichen Win-Win-Situation wandelte und zum Ende hin deutlich abgekühlt war, spiegelt womöglich den öfter zu beobachtenden Lauf der Dinge.

Naturgemäß hatte Hedwig ihren Mann lange überlebt. Schließlich war er 29 Jahre älter als sie. Und so kann man das Leben von Hedwig Koch, geb. Freiberg (24.7.1872–16.6.1945), in drei Phasen einteilen: vor Koch (16 Jahre) – mit Koch (21 Jahre) – nach Koch (35 Jahre). Die Motivlage auf Hedwigs Seite, sich auf diese Partnerschaft einzulassen, dürfte vielschichtig gewesen sein. Nicht nur der damals schon strahlende Ruhm des Freiers Koch, die Perspektive einer „guten Partie" werden eine Rolle gespielt haben. Mitleid mit dem wissenschaftlich erfolgreichen, aber privat in einer wenig glücklichen Ehe gefangenen Forscher könnte dazu gekommen sein – und sicher konnte sich Koch neben Ehrgeiz, Pedanterie und Fleiß noch durch andere, eher romantische Züge auszeichnen. Auf beiden Seiten dürften Ideen von ewiger Liebe und Füreinander-bestimmt-Sein eine Rolle gespielt haben. Widerstrebend gab Hedwig Kochs Werben nach; von ihrer Mutter – von einem Vater ist nie die Rede – wurde ihr heftig abgeraten. Ebenso von ihrem Mentor, dem Maler Gustav Graef (1821–1895), in dessen Atelier sie die Kunstmalerei erlernen wollte, dann aber eben dort auf Koch traf, als der sich von Graef porträtieren lassen wollte. Nach vierjähriger Wartezeit – Scheidung war damals nicht nur ein Skandal, sondern auch juristisch komplizierter als heute – konnte die Ehe geschlossen werden und fortan war Hedwig

Koch häufig auf Kochs Forschungsexpeditionen mit von der Partie. Auch zur Nobelpreis-Ehrung 1905 nach Stockholm oder zur triumphalen Tournee 1908 voller Ehrungen und Empfänge durch Japan und die USA begleitet sie ihn. Nach Robert Kochs Tod 1910 in einem Sanatorium in Baden-Baden (vgl. Barz 2024c) kann Hedwig Koch ihrer Leidenschaft für ferne Kulturen und fremde Religionen auf etlichen Fernreisen nach Indien, China und Japan nachgehen. Gleichzeitig fühlt sie sich als Hüterin des materiellen Erbes, aber auch des angemessenen Gedenkens an ihren verstorbenen Mann. Sie bewahrt in ihrer Berliner Wohnung wertvolle „Souvenirs" aus den Tropen oder aus Asien ebenso auf wie Fotos, Zeitungsartikel und Briefe. Die 35 Jahre, die sie ohne Koch als „Ihre Exzellenz Frau Wirkliche Geheime Rat Prof. Dr. Koch" noch zu leben hat, bringen aber mit der Hyperinflation der frühen 1920er-Jahre, der Weltwirtschaftskrise und dem Zweiten Weltkrieg für Hedwig Koch auch Zeiten größter wirtschaftlicher Not und schwerer Krankheit. Obwohl sie ein gesellschaftlich recht isoliertes, einsames Dasein fristet, gibt es immer wieder Bekannte, ehemalige Mitarbeiter ihres Mannes oder Freunde aus früheren Zeiten, die sie unterstützen. Und so kann sie der bitteren Lebensmittelknappheit und den Bombennächten in Berlin in den letzten Monaten ihres Lebens entgehen, indem sie im Sauerland in einer Pension unterkommt. Dort stirbt sie kurz nach der Kapitulation der deutschen Wehrmacht 1945.

Glühende Liebe – trotz 29 Jahren Altersunterschied

Mit seiner Affäre und späterer Heirat mit Hedwig Freiberg handelte sich Robert Koch jede Menge Ambivalenzen ein. Das Hochgefühl der heißen Liebe zur jungen Geliebten, wie es in vielen Briefen von Robert Koch zum Ausdruck kommt, musste er erkaufen mit einer schwieriger werdenden Situation mit seiner ersten Frau und der gemeinsamen Tochter Gertud (1868–1945), die sogar vier Jahre älter war als Hedwig, und in den Jahren des Beginns der Affäre mit Hedwig bereits drei Kinder zur Welt brachte. Der Preis war auch das Stigma der gesellschaftlichen Ächtung – denn Scheidungen waren damals alles andere als selbstverständlich. Und mit der jugendlichen Geliebten – Hedwig war wohl erst 16 Jahre, als sie Robert Koch kennenlernte – konnte er sich mindestens in den ersten Jahren auch nirgends sehen lassen. Umso mehr wurde freilich über diese „amour fou" in den besseren Kreisen Berlins getuschelt. Und nicht nur dort: Für die französische Presse beispielsweise war Hedwig ein willkommenes Objekt für anspielungsreiche Karikaturen.

Nachdem die ersten leidenschaftlichen Glücksgefühle des Paares füreinander sich verbraucht hatten, entsteht aus den überlieferten Dokumenten der Eindruck einer spannungsreichen Partnerschaft, wo man sich auch gerne mal für Wochen, Monate oder sogar Jahre aus dem Weg ging: 18 Monate verbrachte Koch ohne Hedwig beispielsweise am Victoria-See mit seinen bakteriologischen Studien – und wo er früher vor Sehnsucht zu sterben meinte, enthalten Kochs Briefe nun eher alltagspraktische Dinge (denkst Du bitte daran, die Steuererklärung vor dem Jahreswechsel abzugeben?), Ermahnungen und Unverständnis bezüglich finanzieller Fragen (ich kann mir gar nicht vorstellen, dass der letzte Scheck über 5000 Mark schon wieder verbraucht sein soll) oder die Versicherung, dass es doch viel besser sei, dass sie die Gefahren und Strapazen sowie den mangelnden Komfort auf seiner Expedition nicht mit ihm teilen müsse.

Hedwig scheint den langsam ältlich und geizig werdenden Partner zu ertragen bzw. vielleicht sogar als die Kröte anzusehen, die sie schlucken muss, um sich den glamourösen Lebensstil, die Auftritte auf großer Bühne, die imposanten Weltreisen oder die Begegnungsmöglichkeiten mit fremden Kulturen zu ermöglichen, die mit Kochs Weltruhm verbunden waren. Was auch immer der genaue Inhalt, die Methode oder der Umfang ihrer privaten Studien zu fremden Sprachen, exotischen Ritualen oder zum Buddhismus gewesen sein mögen – sehr genau sind die Andeutungen in ihrem Lebensbericht nicht –, es wird jedenfalls nicht nur der Abglanz des Ruhmes des bedeutenden Ehemannes gewesen sein, der sie auch nach dessen Tod auf zahlreiche Reisen nach Indien, Nepal, China, Japan führte, wo sie jeweils auf Zutritt zu den besten Adressen rechnen konnte. Zumindest für einen Teil der beschwerlichen, gemeinsamen, vielwöchigen Schiffsreisen, einschließlich der Durchquerung Nordamerikas, scheint sie die Initiatorin gewesen zu sein: Beispielsweise schickt Hedwig ihm an den Victoriasee Pakete mit Büchern über Japan, um sein Interesse dafür zu wecken – weil Hedwig unbedingt der wohl schon öfter erfolgten Einladung des Koch-Schülers Kitasato nach Tokio folgen will. Auch scheint Hedwig Koch bei großen Empfängen und im Kreise bedeutender Staatsmänner, Künstler oder Forscher aufzublühen. Koch dagegen hatte für Feierlichkeiten, Ehrungen oder Festbankette eher weniger Interesse, wie wir von Hedwig erfahren.

Hedwig Koch kritisiert die Schulmedizin

In einem Brief an die später berühmte Schriftstellerin Luise Rinser vom 10.12.1942 bekennt Hedwig Koch:

"Die heutigen Ärzte stellen fortwährend falsche Diagnosen. Mir selbst hat noch niemals ein Arzt geholfen. Und ich lebe doch auch noch." (Zit. nach Grüntzig & Mehlhorn 2010, S. 846)

Ihr Bild der Ärzteschaft im Allgemeinen und ihres Arzt-Ehemannes im Besonderen ist immer wieder grundiert von einem gesunden Misstrauen, weil Kompetenzanmaßung und tatsächlich greifbare Heilungserfolge für sie in einem Missverhältnis stehen. Weiter ist die Berücksichtigung der psychosomatischen Dimension von Gesundheit und Krankheit sowie ein zumindest ansatzweises Einfühlungsvermögen in das psychologische Erleben etwas, das Hedwig Koch als eigentlich selbstverständlich voraussetzt – und doch beim real erlebten ärztlichen Handeln oft schmerzlich vermisst. Auch im Falle ihres Ehemannes:

„Noch heute denke ich mit Grauen an die Stunde zurück, da Koch ihr mit wahrhaft unheimlicher Seelenkälte und, ich kann es nicht anders bezeichnen, beschämend herzloser Gemütsruhe eröffnete, dass ihre Erkrankung Krebs sei und sie demnächst sterben würde. Noch aber war es nicht so weit." (Koch 2023, S. 21 f.)

Hedwig Koch scheint zu keinem konsistenten, abschließenden Urteil über die ärztlichen Fähigkeiten ihres Mannes gekommen zu sein. Mindestens lässt sich ein gewisser Widerspruch zwischen ihrer gelegentlichen Kritik z. B. an der ihr von ihm verordneten, hochdosierten und dauerhaften Chinin-Malaria-Medikation („nach jedem Anfall drei Gramm Chinin" […] „was heute als Vergiftungsdosis angesehen wird") und ihrer Achtung, ja Bewunderung von Robert Kochs Forschungen im Interesse des medizinischen Fortschritts feststellen. Man könnte vermuten, dass die positive Einstellung zur Naturheilkunde und die kritische Wahrnehmung von tierversuchsbasierten chemischen Präparaten, die sie als Haltung ihrer Mutter referiert, von ihr zwar offenbar nicht in Gänze übernommen wurde, aber doch im Hintergrund ein relevantes Gegenmodell zur einseitigen Bakterienfixierung im Milieu ihres Mannes darstellte:

„Sie glaubte nicht daran, dass man am Tierkörper gewonnene Erkenntnisse einfach auf den Menschen übertragen könnte. Sie hatte in ihrer ländlichen Heimat noch mancherlei von uraltem, germanischen Volkswissen kennengelernt. Sie war überzeugt, dass der Geist das Primäre und Auschlaggebende sei und dass man nicht verschiedene Krankheiten und Symptome als solche behandeln, sondern krankhafte Störungen vom Geiste her bekämpfen solle, indem man den seelischen Widerstand stärke und unterstütze durch natürliche Lebensweise und natürliche, einfache Anregungsmittel, Diät, Autosuggestion, reine Luft, Sonne und vor allem bestes Trinkwasser usw. etwa im Sinne von Pfarrer Kneipp." (Koch 2023, S. 12)

Während ihre Haltung zu Ärzten etwas inkonsistent erscheint, ist Hedwig Koch in puncto Tierversuche sehr entschieden in ihrem Urteil. Und auch das Experimentieren mit dem „Versuchstier Mensch" sieht sie im Rückblick kritisch: Bekanntlich hatte Robert Koch nicht nur sich selbst und einige Mitarbeiter in „heroischen Selbstversuchen" mit dem von ihm mit dem vielversprechenden Namen Tuberkulin versehenen Heilmittel gespritzt, sondern auch seine junge Freundin Hedwig.

„Mit einem gewissen Grauen" – Hedwig Koch über Tierversuche

Hedwig formulierte öfter ihr Unbehagen über Robert Kochs Umgang mit Tieren, den sie als grausam und empörend erlebte. So etwa anlässlich ihrer Weigerung Robert Koch ins Institut Pasteur in Paris zu begleiten:

> „Ich persönlich habe mich immer geweigert, in ein Haus zu gehen, in dem mit Versuchen an lebenden Tieren gearbeitet wurde. Seit ich früher einmal, als ich Koch suchte und ihn nicht finden konnte – es war noch in dem Alten Institut bei der Charité – und dann durch eine grosse Reihe von leeren Zimmern wanderte – Laboratorien –, denn die Herren schienen bei irgendeiner Konferenz oder Krankenvisite zu sein –, leeren Zimmern, aber auf jedem Tisch lag festgebunden auf einem Brett irgendein armes, wehrloses Tier in furchtbarsten Qualen mit aufgeschnittenem, klaffenden Leibe, in welchem Nadeln steckten, oder mit Nadeln in den Augen, während an einzelnen Stellen in Käfigen arme, geschwollen aussehende oder verendende Kaninchen und Meerschweinen herumhockten. Das hatte mir einen solchen Schock gegeben (ich zittere noch jetzt nach 40 Jahren bei der blossen Erinnerung), dass ich ihn während meiner ganzen Lebenszeit nicht überwunden habe und Koch seit damals immer nur mit einem gewissen Grauen ansehen konnte. Ich habe damals gar nicht weiter nach Koch gesucht, sondern bin einfach aus dem Hause geflohen und nie wieder in ein solches hineingegangen. Ich weiss, die meisten Menschen, die vielleicht diese Zeilen lesen könnten, werden die Achseln zucken und sagen ‚überspannt'. Mögen sie." (Koch 2023, S. 46 f.)

Was Hedwig Koch beschreibt, dürfte die trostlose und brutale Realität in den damaligen bakteriologischen Laboratorien gewesen sein, in denen Tiere gleichsam als lebende Versuchsapparaturen mit den irrsinnigsten und aberwitzigsten Methoden traktiert wurden. Aber: Wer sich mit der heutigen Diskussion um Tierversuche auseinandersetzt, hat den Eindruck, dass sich seit den Zeiten Hedwig Kochs nicht viel geändert hat – sieht man einmal davon ab, dass die „Versuchstierproduktion" inzwischen im industriellen Maßstab quantitativ enorm aufgebläht wurde. Dass die medizinische Forschung täglich zigtausende Tiere „verbraucht", d. h., quält und später tötet, wird mit der Erwartung gerechtfertigt, dass nur so für die Wissenschaft „wichtige" und für den Menschen und sein Wohlbefinden „nützliche" Erkenntnisse produziert werden könnten. Der Verein „Ärzte gegen Tierversuche" bestreitet das entschieden.

Es scheint sich ein Industrie- und Forschungszweig weitgehend verborgen vor den Augen der Öffentlichkeit etabliert zu haben, der das Grauen, das Hedwig Koch schon im vorletzten Jahrhundert erlebte, noch einmal deutlich potenziert. Und die Rechtfertigung dafür ist heute noch weniger begründbar als in den Zeiten Robert Kochs. Den heute wissen wir:

> „Bis zu 95 % aller Medikamente, die sich im Tierexperiment als wirksam erwiesen haben, scheitern am Menschen. Sie zeigen entweder gar keine Wirkung oder rufen starke Nebenwirkungen hervor, die bis zum Tod führen können. [...] Von den etwa 5 % der Medikamente, die es auf den Markt schaffen, wird rund ein Drittel wieder vom Markt genommen oder mit Warnhinweisen versehen." (Strittmatter 2021)

Die Kataloge der „Tiermodelllieferanten" bieten eine immense Vielfalt an Spezialzüchtungen von Mäusen, Ratten, Kaninchen, Affen, Hunden etc., in denen bereits die unterschiedlichsten Defekte und Krankheiten „eingebaut" sind (vgl. bspw. Charles River 2024). Es ist ja nicht etwa so, dass an gesunden Tieren ein neu entwickeltes Medikament getestet wird. Vielmehr wird in ausgedehnten Versuchsreihen überhaupt nach einem möglichen Wirkstoff gesucht, der eventuell gegen eine Krankheit bzw. gegen ein Krankheitssymptom zum Einsatz kommen könnte. Das bedeutet, dass den Versuchstieren im ersten Schritt eine Krankheit künstlich beigebracht werden muss, um zu sehen, ob die ins Auge gefasste Therapie dagegen etwas bewirken kann. Ob die künstlich erzeugten Krankheitssymptome allerdings mit natürlich entstandenen Krankheiten vergleichbar sind, ist eine große und weitgehend unbeantwortete Frage. Hierbei ist die grausame Kreativität der Forscher offenbar grenzenlos – nicht nur zu Robert Kochs Zeiten, sondern bis heute. Das folgende Beispiel erinnert nur allzu sehr an die Beobachtungen, die bei Hedwig Koch ein lebenslanges Grauen hinterlassen hatten:

„Man nehme: viele Mäuse, schneide ihnen den Bauch auf, steche ein paar Mal in den Blinddarm, so dass Darminhalt in die Bauchhöhle fließen kann und nähe die Maus wieder zu. So gelingt die standardisierte Bauchfellentzündung, bei der man je nach Größe und Anzahl der gestochenen Löcher im Blinddarm die ‚gewünschte Todesrate' variieren kann." (Gericke 2011)

Der „Vivisektionsstreit" um 1900 drehte sich nicht allein um die Gefühlsfähigkeit von Tieren, sondern auch und letztlich vorrangig um die von Menschen. Man stellte die vermeintliche „Gefühls- und Mitleidslosigkeit" der Experimentatoren an den Pranger und klagte: „Wird ein Arzt, der gleichgültig einen Hund langsam zerschneiden und zersägen kann, wohl mitfühlend dem menschlichen Leiden gegenüberstehen?" (Eitler 2009, S. 83). Man muss annehmen, dass sich Hedwig Koch in ihren vielen einsamen und verzweifelten Stunden ähnliche Fragen stellte.

Femme Fatale?

Auch nach Robert Kochs Tod wurde Hedwig Koch entweder ignoriert und ausgeblendet – so kommt sie beispielsweise im Nazi-Propagandafilm von 1939 über Robert Koch gar nicht vor – oder sie wird als verruchte Circe stigmatisiert, die den biederen Robert von seiner braven ersten Ehefrau entfremdet hätte. Zeitlebens versuchte sich Hedwig Koch dagegen zu wehren, dass man sie für die weniger glänzenden Episoden in Robert Kochs Leben verantwortlich machen wollte. Die Scheidung von Emmy? Nur der verführerischen Hedwig und ihrem Geschäftssinn geschuldet. Der Tuberkulin-Fehlschlag? Robert Koch brauchte Geld, viel Geld, weil er eine Scheidung finanzieren und die anspruchsvolle „Bühnendame" Hedwig Freiberg heiraten wollte. Nur durch Hedwigs Einfluss ließ er die sonst für ihn typische Gründlichkeit und Gewissenhaftigkeit beiseite.

Als Eduard Pfuhl (1911), Robert Kochs Schwiegersohn und Mitarbeiter in seinem Institut, in der *Deutschen Medizinischen Wochenschrift* (DMW) private Briefe von Robert Koch veröffentlicht, die Koch als treusorgenden Familienvater erscheinen lassen, dessen Liebe ausschließlich seiner Frau Emmy und seiner Tochter Trudchen gegolten hätte, fühlt sich Hedwig ein weiteres Mal übergangen und in ein falsches Licht gerückt. Sie bittet den Herausgeber der DMW um eine Gegendarstellung in Form der Publikation von Kochs Briefen an sie selbst. Dazu scheint es nicht gekommen zu sein. Im Gegenteil: In der *Deutschen Medizinischen Wochenschrift* des darauffolgenden Jahres finden wir eine weitere Artikelserie von Eduard Pfuhl (1912) unter dem Titel „Robert Kochs Entwicklung zum bahnbrechenden

Forscher". Wiederum ohne dass der Name seiner zweiten Frau auch nur erwähnt wird. Aber die Briefe, die Hedwig gemeint haben dürfte, sind archiviert. Der Brief, den sie an Prof. Schwalbe, den DMW-Herausgeber, schreibt, war zum Zeitpunkt der Publikation von Hedwig Kochs Lebenserinnerungen (2023) noch nicht zugänglich. Insofern Hedwig in diesem Brief berichtet, dass Koch zunächst daran dachte, sie, seine 16-jährige Geliebte, zu adoptieren, markiert er ein neues Fragezeichen am Bild des biederen Forschungsgenies.

4.2 Originaltext: Briefe an und von Hedwig Koch (1891, 1898, 1911)

Über den Originaltext

Robert Koch verbrachte in den gemeinsamen Jahren mit Hedwig mehr Zeit auf Forschungs-, Vortrags- oder Erholungsreisen im Ausland als in Berlin. Oft begleitete Hedwig ihn – oft aber blieb sie auch in Berlin, oder brach die Reise vorzeitig ab bzw. wurde von Koch nach Hause geschickt. Und so gab es immer wieder viele Monate, in denen die beiden getrennt waren und nur im Briefkontakt standen. Offenbar war Robert Koch der fleißigere Schreiber – und außerdem sind die selteneren Briefe Hedwigs an Koch bisher nirgends aufgetaucht. Vielleicht, weil Hedwig sie in den Wirren des Zweiten Weltkriegs verloren hatte. Vielleicht auch, weil sie sie bewusst verschwinden ließ. Vielleicht hatte Koch Hedwigs Briefe aber auch nicht so sorgsam gehütet wie umgekehrt.

Wiedergegeben werden hier Briefe, die im Original handschriftlich gefertigt waren. Bei Hedwig Kochs Briefen könnte es sich um Entwürfe handeln. Orthografie und Interpunktion wurden nicht korrigiert und nicht an heutige Standards angepasst:

- Brief von Robert Koch an seine Geliebte Hedwig Freiberg aus Kairo vom 13.2.1891, wohin er sich – ohne dienstlichen Anlass – geflüchtet hatte, nachdem die Stimmung in Berlin in Sachen Tuberkulin zu Kochs Ungunsten gekippt war (Restnachlass Hedwig Koch; Signatur: hk/b1/072).
- Brief von Robert Koch an Hedwig Koch aus Kairo vom 6.3.1891 (Restnachlass Hedwig Koch; Signatur: hk/b1/073).
- Brief von Hedwig Koch aus Deutsch-Ostafrika an eine Freundin, vermutlich Januar 1898 (Restnachlass Hedwig Koch; Signatur: hk/b2/011).
- Brief von Hedwig Koch aus dem Sanatorium Villa Luisenheim, St. Blasien, an den Geheimen Sanitätsrat Prof. Dr. Julius Schwalbe, den Herausgeber der *Deutschen Medizinischen Wochenschrift*, vermutlich vom 31.7.1911 (Restnachlass Hedwig Koch; Signatur: hk/b2/014).

Cairo den 13ten Febr. 1891.

Mein liebstes, mein einziges Hedchen
Du hättest mir keine größere Freude bereiten können, als durch Deinen Brief, der bald nach meiner Ankunft in Egypten in meine Hände gelangte. Das sind Worte, die vom Herzen kommen und die auch wieder zu Herzen gehen. Dieser Brief allein ist für mich eine Reise nach Afrika, ja mehr, viel mehr werth. Was sollte ich wohl anders darauf antworten können, als daß ich Dich unaussprechlich lieb habe und Dich ewig lieben werde. Auch das ist ein Gewinn einer, wenn auch nur vorübergehenden Trennung, daß man voll und ganz empfindet, was der Eine dem Anderen werth ist. Gerade in der Ferne fühle ich es mit unbezwinglicher Gewalt, daß wir beiden zusammengehören und daß uns nichts mehr trennen darf. Ohne Dich wäre mir das Dasein kalt und leer; aber da ich weiß, daß Du mich wirklich innig und fest liebst, erscheint mir Alles in rosigem Lichte und ich möchte auch Dich bitten nicht mehr die Zukunft Dir grau in grau zu malen, sondern in schönen, ja soweit es an mir liegt, in den schönsten Farben. Wenn Dich meine Liebe glücklich machen kann, dann mußt [Anmerkung: Rest des Briefes fehlt].

Cairo den 6ten Maerz 1891.

Mein liebstes Hedchen!
Einige wundervolle Tage habe ich in Luxor, von wo ich Dir zuletzt schrieb, verlebt. [...] Auf hohe Berge bin ich gestiegen, wo nur noch Adler hausen, und habe von da weit, weit in die Wüste hinausgeschaut, in die so gern mit den wandernden Beduinen gezogen wäre. Dann bewunderte ich die herrlichen Ruinen alter Tempel, Malereien und Inschriften von Gräbern, oder begleitete meinen Freund Kartulis auf die Jagd. Kurz es war ein reizendes Leben in Luxor, und ich hätte dort wochen-, monatelang bleiben mögen, wenn mich nicht ein Magnet nach dem Norden gezogen hätte, ein Magnet, der noch stärkere Anziehungskraft ausübt, als das schönste Paradies. Und so eilte ich weiter und verließ das reizende Luxor. Einige Tage Fahrt mit dem Nildampfer führte mich wieder nach Cairo, wo es mir erging, wie es nun einmal dem Sterblichen beschieden ist, daß der schöne Trank der Freude und des Glücks durch einige Tropfen Wermuth verbittert wird. Ich hatte eine Nachricht von Dir erhofft, aber vergeblich. Stattdessen erhielt ich Briefe aus Berlin mit wenig erfreulicher Botschaft. Du bist ja immer meine Vertraute gewesen, und so will ich Dir auch jetzt mein Herz ausschütten in der Erwartung, daß Du mir die Sorgen tragen hilfst. In der letzten Zeit hat meine Entdeckung viele Gegner gefunden, in erster Linie Virchow, der mit allen Mitteln dagegen arbeitet. Außerdem soll Prof. Liebreich ein Mittel gefunden haben, welches

noch wirksamer sein soll als das meinige. Ich glaube allerdings, daß meine Sache schließlich doch siegreich durchdringen wird, aber darüber kann mehr oder weniger lange Zeit vergehen. Augenblicklich hat in Folge dessen die Nachfrage nach dem Tuberkulin sehr abgenommen und es wird nur verhältnismäßig wenig davon verkauft. Aber was mir das Bedenklichste ist, auch die Bewilligung der Mittel für die im Bau begriffene Krankenabtheilung und das für mich bestimmte Institut ist in Frage gestellt. Bis zum 1sten April muß es sich entscheiden, ob der Landtag die hierfür nöthigen Gelder geben will und ehe das nicht geschehen ist, kann ich nicht nach Berlin kommen. Es wäre für mich zu peinlich, wenn in meiner Gegenwart über eine so delikate Frage verhandelt wird oder wenn gar, wie ich fürchte, das Ministerium verlangen würde, daß ich für die Sache im Landtage auftreten soll. Es steht also augenblicklich ziemlich schlecht; aber verliere darum den Muth nicht. Im Übrigen halte ich fest an dem, was ich Dir neulich geschrieben habe. Aber ich möchte Dich doch bitten, mir zu schreiben, wie Du darüber denkst und ob Du auch im Unglück zu mir halten willst und kannst. Vorläufig bleibe ich in Cairo, etwa bis Mitte des Monats; dann will ich nach Alexandrien gehen und dort die Entscheidung abwarten, um dann sofort nach Berlin zu eilen.

Liebstes Hedchen, wenn Du mich nur lieb behältst, dann kann mich kein Schicksalsschlag niederschmettern. Verlaß mich jetzt nicht, Deine Liebe ist mein Trost und mein Stern, zu dem ich aufschaue.

Herzliche Grüße und Küsse sende ich Dir.
Dein Dich innig liebender
Robert.

Hedwig Koch an eine Freundin, ca. 1898 aus Ostafrika

[1. Blatt fehlt] […] seine schwere Jagdbeute ja glücklich zu mir zurück, aber es dauerte doch noch lange ehe ich mich von meiner Furcht erholte er könnte im Dunkel der Nacht das Opfer eines Löwen werden. Als das neue Jahr begann, waren wir gerade mit dem Ausweiden der Antilopen beschäftigt und die Schwarzen sangen dazu: „Der Bana mkubwa der große Herr hat uns viel Fleisch geschossen, bumm bumm, mingi sana und wir werden davon essen bis unser Mund müde und unser tumbo ganz dick ist und wir sind sehr glücklich darüber und morgen wird er uns noch mehr schiessen, noch viel viel mehr." Das letzte bleibe ein frommer Wunsch, denn alles Wild war natürlich vor dem Spektakel in der Nacht geflohen, und es blieb uns nichts übrig als das Lager abzubrechen.

Wie grässlich dann unser Rückweg nach hier über die wegelosen, steilen Berge und durch die dornige Steppe war lässt sich gar nicht beschreiben. Die ersten Wochen unseres Marsches waren ja auch schon anstrengend genug gewesen, sechs bis acht Stunden täglich zu reiten in der glühenden Sonne oder auch im Regen und jeden Abend sein dürftiges Zelt an einer anderen wilden Stelle aufzuschlagen, aber man konnte doch wenigstens reiten. Und wir hatten uns dabei auch ganz wohl gefühlt bis auf die Tage am Mangasee wo wir ganz dunkelgrünes dickschleimiges Wasser trinken mussten und davon alle krank wurden. Aber das war ja unsere eigene Schuld was hatten wir an einem Ort zu suchen, wohin sich höchst selten mal ein Europäer wagt und auch dann nur, wenn er sich ordentlich mit Trinkwasser u.s.w. versehen hat. Aber mein Mann wollte so gern mal ein Nashorn oder Flusspferd schiessen und da es in der Nähe des Mangasumpfes von diesen Tieren sowie von Löwen, Zebras, Antilopen u.s.w. wimmelt mussten wir natürlich dorthin. Nun, schließlich sind wir doch wieder unverrichteter Sache abgezogen, da wir einfach nicht mehr leben konnten in diesem schrecklichen Sumpfgeruch und all den andern unangenehmen Dingen. Als wir hier herauf in die Berge gekommen waren, wurde mein Mann gleich ernstlich krank so dass ich in großer Angst war. Es muss doch wohl Fieber gewesen sein wenn wir auch keine Malariaplasmodien finden konnten. Ich bilde mir ein, dass vielleicht unsere regelmässigen, prophylaktischen Chinindosen verändernd auf das Krankheitsbild gewirkt haben können.

Alle diese Anstrengungen waren aber nichts im Vergleich zu dem Wege von Kwai in die Umba-Steppe und wieder herauf. Gleich am 4. Tage als wir kletternd und wie Gemsen springend schon fast in der Ebene angekommen waren, wir hatten gerade einen kleinen Fluss durchwatet, stürzt mein Maultier, das wir für die Steppe mitgenommen hatten, einen steilen Abhang hinunter, fällt ins Wasser, zerbricht sich alle möglichen Rippen und mir meinen schönen Sattel, der noch nicht einmal mir gehört, sondern der Frau Regierungsrat Stuhlmann.

Als das Tier nachher auf dem Rückweg wieder so weit war, dass ich es die Strecke durch die Steppe reiten konnte, musste ich mich in meinen Bloomers (in Frauenkleidern kann man solche Touren nicht machen) und hohen Ledergamaschen nach Herrenmanier aufsetzen und mich so zwischen den Dornen, die mir von allen Seiten durch das Zeug in die Haut drangen und dort abbrachen, durchwinden.

Als wir endlich nach mehreren Tagen der unglaublichsten Qual in der furchtbaren Sonne wieder oben waren in den Bergen und auch den Urwald hinter uns hatten […] verirrte ich mich mit der Karawane zu guter Letzt noch, da mein Mann mit dem Führer zu weit voraus gegangen war. Wir irrten stundenlang in den Bergen umher, immer steil hoch hinauf und dann wieder hinunter in ein stets falsches Thal bis wir endlich auf 2 Wambugus stießen, vor deren vergifteten Pfeilen und Speeren ich mich anfangs gewaltig fürchtete, die uns aber doch, nachdem wir uns mit Mühe und Not verständigt hatten (auch meine Suaheli-Träger verstanden ihre Sprache nicht) wieder auf den rechten Weg brachten.

Gleich nachdem wir wieder auf die Station Kwai zurückgekommen waren, wurde mein Mann zum 2ten Male krank und weil bis jetzt noch jeder Europäer, der aus der Ebene hier herauf kommt, sein Fieber durchmachen muss, denke ich, es wird bei meinem Mann wohl auch nur das gewesen sein. [...] wenn Sie meinen hiesigen Aufenthalt kennten, würden Sie mich gewiss nicht beneiden. Überall wird noch gekalkt und gehämmert, die kleine Bude in der wir hausen, ist ein ganz kahles Loch, oben und unten klaffende, schlecht schliessende Bretter, durch die der Wind bläst und damals als der Mönch starb und ich wachend im Bett lag hörte ich sein Todesröcheln durch die Hand breiten Spalten in der von Negern gefertigten Thür, roch ich den Äther, den mein Mann ihm noch einspritzte, so deutlich, als geschähe das alles dicht neben mir.

Und dabei soll Kwai immer noch eine der schönsten Stationen sein oder es wenigstens werden. Man baut ja noch fortwährend daran. Unten auf der Militärstation Masinde ist es noch viel trostloser.

Unser kleiner, lustiger, eleganter Leutnant von Stürner der dort Chef ist, kann sich nur darüber hinwegtäuschen, wenn er sich in seinen karg bemessenen Mussestunden auf sein knarrendes klappriges Bett setzt, mit den Füssen baumelt und zur Begleitung seiner Akkordzither singt:

„Gegen Cholera giebt es kein Mittel, ausser dem Schnaps, ausser dem Schnaps!"

Für uns ist leider auch noch keine Aussicht vorhanden dass wir sehr bald von hier fort können, da mein Mann tief drin steckt in der Arbeit über wichtige Texasfieberversuche. Mein armer Mann! Er muss hier alles selbst thun, da er keinen Assistenten hat. Meine Hilfe kann ihm, wenn ich es auch immer wieder versuche, doch nur wenig sein. Und dann muss ich ja auch fortwährend kochen! Denken Sie doch nur. Ich, die ich zu Hause kaum mal die Nasenspitze in die Küche stecke, stehe jetzt fast den ganzen Tag in dem als Küche dienenden Schuppen unter den von Ungeziefer starrenden Schwarzen und koche. Ja was hilft's. Wenn wir nicht verhungern wollen oder Negerpamp essen, so bleibt mir nichts anders übrig. [...] Wenn wir nur etwas mehr Abwechslung hätten. Aber wir leben fast nur von Ziegenfleisch u. Tins. Nicht mal Eier sind aufzutreiben. Ab und zu mache ich einen Pudding als Festtagsgericht. Gestern aber war wirklich ein Festtag. Herr von Reden hatte mir nämlich von unten wo er in der Nähe von Langata jagt, einen wunderschönen Antilopenrücken heraufgeschickt und in dieser Delikatesse schwelgen wir noch heute. Dabei schrieb von Reden, dass er genau an derselben Stelle, wo vor ungefähr 6 Wochen mein Zelt gestanden habe, auf einen Löwen geschossen hätte. […]

Nun aber, schönste Frau, Schluss! Nicht wahr? Das interessiert Sie ja alles gar nicht. – Ja, aber was soll man sonst reden, wenn man wie ich in der Wildnis sitzt. C'est l'Afrique! Da wird man zum oder zur Schenzi. Und wenn die Leute aus dem Dorf mich auch kibibi getauft haben das ist ein zärtlicher Diminutiv für bibi und bedeutet so viel als ‚liebe kleine Herrin', ‚Frauchen' so nennen sie mich auch rafiki – Freund, Freundin, was sie zu Europäern sehr selten sagen, und das beweist wohl am besten wie sehr ich mich den Negergewohnheiten und Sitten genähert haben muss.

Darum meine gnädige Frau und damit ich doch wenigstens von Zeit zu Zeit wieder einen Hauch von Europas Kultur verspüre, seien Sie noch etwas gnädiger wie gewöhnlich und bescheren Sie recht bald wieder einen Ihrer niedlichen eleganten Briefchen

Ihrer Sie freundlichst grüßenden
Hede Koch.
Mein Mann lässt sich Ihnen zu Füßen legen.

St. Blasien 31. Juli
Bad. Schwarzwald
Sanatorium Villa Luisenheim

Sehr geehrter Herr Geheimrat,

ich sehe aus Tageszeitungen, dass Sie in der Med. Wochenschrift einen Artikel von Prof. Pfuhl veröffentlicht haben mit Briefen von Robert Koch. Würden Sie wohl die Güte haben können und mir ein Exemplar davon zukommen lassen?

Nach den Besprechungen die ich gelesen, muss ich leider erklären, dass wenn Sie die Absicht hatten damit etwas im Interesse und zu ehrendem Gedächtnis von K. zu thun, dies leider misslungen ist, denn durch diesen Artikel und seine Begleiterscheinungen werde nun ich gezwungen jetzt auch meinerseits – so tief unsympathisch mir dieser Gedanke auch ist und so herzlich gern ich es im Interesse von R. Koch's Andenken vermieden hätte – nun auch meinerseits alles was ich von Briefen K.'s besitze der Öffentlichkeit zu übergeben.

Seit Jahren habe ich geduldig geschwiegen und mein Martyrium wortlos getragen wenn Herr Pfuhl im Interesse seiner Schwiegermutter durch seine Freunde die öffentliche Meinung über Koch's zweite Ehe zu beeinflussen suchte. […] Aber jetzt hat meine Geduld und meine Leidensfähigkeit ein Ende. Ich habe Pflichten auch gegen mein eigenes Leben und nicht nur Rücksichten auf den Namen Robert Koch. – Wenn die menschliche Persönlichkeit K's durchaus vor allem Volk zerpflückt werden musste um „documents humains" zu liefern, wenn die Zeitgenossen K's oder die Nachwelt ein Recht zu haben glaubt auf solche menschlichen Documente was ich im Prinzip bestreite, dann darf ich da wo diese Dinge auch mich schwer berühren wohl erwarten, dass sie auch in der That richtig sind und diese von Herrn Pfuhl veröffentlichten Briefe K's werden nur dann zur Charakteristik K's mithelfen können wenn man seine Briefe an mich daneben hält und meine Aussagen wie ich K. kannte und was er mir über sein Leben erzählt hat […]

Ich sage schon heute dass diese Briefe R.K. nicht als den biederen Gartenlaubengrosspapa zeigen als der er in den Pfuhlschen Briefen auftritt, sondern als einen immer starken und sehr klugen aber ebenso egoistischen Mann der sich durchaus in jeder Beziehung ausleben wollte und der weder irgend eine Rücksicht auf die Welt noch auf ihm nahestehende Menschen kannte wenn diese solchen Wünschen ein Hindernis bildeten. Und wenn man ihn jetzt gerne zum Volksschulhelden machen will wäre es unendlich besser man liesse all diese Dinge ruhn. […]

Ich werde also dem Publikum zunächst Briefe vorlegen die K. vor mehr als 20 Jahren einem jungen 16jährigen Mädchen schrieb – mir – dem gegenüber er zu allererst die Absicht hatte sie als seine Tochter zu adoptieren und erst später sie lieber heiratete. In diesen Briefen nennt er sie sein einziges Glück. Vielleicht erfahre ich dann auch durch Herrn Pfuhl oder sonst jemanden warum wohl ein Vater dessen Tochter seine ganze Liebe ist, solche Briefe schrieb und dem entsprechend handelte. […]

In diesem Kapitel von der „herrlichen Frau" und der „herrlichen Ehe" wie es in einem mir zugegangenen anonymen Schmähbriefe heisst – muss ich auch das Schreiben veröffentlichen das mir eins von den Mädchen mit denen K. während seiner ersten Ehe in nahen Beziehungen stand und von denen er zu meiner Zeit noch verschiedentlich Bettelbriefe erhielt – bei seinem Tode schrieb. Diese Frau die Koch als er mich heiraten wollte nach Amerika spedirte, glaubte noch jetzt einen solchen Anspruch auf Berücksichtigung zu haben, dass sie mich bat ich! möchte ihr doch jetzt helfen ein Pensionat einzurichten! Diese Dame wird wenn ich es mich etwas Geld kosten lasse, gewiss aus Amerika herüberkommen um zu erklären seit welcher Zeit die herrliche Ehe mit K's erster Frau schon nicht mehr bestand. – […]

In vorzüglicher Hochachtung Frau R. Koch, geb. Freiberg.

5

Kochs Typhus-Kampagne

5.1 Die erste medizinische Rasterfahndung der Geschichte

> „In den Besprechungen beschränkte Koch sich insbesondere auf solche Begebenheiten, die seiner Theorie angepaßt waren. Gegenbeispiele liebte er nicht, sie wurden mit recht absonderlicher und spitzfindiger Begründung zu widerlegen versucht."
>
> Georg Jürgens (1949, S. 65)

Ein vergleichsweise wenig bekanntes Kapitel aus Robert Kochs Arbeiten ist die sog. Typhus-Kampagne im deutschen Südwesten. In den zahlreichen Koch-Biografien sucht man sie vergeblich. Auch die beiden großen ultimativen Koch-Würdigungen von Gradmann (2005) und Grüntzig und Mehlhorn (2010) erwähnen diesen großen bakteriologischen Feldzug nur am Rande. Dabei war die Typhus-Kampagne von 1902–1912 die deutlich aufwendigste bakteriologische Unternehmung, die Koch je im Inland gestartet hatte. Insgesamt beanspruchte die Kampagne, ein Gebiet mit 3,5 Mio. Menschen „typhusfrei" gemacht zu haben (Kirchner u. a. 1912, S. 53; Berger 2012, S. 365).

Wie immer kann man zwei Geschichten dazu erzählen. Die eine Geschichte handelt von der dramatischen Bedrohung durch die Seuche Typhus. Sie handelt von hohen Fallzahlen und vielen Toten. Und von den bisher vergeblichen Versuchen, der Seuche Herr zu werden. Bis Robert Koch kam. Wie immer bei diesem Ausnahmeforscher: Er kam, sah und besiegte die Krankheit. Und rettete so Millionen Menschen das Leben. Im Falle der

Typhus-Kampagne wären noch ein paar Details zu ergänzen: Koch überzeugte in Berlin nicht nur die Politiker und Behördenleitungen, die für Wissenschaft und für Gesundheit zuständig waren. Er überzeugte vor allem auch die militärische Führung mit der Behauptung, dass die Typhus-Bedrohung einen ganzen Feldzug zum Scheitern bringen könne. Im Südwesten Deutschlands, also im heutigen Elsas-Lothringen, in der Pfalz und im Saarland, einer Region, die bereits als Truppenaufmarschgebiet im Falle eines erneuten Krieges gegen Frankreich ins Auge gefasst worden war, sei ein präventiver Seuchenschutz unabdingbar, erklärte Koch den potenziellen Geldgebern. Ansonsten würde der schnell um sich greifende Typhus große Teile der Armee im Nu lahmlegen. Koch dazu am 17. Dezember 1901 an den Minister der geistlichen, Unterrichts- und Medizinalangelegenheiten:

„Als bestgeeignetes Gebiet für den Anfang würde sich meines Erachtens die Gegend von Trier bis Saargemünd empfehlen, wo seit längerer Zeit der Typhus nicht mehr erloschen ist, vielmehr andauernd kleinere und größere Epidemien in den letzten 3 Jahren (so in Trier, Saarbrücken, Saarburg) bedingt hat. Da diese Gegend im Kriegsfalle als Aufmarschgebiet gilt, so wird auf die Durchführung der Versuche gerade hier von den Sanitätsbehörden besonderer Wert gelegt." (Koch 1901, S. 915)

Zunächst wurde ein „Vorversuch" und anschließend ein flächendeckendes bakteriologisches Feldforschungs- und Präventionsprojekt finanziert, das in bisher nie gekanntem Ausmaß bestrebt war, lückenlos Gesundheitsdaten der gesamten Bevölkerung zu erheben und auszuwerten. Kernstück waren labortechnische Untersuchungen sämtlicher irgendwie verdächtiger Personen, die dann bei Vorliegen einer Laborbestätigung sozial isoliert und vorzugsweise in Quarantänestationen verbracht werden konnten.

In einem Vortrag im Ausbildungsinstitut für das Militärsanitätswesen, der Kaiser-Wilhelms-Akademie Berlin, am 28. November 1902 erhält Koch dann die Chance, für die von ihm projektierte Typhus-Bekämpfung das große Finanzbudget zu bewerben. Koch gesteht dabei zu, dass sauberes Trinkwasser und gute Kanalisation das beste Mittel gegen Typhus seien. Nur leider sei das in ländlichen Gegenden so schnell nicht zu haben. Und im Aufmarschgebiet des deutschen Südwestens könne man es sich schon gar nicht leisten, dass dort Typhus grassiert. Also müsse man etwas tun – um von der alten defensiven Haltung in die medizinische Offensive zu kommen!

Am Beispiel von Cholera und Malaria hätte man es vorexerziert: Erkennen der Erreger, Identifizieren der Infizierten, Isolieren der Bakterienträger. Das sei nun beim Typhus auch notwendig:

„Wir beschränkten uns aber nicht nur auf die ausgesprochenen Typhusfälle, sondern es wurden auch die Verdächtigen und die scheinbar Gesunden in der Umgebung der Typhuskranken untersucht, […] Es wurden sogar in einigen Fällen die Typhusbazillen bei solchen Menschen aufgefunden, die gar keine klinischen Symptome hatten." (Koch 1902, S. 300)

Koch hatte also eine schlechte und eine gute Nachricht für die versammelten Militärs: Es wurde viel mehr Typhus gefunden, als es die offiziellen Meldesysteme verzeichneten. Aber seine Methoden des Aufspürens und Isolierens sind so sensationell effizient, dass er damit sämtliche Typhus-Gefahren von der Armee fernhalten kann. Kochs Leute befragten die Geistlichen und die Lehrer, er ließ die Schulversäumnislisten und die Listen der Ortskrankenkassen auswerten. Und so findet er in einer Ortsgruppe, wo offiziell nur 8 Fälle gemeldet waren, als „schlafende Fälle" insgesamt 72 Menschen. Das Wasser hätte keinen Einfluss. Die Infektion ginge von Mensch zu Mensch. Die Kinder seien die unerkannten und wichtigsten Überträger (ebd. S. 302)! Die meisten der unerkannten Typhus-Ausscheider seien Kinder. Kochs Erfolgsrezept: Isolation der gesunden Dauerausscheider in Quarantänebaracken. Koch bewirbt sein Konzept der „medizinischen Rasterfahndung" (Berger 2012, S. 365, vgl. schon Briese 2003), indem er behauptet, dass es gelungen sei, den Typhus im Versuchsgebiet „nachhaltig" auszurotten. Deshalb brauche man Geld, Institute vor Ort und bakteriologisch geschulte Ärzte, um die Kampagne auszudehnen. Es geht ihm dabei nicht nur um die konkrete Krankheit Typhus – sondern ums Prinzip! Dieses könne man auf Diphtherie, auf Ruhr, auf alle Infektionskrankheiten anwenden. Und wenn man es könne, dann entstehe daraus auch die Pflicht, es zu tun!

In der Folge wurden insgesamt 11 bakteriologische Untersuchungsanstalten in Trier, Saarbrücken, Straßburg, Landau und weiteren Städten eingerichtet und einem „Reichskommissar für die Typhus-Bekämpfung im Südwesten des Reichs", Dienstsitz Saarbrücken, unterstellt. Die Kampagne wurde dauerhaft finanziert; sie lief über Kochs Tod hinaus und eine „Denkschrift" (Kirchner u. a. 1912) legt auf 670 eng beschriebenen Seiten und mit unzähligen Tabellen und Schaubildern vom Erfolg der Kampagne Rechenschaft ab. Weite Teile der Medizingeschichtsschreibung folgen diesem Erfolgsnarrativ (vgl. Gradmann, Harrison & Rasmussen 2019).

Typhus-Kampagne, die andere Geschichte

Wie gesagt: Diese Erfolgsgeschichte ist nur eine von zwei möglichen Erzählungen über die Typhus-Kampagne im deutschen Südwesten. Es gibt eine zweite Geschichte. Und die geht ungefähr so: Ja, es gab den Typhus als eine regional immer mal wieder aufflackernde Erkrankung. Aber über das gesamte 19. Jahrhundert waren die Fallzahlen und die Letalität bereits sehr stark zurückgegangen – und zwar im gesamten Deutschen Reich. Allein für das letzte Viertel des 19. Jahrhunderts verzeichnen die Statistiken einen Rückgang der Sterbefallziffern von ca. 90 %. Der Medizinhistoriker Prof. Dr. Jörg Vögele (1998) präsentiert Daten, die belegen, dass die reale Bedrohung durch Typhus-Epidemien und der öffentliche Bedrohungsdiskurs in einem deutlichen Missverhältnis standen: Vögele spricht von Typhus als einer „skandalisierten Krankheit" (ebd. S. 57). Anders als die Cholera, die schockartig und epidemisch, also plötzlich und mit vielen Erkrankungen aufgetreten sei, wurden einzelne Typhus-Fälle eigentlich als normal und nicht als Grund zu besonderer Aufregung wahrgenommen. Also auch kein Grund, das Ausbrechen einer Seuche zu befürchten. Dennoch gehörte Typhus „zu den am meisten beschriebenen und diskutierten Seuchen der Zeit" (ebd.). Im „Todesursachenpanorama" spielte Typhus übrigens nur eine relativ geringe Rolle: In den 10 größten Städten waren 1877 nur 18 von 1000 Todesfällen auf Typhus rückführbar, in ganz Preußen nur 23 von 1000.

> „Der Typhus war demnach eine Seuche, deren öffentliche Bedeutung erheblich über ihre epidemiologische Bedeutung hinausging." (Vögele 1998, S. 60)

Aber Robert Koch war ein Meister in der Akquisition von Forschungsgeldern. Er sah hier eine neue Chance, denn „die ursprüngliche Euphorie über die zuvor hoch gelobten ‚Bakterienjäger' begann sich zu verflüchtigen" (Berger 2012, S. 361). Kochs Karriere stagnierte um 1900 und er erlebte durch die Entscheidung, das „Reichsinstitut für Tropenhygiene" statt bei ihm in Berlin in Hamburg anzusiedeln, geradezu einen Karriereknick. Koch nutzte daher die Behauptung der nach wie vor lauernden Seuchengefahr durch Typhus geschickt, um seine Verbindungen zu den Behörden zu stärken – und jährliche Mittel in Höhe von 150.000 Goldmark zusätzlich zum regulären Etat seines Berliner Instituts als Drittmittel zur Verfügung zu haben. Insgesamt beliefen sich die direkten Ausgaben des Reichs für die Typhus-Kampagne bis ins Jahr 1911 auf 1.775.000 Goldmark (Kirchner u. a. 1912, S. 1) – in Kaufkraftparitäten gerechnet entspräche das heute einem Betrag von knapp 15 Mio. EUR. Dabei wären die von den Behörden und Ärzten vor

Ort zusätzlich zur Unterstützung der bakteriologischen Task Force eingesetzten, beträchtlichen Ressourcen noch hinzuzurechnen.

„Bis 1911 waren 85 Bakteriologen – davon die Hälfte Militärärzte – in elf Typhusstationen an dem ‚planmäßigen Feldzug gegen den Typhus' beteiligt. Die 3240 Gemeinden des Gebietes wurden dabei einem bakteriologischen Belagerungszustand unterworfen." (Berger 2012, S. 365)

Die durch Kochs medizinische Schnüffelkommandos und die labortechnische Diagnose mit dem Etikett „Bazillenträger" oder „Dauerausscheider ohne Krankheitssymptome" versehenen Menschen wurden diversen „Behandlungen" unterzogen. Tägliche Blut-, Urin- und Stuhlproben waren dabei noch das geringste Übel. Absonderung von der Familie oder Isolation in Quarantänebaracken wurde verhängt, wenn auch nicht immer durchgesetzt, weil es dagegen massiven Widerstand gab. Vom sprichwörtlichen Polypragmatismus der „forschenden Mediziner" gibt die folgende Liste der versuchsweise eingesetzten, chemischen Substanzen zwecks „innerer Desinfektion" eine erste Vorstellung:

„Für spätere Versuche mag es von Wert sein, hier diejenigen Mittel anzuführen, welche bisher bei der gemeinsamen Typhusbekämpfung versucht wurden: 1. Acid. arsenicos., 2. Salinische Abführmittel, 3. Ehologen, 4. Collargol, 5. Faex medicinalis, 6. Fortain, 7. Formamint, 8. Gallensäuremethylester, 9. Gallisol, 10. Gonosan, 11. Griserin, 12. Radix Jalapae, 13. Pulv. rad. Ipecacuanhae, 14. Isoform, 15. Kalomel, 16. Kreosotal, 17. Laktophenin, 18. Laktylphenetidin, 19. Menthol, 20. Magnes. sulfur., 21. Methylenblau, 22. Natr. bicarbonic., 23. Natr. jodat., 24. Oleum Ricini, 25. Extract. Phytolanae, 26. Pyrenol, 27. Hydrarg. cinereum, 28. Resorcin, 29. Salol, 30. Sublimat, 31. Urogosan. Auch Massage der Lebergegend mit Bleikugeln und Röntgenstrahlenbehandlung führten zu keinem Heilerfolge." (Prigge 1912, S. 302)

Auch mit der chirurgischen Entfernung der Gallenblase, die als besondere Sammelstätte der Typhus-Bazillen galt, wurde experimentiert – auf den bloßen Laborbefund hin. Wer dachte, dass Veranstaltungsverbote, Schulschließungen, Schließung von Wirtschaftsbetrieben oder ganzen Wirtschaftszweigen sowie häusliche Isolation und Quarantänepflicht Erfindungen der Coronavirus-Zeit wären, kann sich in den von Koch und seinen Leuten entworfenen „Allgemeinen Leitsätzen für Verwaltungsbehörden bei der Bekämpfung des Typhus" (Kirchner u. a. 1912, S. 606 ff.) vom Gegenteil überzeugen. Minutiös werden dort die verschiedenen Maßnahmenpakete erörtert. Insbesondere der Unterabschnitt „IV. Maßregeln gegen die Weiterverbreitung der Krankheit" ist gespenstisch:

> „Die zuständigen Behörden haben zu erwägen, inwieweit Veranstaltungen, welche eine Ansammlung größerer Menschenmengen mit sich bringen (Messen, Märkte usw.) in solchen Ortschaften, in welchen Typhus ausgebrochen ist, zu untersagen sind. [...] Wenn in einer Ortschaft der Typhus heftig auftritt, kann die Schließung der Schulen erforderlich werden. [...] Es empfiehlt sich, Schulkinder, in deren Wohnort der Typhus herrscht, vom Besuche der Schule in einem noch typhusfreien Orte auszuschließen. [...] In einem Hause, in welchem ein Typhuskranker sich befindet, können gewerbliche Betriebe, durch welche eine Verbreitung des Krankheitsstoffes zu befürchten ist, insbesondere Betriebe zur Herstellung und zum Vertriebe von Nahrungs- und Genußmitteln, Beschränkungen unterworfen oder geschlossen werden, insoweit nach dem Gutachten des beamteten Arztes die Fortsetzung des Betriebes als gefährlich zu betrachten ist."

Ob mit den Mitteln zur „inneren Desinfektion" und den Absonderungs- und Isolationsmaßnahmen auch nur ein Typhus-Fall verhindert oder ein Typhus-Patient geheilt worden ist, ist schwer zu beurteilen. Was indessen eindeutig ist: Die von Koch behauptete „Auslöschung" des Typhus in den von seiner bakteriologischen Maschinerie überwachten Regionen ist nicht gelungen. In den Erinnerungen des an der Typhus-Kampagne beteiligten Arztes Dr. Georg Jürgens (1949), später Professor an der Charité, kann man lesen (s. u. Originaltext), dass Koch Fälle, die nach angeblich erfolgreicher „Eradikation" auftraten, in seinem Bericht zu erwähnen „vergessen" hatte. Und die für Koch an der „bakteriologischen Front" tätigen Mediziner arbeiten ähnlich – menschlich verständlich, schließlich wollten die hohen Investitionen irgendwie gerechtfertigt werden. Weshalb der einzig „abtrünnige" Arzt vor Ort, Dr. Jürgens, schließlich im Abschlussbericht gar nicht genannt wurde, – er hätte sich womöglich geweigert, die geschönten Statistiken zu unterschreiben oder sogar ein Minderheitenvotum beigefügt. Briese (2003, S. 191) verweist auf den auch in den offiziellen Zahlen der Typhus-Denkschrift (Kirchner u.a. 1912) für 1910/1911 dokumentierten Wiederanstieg der Typhus-Fälle im fraglichen Gebiet. Wurde also einerseits bei den „Erfolgen" etwas nachgeholfen, so ist andererseits der Rückgang der Typhus-Erkrankungen, den Koch für sich reklamiert, ein Phänomen, das in der fraglichen Zeit allerorts zu beobachten war. Denn auch andernorts, wo keine Blutproben eingesammelt und keine Quarantänestationen errichtet worden waren, gingen die Fallzahlen beträchtlich zurück:

„Nur wenige kritische Epidemiologen merkten an, daß die Seuche auch in benachbarten Gebieten ohne derlei direkte Bekämpfungsmaßnahmen rückläufig war." (Vögele 1998, S. 75)

Zum Beispiel wies der Oberstabsarzt a. D. Dr. Georg Kühnemann, staatsärztlich approbierter Mitarbeiter bei der bakteriologischen Untersuchungsanstalt für Typhus-Bekämpfung zu Straßburg in der *Zeitschrift für Medizinalbeamte* am 5. Februar 1911 darauf hin,

„daß im Bezirk Ober-Elsass, wo bis April 1909 eine Typhusbekämpfung nicht existierte, die Zahl der Typhusfälle sich ebenfalls während derselben Zeit ganz bedeutend vermindert hat. Die Typhusmorbidität sank nämlich dort von 413 im Jahre 1904 auf 265 im Jahre 1909, bezw. auf 10 000 Einwohner berechnet von 8,0 auf 4,2. Also hier dieselben Verhältnisse ohne Typhusbekämpfung! […] Wir ersehen daraus ganz klar, daß die Hebung der allgemein-hygienischen Verhältnisse die bei weitem größte Rolle bei der Bekämpfung der Seuche spielt." (Kühnemann 1911, S. 89)

Kühnemann widersprach auch ausdrücklich Kochs These von der hauptsächlich oder ausschließlich durch Übertragung von Mensch zu Mensch (Typhus-Kranke oder symptomlose „Bazillenträger") erfolgenden Ausbreitung und führte Argumente sowie zahlreiche Beispiele an, in denen Laufbrunnen, Abortgruben oder Rieselfelder als Hauptquelle für Typhus-Infektionen ausgemacht werden konnten.

Wer diese zweite Geschichte kennt, kann eventuell nachvollziehen, warum die Typhus-Kampagne - Briese (2003, S. 193) attestiert ihr „grandioses Scheitern" - in den Koch-Hagiografien bisher weitgehend ausgeblendet wurde. Eine seltene Ausnahme stellt eine ZDF-3Sat-TV-Dokumentation aus dem Jahr 2010 dar (Robert Koch. Die Ökonomie der Erreger), in der auch weitergehende Folgen des Kochschen Keimfreiheitsdiktums erörtert wurden. Beschrieben werden nicht nur Anwendungen von Entseuchungsprogrammen à la Koch auf aus Osteuropa ankommende Auswanderer, oft jüdischer Herkunft. Beschrieben werden auch Übertragungen des mikrobiologischen Kampfes gegen vermeintlich allgegenwärtige, aber unerkannte Erreger auf das gesellschaftliche Ganze: In der Verschmelzung mit der Rassenideologie des Nationalsozialismus wurde die Reinheit der arischen Rasse und somit der Kampf um soziale Keimfreiheit als Identifikation und Elimination der „jüdischen Bazillen" zur Staatsaufgabe deklariert (vgl. Chapoutot 2014).

Im Kontext der Keimfreiheitsfantasien, wie sie die Bakteriologen auf Menschen und Völker projiziert hatten, insbesondere auch im Zusammenhang mit Vorbereitungen zur Kriegstüchtigkeit, ist die Übertragung aus dem Bereich der Krankheitsprävention in die Rassenideologie also versucht worden. Man kann darin einen Missbrauch der eigentlich „unpolitischen" Bakteriologie sehen. Die Konstruktion eines Innen und Außen, des Eigenen und des Fremden, des Gesunden und des von außen Schadenbringenden, diese Konstruktion, die entsprechende Schutz-, Isolations- und Eliminationsfantasien inspirieren kann, ließ sich von der Bakteriologie auf die Nazi-Ideologie ohne große Probleme übertragen. Die Bakteriologen waren getrieben von einer Wahnidee, die alles Übel im Erreger manifestiert sieht. Die sich ausschließlich auf den vermeintlichen Hauptschuldigen, nein Alleinschuldigen für eine Erkrankung, nämlich den „Kommabazillus" oder den „Stäbchenbazillus" kapriziert und nach Maßnahmen sucht, diese Quelle allen Übels zu vernichten. Robert Koch wurde dementsprechend im NS-Propagandafilm 1939 „Der Bekämpfer des Todes" als medizinische Führerfigur inszeniert, die den Endsieg über die Erreger verspricht. Und so wundert es nur mäßig, dass sich Adolf Hitler am 10. Juli 1941 im Führerhauptquartier mit Robert Koch vergleicht:

„Ich fühle mich wie Robert Koch in der Politik. Der fand den Bazillus und wies damit der ärztlichen Wissenschaft neue Wege. Ich entdeckte den Juden als den Bazillus und das Ferment der gesellschaftlichen Dekomposition." (Hitler zitiert nach Broszat 1977, S. 749)[1]

Einer der dabei war, erinnert sich

Prof. Dr. Georg Johann Jürgens (1870–1966) war nach dem Medizinstudium u. a. in Straßburg und Bremerhaven als Militärarzt eingesetzt. Für seine präzisen Untersuchungen an Amöben im Zusammenhang mit der Döberitzer Ruhr-Epidemie 1901 war ihm der Kronen-Orden verliehen worden. Später wurde er von Koch für die Teilnahme an der Typhus-Kampagne ausgewählt. Mit Drigalski, Frosch und Conradi war Jürgens einer der vier von Koch nach Trier (Gebiet Hochwald) zum Vorversuch geschickten Militärärzte. In seinen Lebenserinnerungen berichtet er nüchtern und realistisch von seinen ärztlichen Erfahrungen in den unterschiedlichsten Einsatzfeldern. Nicht zu kurz kommen auch die ausgedehnten Jagdausflüge in den

---

[1] Bei Broszat (1977, S. 773) finden sich weitere Hitler-Zitate zur Analogie zwischen Mikrobenjagd und Judenvernichtung. So am 17.4.1943: Die Juden „wären wie Tuberkelbazillen zu behandeln, an denen sich ein gesunder Körper anstecken könne". Der Hinweis auf diese eher entlegenen Zitate findet sich bei Berger (2009, S. 410).

Wäldern der Pfalz oder zur Seehundsjagd auf der Nordsee, die das mitunter eintönige Leben als Sanitätsoffizier auflockerten. Jürgens, der das Wagnis auf sich nahm, seinen Augen und Ohren zu trauen, auch dort, wo eventuell Erwartungen von vorgesetzter Stelle enttäuscht wurden, schätzte die Verdienste Kochs durchaus. Und so lesen wir in seinem Lebensbericht *Arzt und Wissenschaft* von 1949 nicht nur wissenschaftspsychologische Betrachtungen zur persönlichen „Logik der Forschung" bei Koch. Sondern auch eine explizite, fast hymnische Würdigung der Verdienste Robert Kochs:

„Die Welt sieht in Robert Koch den Führer dieser Zeit und verehrt ihn als Entdecker der Krankheitserreger. In Wirklichkeit reicht sein Verdienst darüber hinaus. Die Entdeckung von Krankheitserregern ist vor ihm schon anderen geglückt, seine schöpferische Tat lag im Aufbau der Methode, durch Verbesserung des Mikroskops und besondere Färbeverfahren die Kleinlebewesen sichtbar zu machen, die in Reinkultur zu züchten und ihre Lebensbedingungen zu verstehen. Manche Krankheitserreger sind nicht von Koch, sondern von anderen nach den Methoden Kochs entdeckt worden, aber es wäre vermessen, diese Schüler damit auf die gleiche Stufe wie Koch zu stellen. Wer den Hammer erfunden hat, sagte Koch einmal, hat mehr geleistet als die Leute, die nachher die Nägel einschlagen." (Jürgens 1949, S. 43 f.)

5.2 Originaltext: Der Weg zu Robert Koch (Jürgens 1949)

> **Über den Originaltext**
>
> Georg Johann Jürgens, Arzt und Professor an der Charité, Berlin, veröffentlichte 1949 seine Lebenserinnerungen nicht zufällig unter dem Titel *Arzt und Wissenschaft. Erkenntnisse eines Lebens* bei Schmorl & von Seefeld Nachfolger, Hannover. Dem Kapitel „Der Weg zu Robert Koch" (S. 46–70) sind die folgenden Auszüge entnommen.

Die Verbesserung der bakteriologischen Technik im Nachweis der Typhusbazillen bestimmte Koch, seinen längst gehegten Plan einer großzügigen Typhusbekämpfung in die Tat umzusetzen. Dazu gebrauchte er vier Mitarbeiter, denen die Aufgabe gestellt war, in einem bestimmten Bezirk möglichst alle Typhuskranken ausfindig zu machen. Bezeichnend für die Einstellung Koch's zu dieser Aufgabe ist es, daß er auf ärztliche Ausbildung dieser Mitarbeiter keinen Wert legte. Einer von ihnen gestand mir freimütig bei der ersten gemeinsamen Krankenuntersuchung, er habe noch niemals einen Typhuskranken gesehen. Wie sollte er seiner Aufgabe gerecht werden? Nach Koch's Auffassung würde die bakteriologische Technik alle Schwierigkeiten der ärztlichen Tätigkeit überbrücken.

Meine Amöben-Untersuchung veranlaßte Koch, mich zur Mitarbeit an dieser epidemiologischen Arbeit aufzufordern. Eines Tages wurde ich ins Ministerium beordert mit der Weisung, falls ich Lust hätte, unter Koch zu arbeiten, ihm meinen Besuch zu machen. Ich überlegte nicht lange und ging hin. Koch teilte mir nun etwa folgendes mit: „Ich habe mir", sagte er ungefähr, „seit langen Jahren Gedanken gemacht über die Entstehung und Ausbreitung des Abdominaltyphus, und ich bin mehr und mehr zu der Überzeugung gekommen, daß der Typhus immer nur von einem Menschen zum anderen übertragen wird. Ich glaube nicht, daß andere Ursachen mitwirken, glaube auch nicht, daß der Typhusbazillus sich außerhalb des Menschen im Wasser, in der Erde oder in Nahrungsmitteln allzulange lebensfähig erhält, sondern er wandert unmittelbar von einem Menschen zum andern. Es ist nicht nötig, daß eine bazilläre Infektion immer in typischer Weise als schwere Erkrankung in Erscheinung tritt, es gibt sehr leichte Erkrankungen, die nur schwer und vielleicht gar nicht erkannt werden können. Solche Menschen machen keinen kranken Eindruck, laufen frei umher und stecken andere an. Ich stelle mir nun vor, daß wir die Ausbreitung des Typhus verhindern können, wenn wir nicht allein die erkennbaren Typhuskranken, sondern auch alle diejenigen, die nur wenig oder gar nicht krank sind, ausfindig machen, sie isolieren und erst dann wieder freigeben, wenn sie bazillenfrei sind. Es ist dies nur eine Idee von mir, Beweise für die Richtigkeit meiner Vorstellung habe ich nicht, und Sie, meinte er, können mir mit Recht antworten, es braucht nicht so zu sein, es kann vielleicht anders sein. Aber lassen Sie bitte vorläufig Ihre Einwendungen beiseite, glauben Sie mir zunächst einmal. Es wird sich von selbst ergeben, ob ich auf richtigem Wege bin. Das Ziel, das ich mir gesteckt habe, läßt sich nur dadurch erreichen, daß in einem bestimmten, nicht allzu stark bevölkerten Gebiet mit möglichst seßhafter Bevölkerung alle Menschen, ob krank oder gesund, auf Typhusbazillen untersucht werden. Die Infizierten werden herausgenommen, und damit muß ich erreichen können, daß der Typhus in diesem Gebiet aufhört, daß er ausgerottet wird.

Die Möglichkeit zur Ausführung dieses Planes ist vorhanden. Wir haben ein Verfahren, das mit großer Sicherheit feststellen kann, ob Typhusbazillen von einem Menschen ausgeschieden werden oder nicht. Ich brauche nur einige Mitarbeiter, die mit Lust und Liebe sich an die Arbeit machen, und ich möchte Sie fragen, ob Sie mitmachen wollen? Ich war selbstverständlich schon von vornherein entschlossen, Koch's Vorschlag anzunehmen, doch er ließ mir gar keine Zeit, ihm zu antworten. Sie werden, fuhr er fort, vielleicht Bedenken haben, und werden Mißerfolge fürchten, aber lassen Sie sich hierdurch bitte nicht abhalten, ich bitte Sie nur, zunächst meinen Ideen zu folgen. Vielleicht 6 Monate. Haben wir solange auf dem Wege, den ich angedeutet habe, zu arbeiten, uns abgemüht, so werden wir sehen, wie die Sache läuft. Haben wir Erfolg, so werden wir auf demselben Wege weiter arbeiten, haben wir keinen Erfolg, so sagen Sie es mir bitte, teilen Sie mir alsdann an der Hand der Tatsachen mit, wo die Erfolge ausgeblieben sind. Wir wollen gemeinsam prüfen, und wenn Sie Recht haben, wollen wir die Idee als falsch anerkennen und von weiteren praktischen Arbeiten absehen."

Koch trug mir diese Gedanken und seinen Plan der Typhusbekämpfung in einfachen Worten in seiner wohlwollenden Art vor in der Erwartung meiner unbedingten Zustimmung. Ich war in meinen Entschließungen ja gar nicht frei, vielmehr von der Medizinalabteilung des Ministeriums abhängig, die über mich verfügen konnte. Koch vermied jede Erwähnung meiner vorgesetzten Behörde, er suchte mich persönlich für sich und seine Ideen zu gewinnen, und diese persönliche Verbundenheit war schon nach seinen ersten Worten hergestellt. Ich war weit entfernt, die Richtigkeit der mir vorgetragenen Ideen ohne weiteres anzuerkennen, ich war viel zu sehr von dem gesetzmäßigen Ablauf der Epidemien überzeugt, der Unterschied von Infekt und Krankheit trat mir deutlich vor die Seele, und es schien mir bedenklich, das Wesen der Infektionskrankheit, wie Koch es tat, als gleichgültig beiseite zu stellen. In meiner Amöbenarbeit hatte ich den Krankheitsbegriff im Virchowschen Sinne im Gegensatz zur Kochschen Auffassung entwickelt, so daß ängstliche Gemüter in der Medizinalabteilung mir nahe legten, hier eine Korrektur vorzunehmen und der herrschenden Kochschen Begriffsbildung Rechnung zu tragen. Ich habe es nicht getan und bin überzeugt, Koch hat hieran gar keinen Anstoß genommen, ihm lag nur daran, mich für sich zu gewinnen, und das konnte ihm nicht schwer fallen. Denn er verlangte keine Arbeit in abgesteckten Grenzen, sondern freie Betätigung zur Erreichung eines in der Idee festgesetzten Zieles. Gerade seine Versicherung, die Erfahrung als Wertmesser dieser Idee gelten zu lassen, schob alle Bedenken zur Seite. Ich verließ das Kochsche Institut in der gehobenen Stimmung, mit allen Kräften auf einem neuen Arbeitsfelde unter der Leitung eines großen Forschers schaffen zu können.

Die Aufgabe, die Koch sich gestellt hatte, bestand in der Klärung der Typhus-Epidemiologie, die in der Grundwasser-Theorie Pettenkofers ein Menschenalter Ärzte und Laien beherrscht hatte, mit der Entwicklung der Bakteriologie aber ins Wanken geriet und bald jeden Glauben verlor. Der Versuch der Kontagionisten, Pettenkofer zu widerlegen, konnte nicht gelingen, doch der Glaube an Pettenkofer war trotzdem bis auf den Grund erschüttert. Nun unternahm es Koch durch einen praktischen Versuch, die Haltlosigkeit Pettenkoferscher Gedanken zu erweisen. Er vermied jeden offenen Angriff auf Pettenkofer, ich habe ihn auch später niemals über Pettenkofer sprechen hören, er ging nur von seinen eigenen Ideen aus und entwickelte daraus seinen Plan der Seuchenbekämpfung.

Um diese Frage praktisch lösen zu können, hatte er eine Summe von 150 000 Mk. bewilligt erhalten, womit er die Typhusbekämpfung in einem bestimmten Gebiet durchführen zu können glaubte. Dieses Gebiet war der Landkreis Trier. Hier waren in letzter Zeit gehäufte Typhuserkrankungen gemeldet worden, und nun wollte er es unternehmen, diesen Erkrankungen nachzugehen, alle versteckten Fälle aufzudecken und die Seuche dadurch auszurotten.

Unter Führung von Prof. Frosch fuhren wir (Conradi, Drigalski und ich) nach Trier, um von hier aus den Landkreis zu bearbeiten. Unser Laboratorium richteten wir im Garnisonlazarett ein, inmitten der Stadt am Moselufer gelegen. Auf den Höhen des jenseitigen Ufers lag eine Kaffeewirtschaft mit einem kleinen, etwas verfallenen Nebengebäude. In diesem kleinen Häuschen mit freiem Blick über die Mosel und die Stadt mietete ich mich ein. Das Lazarett war mittels einer Fähre rasch und bequem zu erreichen. Meine Einquartierung auf luftiger Höhe außerhalb der Stadt fand zunächst die Mißbilligung meiner Arbeitskollegen, die idyllische Lage, die bequeme Verbindung und die Möglichkeit einer guten Verpflegung änderten bald ihre Einstellung, so daß ich sie als Untermieter aufnehmen konnte. Von hier aus ging es über Land, zunächst nach Waldweiler, wo einer von uns sich abwechselnd seßhaft machte, während im Lazarett die Untersuchungen ausgeführt wurden.

Koch hatte von vornherein empfohlen, nicht wahllos jeden Kranken aufzusuchen, sondern eine passende Gelegenheit abzuwarten. Wenn in einem Dorfe der ersten Erkrankung weitere folgten, und nach einiger Zeit Neumeldungen eintrafen, dann dort unsere Arbeit einzusetzen. Ein solches Dorf war Waldweiler im Hochwald des Ruwertales. Familienmitglieder und Nachbarn der Erkrankten wurden untersucht in der Absicht, Kranke und Infizierte in einer außerhalb des Dorfes aufgestellten Baracke zu isolieren. Das hatte ein klägliches Ergebnis. Die gemeldeten Kranken waren gewöhnlich schon in der Genesung und glaubten ihre Gesundung zu Hause abwarten zu können; die Infizierten wollten ebensowenig aus dem Hause, weil sie nicht krank waren. Sie meinten, sie selbst wüßten es besser, ob sie gesund oder krank seien. Da die Bazillen sie nicht krank gemacht hätten, sei der Nachweis ihnen gleichgültig. Aus diesen Worten sprach ein gesunder Menschenverstand, der sich jeder angeblichen Aufklärung durch die Wissenschaft unzugänglich zeigt und sich schließlich auch durchsetzt.

Unsere Arbeit zur Durchführung der Kochschen Idee war also nicht sehr ermunternd, wir hatten Mühe, das Vertrauen zur Sache bei den Kreisärzten lebendig zu halten. Sie hatten sich den mit so großem Aufwand vorbereiteten Angriff auf die Seuche anders gedacht. Der Regierungspräsident hatte für die Kranken, die wir aus dem verseuchten Bezirk herausholen wollten, eine Kiste Wein geschickt, aber die Baracke stand leer. Den später eingelieferten Kindern konnten wir den Wein nicht vorsetzen, eine Rücksendung wäre unhöflich gewesen, es blieb uns daher kein anderer Weg, als den Wein ad usum proprium[2] zu verwenden. Der Landrat hatte in richtigem Verständnis für unsere Einsamkeit im Hochwald von vornherein eine Kiste zum eigenen Gebrauch geschickt. Aber die Baracke mußte in Betrieb genommen werden. Es gelang schließlich, einige Einwohner, meist Kinder und Jugendliche, aufzunehmen. Bakteriologisch Negative wurden wieder entlassen, und da im Sommer keine Neuerkrankungen auftraten, beeilten wir uns, unsere Arbeit als abgeschlossen zu erklären.

Der Versuch, ein bestimmtes Gebiet bazillenfrei zu machen, war mißglückt, denn auch der letzte festgestellte Bazillenträger war ja nicht der letzte Infektionsherd im Dorfe, er wurde erst abgesondert, als er schon Keime ausgestreut hatte. Der Zufall wollte es, daß nach Abschluß unserer Tätigkeit noch eine Erkrankung mit einem Rückfall auftrat. Trotz dieser Infektionsquellen hörte die Epidemie auf. In den Nachbardörfern waren den vereinzelten Typhuserkrankungen überhaupt keine Neuerkrankungen gefolgt, nur in dem örtlich begrenzten Bezirk von Waldweiler hatten sich die ersten Erkrankungen zu einer kleinen Epidemie entwickelt, um nach kurzer Zeit zu erlöschen. [...]

In den Besprechungen beschränkte Koch sich insbesondere auf solche Begebenheiten, die seiner Theorie angepaßt waren. Gegenbeispiele liebte er nicht, sie wurden mit recht absonderlicher und spitzfindiger Begründung zu widerlegen versucht. Dahin gehörten z. B. Typhuserkrankungen in einem katholischen Erziehungsinstitut. Der Typhus war von einem Schüler auf einen anderen übergegangen, der am entgegengesetzten Ende der Mittagstafel seinen Platz hatte. Persönliche Beziehungen zwischen den beiden waren nicht vorhanden, bei der strengen Hausordnung konnten unmittelbare Berührungen sicher ausgeschlossen werden, nur beim Mittagessen saßen die

---

[2] Anm. HB: zum Eigengebrauch.

beiden an einer etwa 6 Meter langen gemeinsamen Tafel, im Kochschen Sinne wurden zunächst Zwischenträger vermutet, und an diesem Beispiel hoffte Frosch die Richtigkeit der Koch'schen Idee in anschaulicher Weise nach weisen zu können. Doch alle Mühe war vergebens die Untersuchungen blieben negativ, der Infektionsweg von einem zum anderen Ende des Tisches blieb ungeklärt. Nur ein Gegenstand stand auf dem Tisch, der möglicherweise von beiden berührt sein konnte, das war die Wasserflasche. Koch meinte nun, es sei zweifellos denkbar, daß die Flasche beim Herumreichen von dem zu zweit Erkrankten gerade an der Stelle angefaßt worden sei, wo die Hand des ersten Kranken gelegen hätte, so sei der unmittelbare Kontakt ohne Zwischenträger wohl erklärbar. Diese Spitzfindigkeit wollte mir nicht behagen. Man hätte dieses Beispiel als ungeklärt oder als ungeeignet beiseite lassen können, wenn die Beweisführung im übrigen einigermaßen stimmte. Aber das war es eben, sie stimmte nirgends, und über die Unzulänglichkeiten im einzelnen sollte die Möglichkeit eines Kontaktes hinwegtäuschen, die in manchmal recht absonderlichen Beispielen immer wieder geltend gemacht wurde. Hier lag der Fehler des Unternehmens: Es wurde mit denkbaren Möglichkeiten gerechnet anstatt mit naheliegenden, der Erfahrung entnommenen Wahrscheinlichkeiten.

Ich gewann bald die Überzeugung, daß es Koch gar nicht um eine Beweisführung zu tun war, sondern um ein in praktisch durchgeführten Untersuchungen gewonnenes Material, das er zur Stütze seiner Theorie vorlegen konnte. Die Untersuchungen sollten, so hatte er mir in eindringlichen Worten dargelegt, als Prüfung seiner Idee der Seuchenbekämpfung dienen, in Wirklichkeit glaubte er, eine auf praktischer Erfahrung beruhende Prüfung entbehren zu können, gebrauchte sie aber trotzdem, um sie als Beleg für die Richtigkeit seiner Theorie zu verwerten. Die Tatsachen, die sich dem unbefangenen Beobachter in Waldweiler darboten, mußten das Unternehmen als aussichtslos erscheinen lassen. Koch war nach wie vor von der Richtigkeit seiner Idee überzeugt, er achtete die Tatsachen nicht und ließ nur das von den Beobachtungen und gesammelten Erfahrungen gelten, was seiner Idee angepaßt werden konnte. Er deutete das Ergebnis in seinem Sinne: In den Walddörfern um Waldweiler sei im Beginn des Jahres eine kleine Epidemie aufgetreten, den ersten schweren Erkrankungen (den gemeldeten) seien ein paar Dutzend gefolgt, die nicht durch die Ärzte, sondern durch bakteriologische Untersuchungen erkannt worden seien (das waren die Bazillenträger), im Hochsommer sei die Epidemie erloschen und das Gebiet saniert gewesen. Die letzte, der Sanierung folgende Erkrankung vergaß er zu erwähnen. Durch diese scheinbare Übereinstimmung seiner Theorie mit der Erfahrung schaltete Koch von vornherein jeden Widerspruch aus; er hatte nicht die

Tatsachen zur Prüfung seiner Theorie herangezogen, sondern nur das aus den Beobachtungen herausgenommen, was seine Theorie zu stützen geeignet war. Die jeder Typhusepidemie eigene Erscheinung, in ihrem Verlaufe sich auf Ort und Zeit zu beschränken, wurde als Folge der Infektfeststellung und Absonderung der Keimträger gedeutet. […]

Dazu kommt noch ein anderes. Koch war ein ausgezeichneter Organisator. Tagtägliche Tagegelder neben der laufenden Besoldung steigern die Arbeitsfreudigkeit ungemein und machen im Urteil über die Zweckmäßigkeit eines vorzeitigen Abbruches des Unternehmens sehr vorsichtig. Reisekosten helfen zudem über die Unbequemlichkeiten der Überlandfahrten hinweg, und Kilometergelder beschleunigen den Schritt auf staubigen Landstraßen eines ausgedehnten Landkreises.

Inzwischen war es Herbst geworden. Meine Einwände fanden keine Billigung, und um keine Unsicherheit im Urteil aufkommen zu lassen, wurden die Berichte ohne meine Mitwirkung abgefaßt und ohne meine Unterschrift nach Berlin geschickt.

6

Atoxyl in Afrika

6.1 Exzesse der Kolonialmedizin: Concentration Camps mit „Arsen-Behandlung" in Ostafrika

> „Bei uns zu Hause ist nun schon so gründlich aufgearbeitet und die Concurrenz eine so gewaltige, daß es sich wirklich nicht mehr lohnt, dort zu forschen. Hier draußen aber, da liegt noch das Gold der Wissenschaft auf der Straße. [...] Am liebsten bliebe ich noch Jahre hier."
> Robert Koch, Brief vom 10.10.1903 aus Bulawayo (Möllers 1950, S. 272)

Ein zentrales Kapitel in jeder Robert-Koch-Biografie sind die vielen Forschungsreisen, die Robert Koch nach Ägypten, Indien, Schwarzafrika und Südostasien führten (vgl. Heymann 1932, 1997; Möllers 1950, Gradmann 2005, Grüntzig & Mehlhorn 2010). Hinzu kommen zahllose innereuropäische Reisen zu Kongressen, als Gutachter oder als Urlauber nach Frankreich, Italien, England und die Reisen, die wegen Ehrungen und Einladungen unternommen wurden: ins Weiße Haus nach Washington, zum japanischen Kaiser in Tokio oder zur Nobelpreis-Verleihung nach Stockholm.

Die ausgedehnte internationale Reisetätigkeit brachte Robert Koch damals den Ruhm eines Weltbürgers und Forschungstausendsassas ein. Entsprechend wurden sie auch medial, teilweise mit täglichen Sachstandsberichten in den großen Zeitungen, vermarktet. Aus heutiger Sicht scheint indessen eine weniger euphemistische Betrachtungsweise angemessen, für die insbesondere der Heidelberger Medizinhistoriker Prof. Dr. Wolfgang U.

Eckart (1952–2021) steht. Er hat 1997 als Resultat langjähriger Studien in einer über 600-seitigen, „monumentalen, aus einer großen Zahl von Archiven des In- und Auslands schöpfenden historischen Darstellung mit einer erdrückenden Fülle von Quellenbelegen" – so Robert Jütte (1998) in einer Rezension im *Deutschen Ärzteblatt* – den Grundstock für eine kritische Neubewertung der Kolonialmedizin in Deutschland gelegt. Eckart gebührt das Verdienst, erstmals eine umfassende Studie zu „Medizin und Kolonialimperialismus" (1997) in Deutschland vorgelegt und darin Robert Koch einen eigenen Abschnitt gewidmet zu haben. Jenseits des Klischees vom Urwalddoktor in Lambarene der 1950er- und 1960er-Jahre und jenseits des heroischen Glanzes der furchtlosen Abenteurer, die traditionell das Bild der deutschen Kolonialmedizin geprägt hatten, liefert Eckart eine ernüchternde Bestandsaufnahme. Wo die Tropenmedizin lange als Domäne selbstloser und entbehrungsreicher Kämpfe gegen Tsetse-Fliegen, blutsaugende Moskitos und dämonische Medizinmänner galt, versucht Eckart die weniger romantische Realität zu rekonstruieren, in der die Kolonialherren und die abergläubischen Eingeborenen vor schlimmen Krankheiten und Seuchen geschützt werden sollten: Wissenschaftlich ehrgeizige „Ärzte einer bakteriologisch erfolgreichen Nation nutzten ihre Chance und experimentierten mit gefährlichen neuen Medikamenten in den Schlafkrankheits-‚Konzentrationslagern' und Lepraasylen in Togo, Kamerun und Deutsch-Ostafrika. Therapieverweigerer bestraften sie selbst unnachgiebig mit dem Tauende." (Eckart 1997, S. 9 f.).

Dass Eckart hier den in Deutschland mit einer ganz besonderen Bedeutung versehenen Begriff des Konzentrationslagers verwendet, wenngleich in Anführungszeichen gesetzt, mag man als gezielte Übertreibung werten – ganz falsch ist es nicht. Die Engländer hatten die Technik der „concentration camps" erfunden, um im Burenkrieg ihre widerspenstigen Gegner besser zu kontrollieren. Dort gab es keine systematische industrielle Vernichtung, wie sie später die KZs des deutschen Nationalsozialismus kennzeichnete – aber eben eine zwangsweise Separation und gefängnisartige Unterbringung in Lagern von bestimmten, als gefährlich eingestuften Bevölkerungsteilen, unabhängig von jeder konkreten Straftat oder Kampfhandlung. Und genau in diesem Sinne propagierte auch Robert Koch seine Idee der Konzentrationslager für Schlafkrankheits-Verdachtsfälle und Koch verwendete auch selbst den Begriff der „concentration camps" als seuchenhygienisch aus seiner Sicht wichtige Eindämmungsmaßnahme.

Der Kollateralnutzen der kolonialen Seuchenjagd

Robert Koch war vielleicht der international renommierteste der bakteriologisch orientierten weißen Medizinmänner, weshalb er auch nicht nur im eigenen Interesse, sondern auch im Auftrag der deutschen, wie auch ausländischer Regierungen, etwa der französischen oder der englischen, immer wieder zu Forschungseinsätzen nach Südeuropa, oder in die Kolonien nach Afrika, Indien oder Südostasien gerufen wurde. Robert Koch konnte bei diesen Auslandseinsätzen in südlichen Gefilden gleich mehrere Vorlieben unter einen Hut bringen: Er konnte seiner unbestreitbar gegebenen Forschungsleidenschaft mit Mikroskopieren, Analysieren, Registrieren, Dokumentieren, Publizieren frönen. Und er weilte in den warmen Klimaregionen, wo er sich am wohlsten fühlte. Schließlich wurde Koch als internationale Berühmtheit überall eingeladen, bewirtet und hofiert. Oft auch zusammen mit seiner zweiten Frau Hedwig logierte er in den besten Hotels am Platze oder auch im eigens für ihn geräumten Herrenhaus des Kolonialstatthalters. Koch genoss weltweites Renommée, was daran deutlich wird, dass ihm z. B. auf Seereisen regelmäßig ein Platz an der Seite des Kapitäns im Speisesaal zugewiesen wurde, sobald dieser von seinem berühmten Passagier Kenntnis erhielt. Angekommen im deutschen Militärstützpunkt Muanza, heute in Tansania gelegen, bezieht Koch im Frühjahr 1906 mit Gattin die Villa des Kommandanten auf dem Berg, während letzterer sich für die Dauer der Einquartierung eine andere Unterkunft sucht (Kleine 1949, S. 40). Als die Expedition von Tanga per Eisenbahn zur Station Amani fährt, wird Koch mit Gattin „im Hause des abwesenden Geheimrats Stuhlmann" einquartiert. Koch war sich seines Status als globaler Held der Wissenschaft durchaus bewusst, wenn er etwa zur Tatsache, dass er auf demselben Dampfer wie Kolonialstaatssekretär Bernhard Dernburg (1865–1937) von Mombasa nach Europa zurückfahre, erwidert: „Ja, er wird mit mir auf demselben Dampfer fahren." (Klcinc 1949, 44).

Dabei scheint Koch nicht besonders an der Ansammlung materieller Annehmlichkeiten oder Güter interessiert gewesen zu sein – im Gegenteil, er verbrachte auch als Nobelpreisträger immer wieder Monate unter primitivsten Bedingungen. In einem Brief von den Sese-Inseln vom 27. November 1906 berichtet der über 60-jährige Koch einem Mitarbeiter – und es gibt keine Anhaltspunkte, die Schilderung in Zweifel zu ziehen:

> „Soweit wäre es recht schön, aber im übrigen befinde ich mich in nicht gerade angenehmer Lage. Ich wohne in einer Grashütte, die mein Zelt einschließt, in fortwährendem Kampf mit Moskitos und Ameisen. Die Verpflegung ist jämmerlich. Ziegenfleisch, Hühner und gedämpfte Bananen bilden den Grund-

stock, aber in welcher Zubereitung! Ich kann schon viel vertragen, aber das geht auch über meine Nerven. Beschreiben will ich das lieber nicht, weil Ihnen sonst in der Erinnerung schlecht werden könnte. Den ganzen Tag wird gearbeitet. Jeder still für sich [...] Glücklicherweise kann ich auch ohne Geselligkeit auskommen, und so lebe ich denn hier wie ein richtiger Einsiedler in der Grashütte bei Ziegenfleisch und Bananen. Es fehlt nur noch das Glöckchen an der Hütte, und der Eremit ist fertig [...]" (Möllers 1950, S. 321)

Koch hatte auch Gefallen gefunden an ausgedehnten Jagdausflügen, bei denen mal auf Großwild, mal auf Krokodile, mal auf Vögel oder anderes Getier geschossen wurde. Manchmal für wissenschaftliche Zwecke, manchmal, um die Speisekarte zu bereichern – oft aber auch nur zum Spaß. Koch hatte von sich in jüngeren Jahren zunächst keine hohe Meinung als Gewehrschütze. So erfahren wir etwa (Möllers 1950, S. 225 ff.), dass Kochs Mitarbeiter Gaffky ihn im November 1894 zur Jagd einlud, was Koch zunächst nur zögernd beantwortete, weil er keine Erfahrungen mit der Jagd hatte: „Ich fürchte, daß ich nichts treffen, aber alles Wild verjagen werde." Im Nachhinein allerdings äußerte sich Koch in einem Brief vom 03.12.1894 doch sehr begeistert über das „für mich so seltene Jagdvergnügen" und die beiden geschossenen Hasen, die „ganz vortrefflich geschmeckt" hätten. Erneut am 21.12.1894 kommt Koch darauf zu sprechen und wünscht sich von Gaffky, „wenn die Büchse lustig knallt oder wenn Sie am Waldesrand beim Frühstück sitzen, dann denken Sie auch einmal an mich, der so gern dabei wäre" (ebd. S. 226).

Robert Koch im Jagdfieber

Auf seinen Afrika-Expeditionen hatte Koch dann oft Gelegenheit, seiner Jagdleidenschaft zu frönen. So war er etwa vom 28. Juli bis zum 30. September 1907 unterwegs auf dem Victoria-See in Begleitung eines Sanitätsfeldwebels. Die offizielle Begründung waren Patientenbesuche. Gradmann allerdings spricht von einer „sonderbaren Inspektionsreise", denn die Hauptbeschäftigung scheint das Auflauern und Abschießen von Jagdbeute gewesen zu sein:

> „Die beiden schossen praktisch auf alles, was sich bewegte, von Flußpferden bis zu Krokodilen, von Reihern bis zu Adlern." (Gradmann 2005, S. 333)

Kochs Cousin Robert Biewend, der mit ihm in Clausthal aufwuchs und in der *Deutschen Revue* seine Erinnerungen an die gemeinsam verbrachte Kindheit und Jugend vor dem Leser ausbreitete (vgl. Kap. 10), berichtet von mindestens für uns heute seltsam klingenden Beschäftigungen. Der damals natürlich für alle noch sehr viel selbstverständlichere Umgang mit Tieren, seien es Haus- oder Nutztiere, kleine oder große Tiere von Feld, Wald und Wiese oder auch Mäuse- und Rattenplagen, nahm bei Koch einen Charakter an, aus dem einerseits Forschergeist und Experimentierlust sprachen, – andererseits aber Tiere auch sorglos oder sogar lustvoll gequält wurden. Vor dem Hintergrund der später von seiner zweiten Ehefrau Hedwig berichteten qualvollen Tierexperimente (s. u.), verdienen diese Schilderungen eventuell eine besondere Aufmerksamkeit:

„Dazu richtete sich Robert Koch ein Aquarium ein, welches mit Pflanzen, Fischen, Amphibien etc. versehen ward. Zahlreiche lebende Singvögel aus den Wäldern des Harzes kamen hinzu, Mäuse wurden gefangen und gezähmt, Tiere aller Art wurden getötet, um sie ihres Felles zu berauben. Das Abhäuten derselben, namentlich der Feldmäuse, Maulwürfe und Katzen, ließ Robert Koch sich nicht nehmen. Die Katzen waren seine besonderen Feinde, da sie in dem unter seiner Obhut befindlichen Federvieh sowie den Singvögeln des Gartens arge Verwüstungen anrichteten. Dazu kam, daß ein jüngerer Bruder, im Begriffe ein von der Katze davongetragenes, ängstlich schreiendes Küken zu erretten, beim Überspringen des Gartenzaunes den Arm brach. Jetzt ward den immer mehr überhandnehmenden, meist herrenlosen Katzen blutige Rache geschworen. Es wurde eine Falle gebaut, welche heimlich – der Vater durfte von diesem Feldzuge gegen die Katzen nichts wissen – im Gebüsche des Gartens Aufstellung fand. Die lebend gefangenen Katzen ließen wir – Robert Koch und der ihm gleichaltrige Verfasser – in einen Sack gleiten, welcher sofort zugebunden ward.

Vorsichtig ward der Kopf der Katze in eine Ecke des Sackes gebracht, dann die Schlinge des Strickes darüber geworfen, und in wenigen Minuten war das Tier stranguliert. Nun erst zeigte sich, beim Öffnen des Sackes, wie das gefangene Tier aussah; zur Beruhigung unseres Gewissens fanden wir jedoch unter zwölf hintereinander gefangenen Katzen nicht eine, welche uns als einem der Nachbarn gehörig bekannt gewesen wäre. Die Tiere wurden noch warm abgehäutet, die Felle dem Gerber übergeben und schließlich in Gestalt einer daraus gefertigten warmen Pelzjacke der Mutter zu Weihnachten geschenkt. Aus einer der Katzen versuchte Robert Koch ein Skelett herzustellen; sie wurde zu dem Zwecke ausgenommen und gekocht; natürlich konnten wir es uns nicht versagen, das köstlich duftende Fleisch des Dachhasen auf seine Schmackhaftigkeit zu prüfen." (Biewend 1891, S. 183)

Weiter ist dann noch von am Spieß gebratenen Froschschenkeln, von gebratenen Heuschrecken und Maikäfern die Rede, sowie von Raupen, Schmetterlingen und Käfern, die „den Sammlungen einverleibt" wurden. Hedwig Koch, seine zweite Frau, fand dann selbst in den glücklichen Anfangsjahren ihrer Ehe manches an Kochs Verhalten, gerade wenn es um Tiere ging, merkwürdig (vgl. den Abschnitt zu Tierversuchen in Kap. 4):

„Oder er vergnügte sich seltsamerweise damit, alle kleinen Vögel, die in unseren Garten kamen, mit der Vogelflinte totzuschiessen, und lud sich zu diesem Vergnügen manchmal sogar noch Gäste ein." (Koch 2023, S. 27)

Jenseits des bakteriologischen Reduktionismus

In Eckarts Pionierarbeit schimmert es zwar schon durch – aber es ist noch nicht klar erkennbar: Man könnte eine noch strengere Bewertung der „Erfolge" der Kolonialmedizin vornehmen. Eckart umkreist die medizinethisch und kolonialhistorisch problematischen Aspekte in Kochs Afrika-Aktivitäten. Wer zum Schulterschluss zwischen Militär, Wirtschaft und Medizinern Anschauungsmaterial sucht, wird hier fündig. Ärzte als Truppenkommandanten gegen widerständige Einheimische in Ostafrika:

„Aufständische wurden durch zahlenmäßig kleine Patrouillen, die zum Teil unter dem Kommando von Stabsärzten standen, gesucht, gejagt, eingekesselt und vernichtet. Dörfer wurden niedergebrannt, Vorräte konfisziert oder unbrauchbar gemacht." (Eckart 1997, S. 311)

Aber zentrale bakteriologische Grundannahmen, auf denen Kochs Seuchenjagd aufbaut, werden nicht weiter problematisiert – obwohl „Sollbruchstellen" durchaus durchschimmern. Zwei komplementäre Aspekte, die hier eine Rolle spielen könnten, seien kurz angesprochen:

Punkt eins ist die immer wieder zu beobachtende Dramatisierung der sog. Seuchenproblematik. Immer wieder schafft es Koch, sich interessante Forschungsaufträge zur Bekämpfung von ganz gefährlich die Kolonien und vor allem die Kolonialisten und die dortigen Arbeitskräfte bedrohenden Infektionskrankheiten zu sichern. Dafür malt er die Seuchengefahr in drastischen Farben und nennt jeweils dramatisch hohe Zahlen von Fällen und Toten. Ein ums andere Mal zeigt sich vor Ort: Die Seuche, die so viel beschworen wurde, ist dort gar nicht anzutreffen – oder eigentlich harmlos! Schon die Cholera-Expedition, zu der Koch 1883 nach Ägypten aufgebrochen war, erwies sich als Fehlschlag. In einem Brief vom 18. September 1883 klagt Robert Koch: „Die Cholera hat in Alexandrien fast ganz aufgehört und wird wohl sehr bald erloschen sein." (Nach Möllers 1950, S. 138 f.). Koch brach die Expedition ab bzw. erhielt weitere Mittel, um seine Seuchenjagd in Indien fortzusetzen. In Ostafrika 1906 dasselbe Problem: Am 30.07.1906 berichtet Koch in einem Brief, dass er bisher vergeblich auf der Suche nach der Schlafkrankheit sei:

„Und in diesem Ort, wo es von tropischen Krankheiten wimmelt, fehlt gerade die, auf welche ich meine Hoffnung gesetzt hatte, die Schlafkrankheit." (Grüntzig & Mehlhorn 2010, S. 651)

Bei den 1500–2000 Toten, über die im deutschen Kolonialgebiet Muanza berichtet worden war, schien es sich um ein Phantom zu handeln. Die Epidemie bestand „in ihrem angenommenen Ausmaß nicht in der Realität, sondern nur fiktiv auf dem Papier" (Hüntelmann 2011, S. 167). Nachdem Koch mit seiner Expedition dort angekommen war, wo etwa 20.000 Schwarze und 40 Deutsche lebten, untersuchte er 2000 Menschen auf Drüsenschwellungen. Vergeblich. Auch weitere Erkundigungsfahrten entlang des Ufers des Victoria-Sees und auf vorgelagerte Inseln blieben erfolglos: „Es gab also in der Umgegend von Muanza die Seuche nicht." (Kleine 1949, S. 41). Gradmann (2005, S. 314) spricht von einer Seuchenbedrohung, „die so sorgfältig inszeniert worden war, um die Expedition zu ermöglichen," und vom „Papiertiger, der nur in Berlin existiert hatte, vor Ort aber unauffindbar blieb" (S. 315).

Man fragt sich: Wie konnte das passieren? Dass die so dramatisch beschworene Menschheitsgefahr sich auflöst, bevor der Retter der Menschheit überhaupt auf dem Schlachtfeld erscheint? Selten hat Robert Koch seine Doppelstrategie so unverblümt formuliert wie im Falle seiner Indienreise mit der deutschen „Pestkommission" im Jahr 1897:

„Vor der Pest habe ich damals jeden Respekt verloren. [...] Es ist nur gut, dass der Schrecken vor ihr in Europa so groß ist, sonst würden uns die Behörden noch weniger bewilligen." (Zit. nach: Drigalski 1948, S. 187)

Auch das Ausmaß der „Seuchenzüge" früherer Jahrhunderte, an deren dramatischer Ausschmückung Legionen von Historiografen und Autoren von bestsellerverdächtigen Seuchengeschichtswerken gearbeitet haben, scheint gelegentlich fantasievoll übertrieben. Schon 1882 konstatiert Dr. Robert Hoeniger (1855–1929), dass die „landläufige Annahme", dass der sogenannte schwarze Tod bis 1350 in ganz Europa eine pandemische Verbreitung gefunden habe, von „ruhigeren Beobachtern" nicht bestätigt würde (1882, S. 27 f.). Denn er findet zahlreiche Chroniken und Berichte von Geschichtsschreibern vieler Regionen über den betreffenden Zeitraum, die von der Pest rein gar nichts wissen. Immer wieder wundert sich Hoeniger: „Von der Pest ist kein Wort erwähnt." Um dann ironisch zu kommentieren:

„Nach Böhmen, Schlesien und Polen hat lediglich die spätere Geschichtsschreibung die Pest eingeschleppt." (Ebd. S. 31)

Einerseits sind also Zweifel am Ausmaß der Seuchengefahr berechtigt, weil es durchaus nachvollziehbare Gründe auf der Seite der Seuchenjäger gibt, die Gefahren zu überhöhen. Koch liefert hier reichlich Anschauungsmaterial. Andererseits darf man, ja muss man im Lichte der überlieferten Berichte die tatsächlichen Erfolge mit einem großen Fragezeichen versehen. In der Kolonialmedizin beginnt das schon damit, dass die Eingeborenen immer wieder von den vermeintlichen Segnungen der Kolonialmedizin mit Geschenken „überzeugt", d. h., bestochen werden müssen und wo dies nicht ausreicht, auch mit Gewalt zu den schmerzhaften und sichtbar schädlichen „Behandlungen" gezwungen werden. Auch das kann man bei Eckart lesen. Zur Pockenimpfkampagne berichtet er, dass die Afrikaner anfangs begeistert gekommen wären und stolz auf ihre Impfbescheinigungen gewesen seien. Allerdings schien die Begeisterung nicht lange angehalten zu haben (Eckart 1997, S. 147 ff.). Eckart sieht das Fortbestehen der Pockenerkrankungen trotz Impfung dann aber ausschließlich in technischen Problemen begründet: zu wenig Impfstoff, fehlende Kühlung, unsachgemäße Verabreichung usw. Unwillige Eingeborene sind ein weiteres Hindernis, weshalb Widerstand der Bevölkerung mit Strafen (10 Mark oder Haft bis zu 4 Wochen) begegnet wurde. Indessen: Selbst Gebiete, die sehr energisch durchgeimpft worden waren, wiesen hohe Todesfallzahlen auf. Eigentlich – so Eckart – hätten die „Zusammenhänge zwischen Impftätigkeit und gesteigertem Auftreten von Pockenerkrankungen" nachdenklich stimmen müssen. Während die weißen Mediziner eine solche Nachdenklichkeit vermissen lassen, wurde man immerhin im fernen Berlin nachdenklich: Am 21.09.1911 schließlich „verfügte der Gouverneur Brückner den sofortigen Stop aller Impfaktionen" (ebd. S. 149).

Was hier über die fehlenden Erfolge, ja die kontraproduktiven Auswirkungen des Pockenimpfprogramms – ohne Kochs Beteiligung – berichtet wurde, stellt sich bei Kochs Schlafkrankheitskampagne ähnlich dar: „Als Erfolg kann die Schlafkrankheitsexpedition Kochs wohl kaum gewertet werden", hält Eckart (s. Abschn. 6.2) fest. Und bei Isobe (2009, S. 93 ff.) finden wir zahlreiche Hinweise darauf, dass die in Afrika nach Kochs Empfehlungen auch nach seiner Abreise weiter arbeitenden Ärzte jede Menge „Misstrauen in die Heilwirkung dieses Mittels" äußerten. Verschiedene „Lagerärzte" (namentlich genannt: Eckard, Breuer, Feldmann, Kudicke) stellen bestenfalls zeitweise symptomatische Besserungen durch die Atoxyl-Behandlungen – aber keine „definitiven" Heilungen fest.

6.2 Originaltext: Schlafkrankheit – Robert Koch in Afrika (Eckart 1997)

> **Über den Originaltext**
>
> Der hier gekürzt wiedergegebene Text ist ein Unterkapitel (S. 340–349) der monumentalen Studie *Medizin und Kolonialimperialismus. Deutschland 1884–1945* des Medizinhistorikers Prof. Dr. med. Wolfgang U. Eckart im Verlag Ferdinand Schöningh aus dem Jahr 1997.

Die berechtigte Sorge, daß die Schlafkrankheit wohl kaum an „den Grenzen des deutschen Schutzgebietes Halt" machen werde, aber auch die Option, dass „deutsche Wissenschaft [...] bei dem allseitig aufgenommenen Kampf gegen die Schlafkrankheit [...] nicht zurück bleiben" dürfe, veranlasste die Kolonialabteilung des Auswärtigen Amtes, den Preußischen Minister der Geistlichen, Unterrichts- und Medizinalangelegenheiten sowie den Reichsgesundheitsrat im Jahre 1906 eine eigene Expedition zur Erforschung der Schlafkrankheit nach Deutsch-Ostafrika zu entsenden. Die Expedition sollte unter Leitung von Robert Koch stehen und ausschließlich der Schlafkrankheit gewidmet sein; [...]

Nicht ohne die tropenmedizinischen Forschungsergebnisse des Vorjahrs am 31. Januar vor überfülltem Auditorium der *Berliner medizinischen Gesellschaft und* am 7. März in der *Kaiser Wilhelms-Akademie* in Anwesenheit des Kaisers und des Kriegsministers der Sanitätsführung des Reiches vorgetragen zu haben, trat Koch zusammen mit Ehefrau Hedwig Ende März 1906 seine dritte Reise von Hamburg aus nach Deutsch-Ostafrika an und erreichte das Schutzgebiet nach fast 60-tägiger Seereise Ende Mai. Begleitet wurde er von seinem langjährigen Mitarbeiter, dem Königl. Preuss. Oberarzt Friedrich Karl Kleine,[1] Regierungsrat (Kaiserl. Gesundheitsamt) Max Beck, Sanitätsrat Libbertz – einem alten Studienfreund – sowie in Deutsch-Ostafrika von

---
[1] Anm. im Original: 14.05.1869–22.03.1951 [...]

den Schutztruppenstabsärzten Robert Kudicke und Otto Panse nebst Sanitätsfeldwebel Sacher. Um die Epidemiologie, vor allem aber die Therapiemöglichkeiten der Schlafkrankheit umfassend erforschen zu können, mußte zunächst ein – möglichst großer – Seuchenherd gefunden werden, was gar nicht so einfach war. Der beschwerliche Expeditionsweg führte von Tanga über das Ostusambaragebirge nach Muansa, am Südufer des Victoria-Sees und schließlich auf die britisch-ostafrikanischen Sese-Inseln (Uganda-Gebiet), wo in wenigen Jahren mehr als 20.000 Menschen – annähernd zwei Drittel der Inselbevölkerung – der Schlafkrankheit zum Opfer gefallen waren. Nach Vorgesprächen mit dem englischen Gouverneur, die Koch zusammen mit Otto Panse Anfang August geführt hatte, war der Expedition die Erlaubnis erteilt worden, auf der kleinen Inselgruppe nahe Entebbe ihr Forschungslager einzurichten. Da die Ätiologie der Krankheit durch englische Forscher und der Wirtszyklus der Parasiten durch ihn selbst bereits weitgehend geklärt war, ging es Koch nun vor allem darum, eine wirksame Therapie der Schlafkrankheit zu entwickeln, darüber hinaus aber auch, nach geeigneten Möglichkeiten der Isolierung Erkrankter zu suchen. Auf den Inseln eingetroffen, nahm die Expedition ihre Arbeit mit großem Engagement auf. Friedrich Karl Kleine erinnert sich 1949: „Mikroskopiert wurde in zwei großen vom deutschen Gouvernement in Daressalam entliehenen sog. Landmesserzelten. Gegenüber lag die geräumige, grasbedeckte Behandlungsstelle für die Kranken, in der Feldwebel Sacher die Listen führte, und den Patienten eine große auf Holz geschriebene Nummer um den Hals hing. Ich machte die Drüsenpunktionen, Blutpräparate und Atoxylinjektionen. Die Kranken, die nicht auf der Insel selbst ansässig waren, bauten sich ihre Hütten in der Nähe unseres Lagers. [...]"

Täglich wurden schließlich mehr als 1000 Patienten untersucht und mit dem organischen Arsenpräparat Atoxyl behandelt, das bald in „möglichst großen Quantitäten" bei der Lanolinfabrik Martinikenfelde *(Vereinigte chemische Werke Charlottenburg)* nachbestellt werden mußte, denn Koch ging nicht sparsam mit der nicht ungefährlichen Lösung um, wie Kleine berichtet. Koch injizierte „nicht in der Art, wie die Kliniker Arsen zu geben pflegten, d. h. in vorsichtig allmählich ansteigenden Dosen, sondern er gab an zwei aufeinanderfolgenden Tagen jedesmal 0,5 g subkutan in bestimmten Intervallen". Tatsächlich war die kurzfristige klinische Besserung der Krankheitssymptome verblüffend gut, aus epidemiologischer Sicht wäre allerdings eine vollständige oder doch zumindest längerfristige Beseitigung der Parasiten im Blut wichtiger gewesen. Ein solcher Effekt freilich war wegen der Toxizität des Präparates nicht zu erreichen, wie Koch bei einer Steigerung der Dosis auf 1 g Atoxyl, gespritzt in Intervallen von 7 bis 10 Tagen, feststellen mußte: „Nicht wenige Kranke entzogen sich sehr bald dieser stärkeren Behandlung", die schmerzhaft war und auch Schwindelgefühle, Übelkeit und Koliken hervorrief. Als schließlich „bei einigen Kranken" sogar irreversible Erblindungen auftraten, habe man „sofort mit der starken Behandlung aufgehört" und sei „wieder zu den früheren Halbgrammdosen übergegangen". Neben Atoxyl wurden auch andere Präparate „geprüft", so etwa arsenige Säure in Form des Natrium arsenicosum oder die schwächer arsenhaltigen Präparate Nucleogen der Firma *H. Rosenberg* (Berlin) und Arsenferratin von *G. F. Boehringer u. S.* (Mannheim). Bei der subkutanen Verabreichung der Farbstoffe Trypanrot, von dem Paul Ehrlich die Gruppe mit einem „ausreichenden Vorrat" versorgt hatte, und Afridolblau (Dichlorbenzidin) aus der Farbenfabrik von *Fr. Bayer* in Elberfeld traten so starke Schmerzen auf, daß sich eine Wiederholung der Injektionen bei dem angetroffenen „Krankenmaterial" nicht ausführen ließ. –

Offensichtlich genoß Koch besonders in den ersten Monaten die ungestörten Forschungsbedingungen auf den paradiesisch fruchtbaren, durch die Schlafkrankheit aber stark entvölkerten Sese-Inseln des Victoria und arbeitete – auch sonntags – mit großer Energie von Sonnenaufgang bis zur Abenddämmerung.

Schon am ersten Tag nach der Ankunft auf den Inseln hatte er Kleine gefragt: „Können Sie sich einen schöneren Platz auf der Welt zum Arbeiten vorstellen? Nichts stört uns, keine Besuche und so selten die Post!" –

Gleichwohl sollten sich Störungen einstellen; nachdem Hedwig Koch wegen einer Malariainfektion bereits frühzeitig hatte Deutsch-Ostafrika verlassen müssen, litt ihr Mann am Ende des ersten Expeditionsjahres sehr an Lyphangitiden infolge von Sandflohstichen, war wochenlang „an seine Hütte gefesselt und konnte kaum zum Mikroskopierzelt hinüber humpeln". Nach 18monatigen Trypanosomiasisstudien trat auch er im Oktober des Jahres 1907 die Heimreise an.[2] Als seinen Nachfolger und Leiter der Schlafkrankheitsbekämpfung in Deutsch-Ostafrika sollte der Reichsgesundheitsrat zwei Monate später Stabsarzt Prof. Dr. Kleine ernennen und mit weitreichenden Machtbefugnissen ausstatten.

Als Erfolg kann die Schlafkrankheitsexpedition Kochs wohl kaum gewertet werden. Die Ermittlung einer dauerhaft wirksamen Chemotherapie war nicht gelungen, stattdessen hatte sich die Toxizität oder Verabreichungspro-

---

[2] Anm. im Original: Auf der „Prinzregent" reiste – neben zahlreichen Schachspielern – auch Bernhard Dernburg von einem Besuch im Schutzgebiet zurück. Koch fand unter den Schachspielern gute Unterhaltung, mied aber einen Journalisten, der besser als er spielte. „Zu verlieren, wünschte Koch nicht." – Kleine, Tropenarzt (1949), 45.

blematik mit Injektionsschmerzen und unerwünschten Begleitwirkungen der „geprüften" Wirkstoffe klar herausgestellt. Vor diesem Hintergrund ist es nicht überraschend, daß Koch in seinen Schlußfolgerungen auf alte sanitätspolizeiliche Isoliermaßnahmen und sogar auf ökologische Interventionen umschwenkte. Wenig erklärlich ist allerdings sein Festhalten an der problematischen Atoxyl-Therapie. Insgesamt hatte sich die Vorstellung, die Schlafkrankheit ähnlich wie Malaria mit einem Medikament therapieren und ihr gleichzeitig vorbeugen zu können, als Fehleinschätzung erwiesen.

Zurück in Berlin entwickelte Koch aus seinen Forschungserfahrungen Präventions- und Therapiemaßnahmen. So schlug er als alternative „Isolierungsmaßnahmen" nach Abschluß der Expedition dem Reichsgesundheitsrat am 18. November 1907 folgende Möglichkeiten vor: Entweder könne man „dazu übergehen, die ganze Bevölkerung verseuchter Bezirke in gesunde Gegenden zu versetzen; die infizierten Individuen würden dann, da die Sterblichkeit ohne Behandlung eine absolute sei, ausnahmslos zugrunde gehen, damit werde dann die Seuche erlöschen, […] es sei aber fraglich, ob diese sehr eingreifende Maßregel, die natürlich große Härten im Gefolge hat, sich in der Praxis durchführen ließe." Immerhin sei England dabei, „gegenwärtig in dieser Richtung bereits Versuche" zu unternehmen. Viel „leichter durchzuführen" und erheblich „schonender" sei es aber, „in verseuchten Orten alle Leute genau" zu untersuchen, die Infizierten „herauszugreifen", um diese Kranken dann in „Konzentrationslagern" zu vereinigen. Hierbei orientierte sich Koch an „Concentration Camps, wie sie die Engländer nennen", in denen zuerst lästige Buren als politische Gegner, später aber auch Infektiöse isoliert bzw. interniert und damit unschädlich gemacht worden waren. Einige Lager dieser Art seien bereits in Betrieb genommen worden. Man könne sie freilich, so Koch, nur an fliegenfreien Orten einrichten, und „außerdem müsse die Zahl" der Insassen auf höchstens 1000 in einer Niederlassung beschränkt bleiben, da sich sonst „große Schwierigkeiten in hygienischer Beziehung (Verpflegung usw.)" ergeben würden. Als dritte Hauptmaßnahme müsse sofort damit begonnen werden, in gefährdeten Gebieten radikale „Abholzungen" der Waldbestände vorzunehmen. Im Hinblick auf die Therapie der Krankheit schlug Koch eine Behandlung mit der „neuen Arsenverbindung" Atoxyl vor. Obwohl das Arsen „in der Gestalt des Atoxyls keinswegs ungefährlich" sei, habe er sich im Laufe der Zeit davon überzeugen können, daß dieses Mittel „bei der Bekämpfung der Schlafkrankheit ganz vorzügliche Dienste" leiste.

Im Schutzgebiet selbst hat man sich nach der Abreise Kochs dessen Vorschläge, die vom Reichsgesundheitsrat verabschiedet worden waren, bald zu eigen gemacht und am Victoria-See (Kigarama, Schirati) sowie am Tanganjika-See (Nyanza) drei Schlafkrankenlager eingerichtet, über 1200 Patienten dort isoliert und nach den Empfehlungen Kochs, freilich mit wenig Erfolg, zu behandeln begonnen. Es läßt sich heute nicht mehr feststellen, bei wievielen der Internierten es sich nur um Krankheitsverdächtige handelte und wie viele tatsächlich erkrankt waren. Ebensowenig ist heute eine Aussage darüber zulässig, ob die Krankheit um 1906/07 im Schutzgebiet selbst, d. h. ortsständig, an Häufigkeit zugenommen hatte oder – wie häufig behauptet – vermehrt aus Uganda und dem Kongo-Staat eingeschleppt worden war. Sicher muß jedoch davon ausgegangen werden, daß die diagnostische Sensibilität der Ärzte für das Krankheitsbild, verglichen mit den Jahren vor 1906/07, erheblich zugenommen hatte. Sie erhofften sich, ohne – im Gegensatz zu Koch – von den Erfolgsaussichten ihrer Behandlungsmethoden wirklich überzeugt zu sein, daß Krankheitsverdächtige oder tatsächlich Kranke durch eine Internierung doch zumindest „als Parasitenträger ausgeschaltet" wären. Ob aber tatsächlich eine Heilung eintrete, berichtete Stabsarzt Kleine 1909 nach Berlin, könne „erst die Zukunft lehren". Unterdessen behandle man jedoch alle Patienten „insbesondere mit Atoxyl und anderen Arsenpräparaten". Neben dem „Hauptvorteil der Konzentrationslager", der darin bestehe, „daß sie eine erhebliche Anzahl von Parasitenträgern dem Verkehr" entzögen, würden in den Lagern „zudem neue Medikamente probiert und wissenschaftliche Untersuchungen ausgeführt". Welch geringer Erfolg den Therapieversuchen Kleines und anderer Stabsärzte der deutsch-ostafrikanischen Schutztruppe im Zeitraum 1908/09 in mittlerweile 10 Schlafkrankenlagern sowie weiteren sechs Behandlungsstationen trotz der optimistischen Äußerungen Kochs beschieden waren, zeigt eine in den Medizinal-Berichten der Jahre 1908/09 veröffentlichte Statistik: Von insgesamt 3.033 Schlafkranken oder Schlafkrankheitsverdächtigen waren lediglich 71 „geheilt" worden, während 386 Todesfälle verzeichnet werden mußten und 1010 Patienten „anderweitig" dem „Abgang" der Lager und Stationen zugeschlagen werden mußten. Sie hatten sich in der Regel einer weiteren „Behandlung" durch Flucht entzogen. [...]

Tatsächlich scheint es in Ansätzen gelungen zu sein, trotz der mangelhaften Therapieerfolge die „Scheu der Bevölkerung" vor den erheblichen chemischen Eingriffen zu senken. Überwältigend war die Behandlungsbereitschaft der Bevölkerung jedoch nie, wie Stabsarzt Professor Dr. Kleine bereits 1910 hatte klagen müssen. „Ein Wechsel hierin", so Kleine, würde vielleicht eintreten, wenn „offenkundig Schwerkranke durch unsere Medikamente geheilt" würden; „dies" sei aber „bekanntlich nicht der Fall". Kleines Aussage sollte bis zum Ende deutscher Kolonialherrschaft in Deutsch-Ostafrika ihre Gültigkeit behalten.

Die Erfolgsbilanz aller Anstrengungen zur Bekämpfung der Schlafkrankheit in Deutsch-Ostafrika zwischen 1908 und 1911 – nach 1911 wurden die meisten Lager und Stationen aufgelöst – war nicht besonders überzeugend. Von insgesamt 11.079 Internierten hatten nur 2439 „geheilt" werden können, 1487 Patienten waren der Seuche oder den Nebenwirkungen der Therapie erlegen, 2858 zur „Beobachtung" entlassen worden oder geflüchtet, 2569 Kranke hatten die Statistiker der Seuche auf unerklärliche Weise mit unbekanntem Schicksal verloren, 1726 Kranke wurden 1911 als im „Bestand bleiben[d]" gemeldet. Ihr weiteres Schicksal ist unbekannt.

7

Fotogalerie

(Abb. 7.1, 7.2, 7.3, 7.4, 7.5, 7.6, 7.7, 7.8, 7.9, 7.10, 7.11, 7.12, 7.13 und 7.14). Die Welt kennt Robert Koch als unerschrockenen Forscher, der sich unter schwierigsten Bedingungen unermüdlich der Mikrobenjagd widmet (Abb. 7.1). Seine zweite Ehefrau Hedwig Koch, geb. Freiberg, (Abb. 7.2) begleitete ihn auf vielen Reisen, u.a. nach Sylt (Abb. 7.4) und nach Ägypten (Abb. 7.5) – möglicherweise wurde auf sie auch in französischen Karikaturen angespielt, die Koch als „deutschen Scharlatan" verspotteten (Abb. 7.3). – Die Nationalsozialisten stilisierten Koch 1939 in einem Propagandafilm als deutschen Helden und „Bekämpfer des Todes" (Abb. 7.6, Abb. 7.7). Während Hedwig Koch ihre letzten Lebensjahre in Armut und Krankheit fristen musste (Abb. 7.8), hält die Verklärung Robert Kochs bis heute an: Ebenso wie seinem französischen Pendant Louis Pasteur wurde ihm in seinem Forschungsinstitut ein Mausoleum errichtet (Abb. 7.9, Abb. 7.10). An Kochs Triumphzug durch Japan (Abb. 7.12) erinnert ein Robert Koch-Schrein in Tokio (Abb. 7.11) und mehrere Schreibtische werden als „Original-Robert-Koch-Schreibtisch" in deutschen Museen präsentiert (Abb. 7.13, Abb. 7.14).

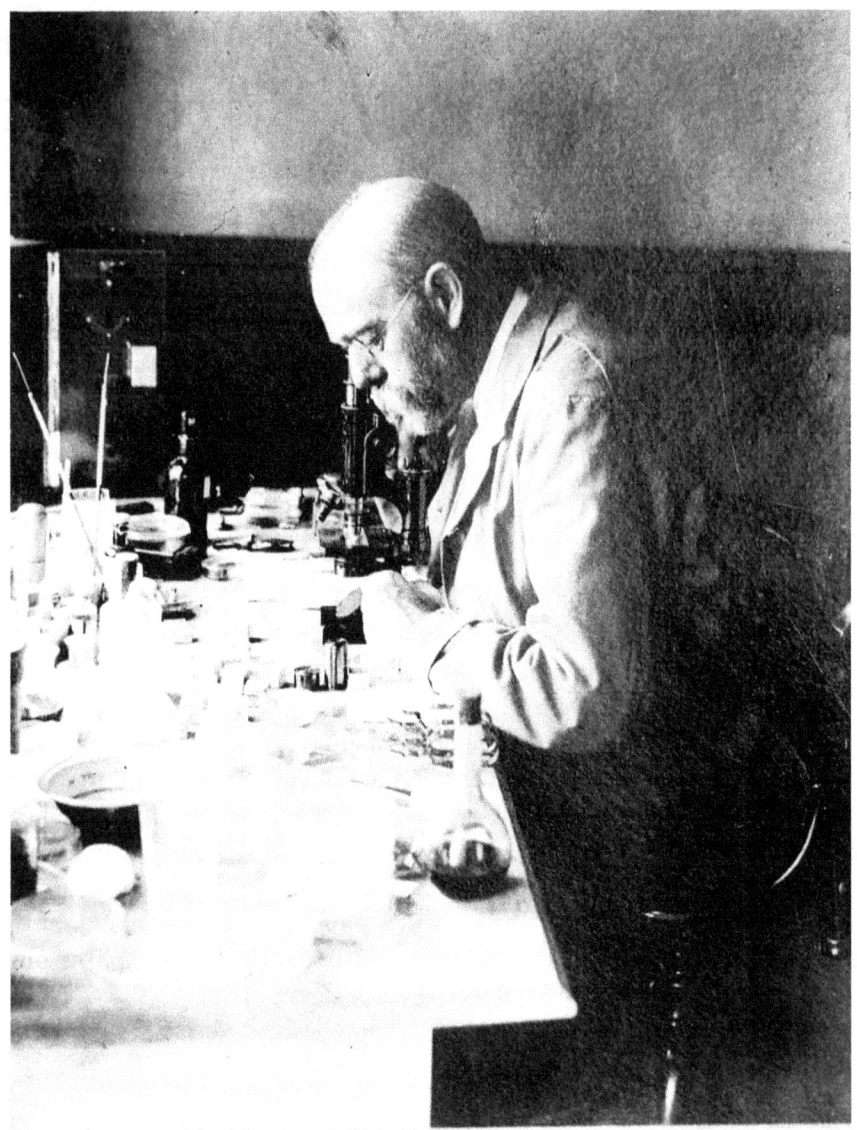

Abb. 7.1 So kennen wir ihn: Robert Koch forscht. Robert Koch 1896 in Kimberley, Südafrika. (Quelle: Robert-Koch-Institut)

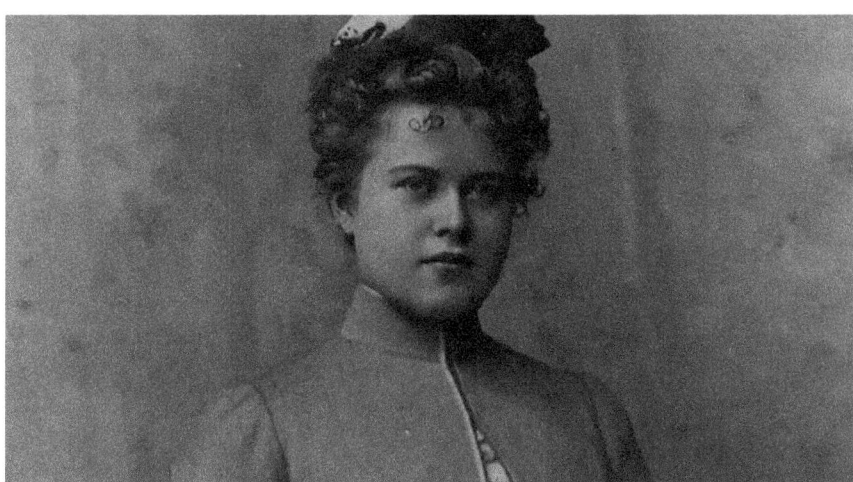

Abb. 7.2 Hedwig Koch, geb. Freiberg (1842–1945), Kochs zweite Ehefrau. Erst versteckt, später verleumdet, von Koch ums versprochene Erbe betrogen: Hedwig Koch, die um 29 Jahre jüngere zweite Ehefrau von Robert Koch. (Quelle: Robert-Koch-Institut)

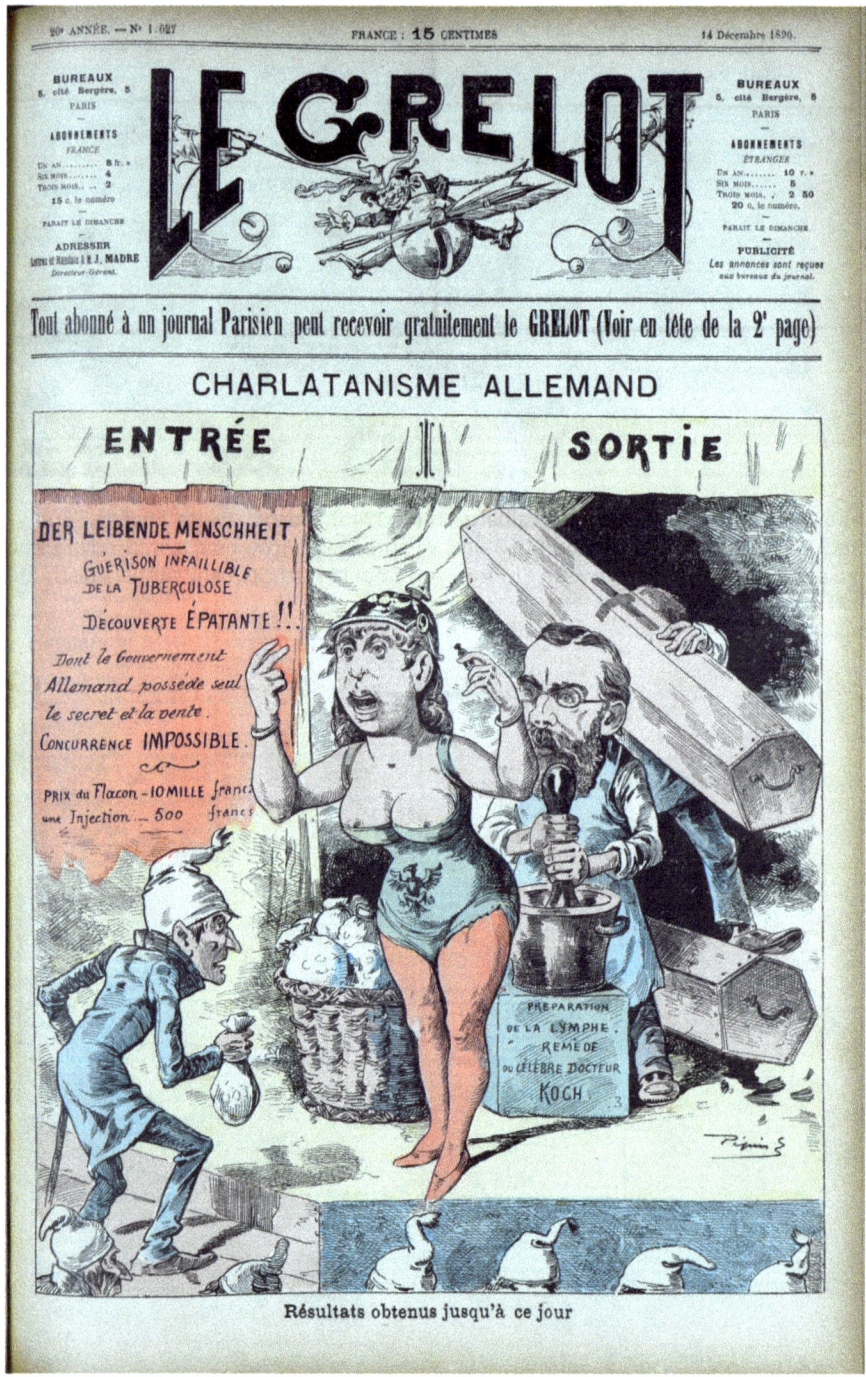

Abb. 7.3 Charlatanisme Allemand. Hedwig Koch war vielfach Zielscheibe von boshaften Angriffen. Ihre Rolle als „First Lady der deutschen Wissenschaft" wurde ihr als

Abb. 7.3 (Fortsetzung)
Heirat eines Sugar-Daddy ausgelegt, den sie sich mit weiblicher Raffinesse geangelt hätte. Nicht nur in Berlin, sondern vor allem auch in Frankreich, das mit Deutschland im Wettbewerb um die besten Forscher lag, wurde sie heftig verunglimpft. Die Abbildung zeigt ein Beispiel aus der Satire-Zeitschrift *Le Grelot* vom Dezember 1990, als Koch die Affäre eigentlich noch geheim halten wollte: Koch zwischen einer käuflichen leichtbekleideten Dame (Hedwig?) und Särgen, in denen die Toten seiner Tuberkulin-Injektionen abtransportiert werden. Überschrift: Die deutsche Scharlatanerie. (Quelle: www.caricadoc.com)

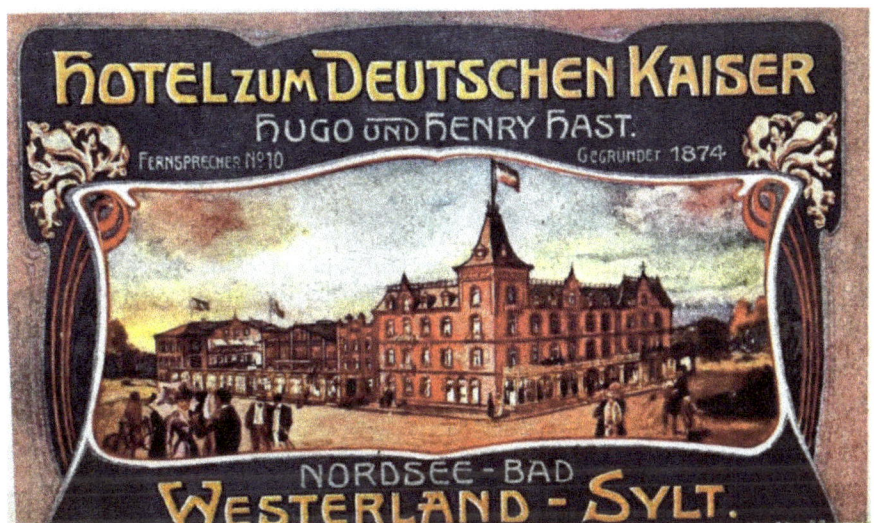

Abb. 7.4 In den besten Häusern und den interessantesten Destinationen zuhause. Als verheiratetes Paar versteckten sich Robert und Hedwig Koch nicht mehr. Am 28.08.1901 checkten sie im Hotel zum Deutschen Kaiser in Westerland auf der Insel Sylt ein.

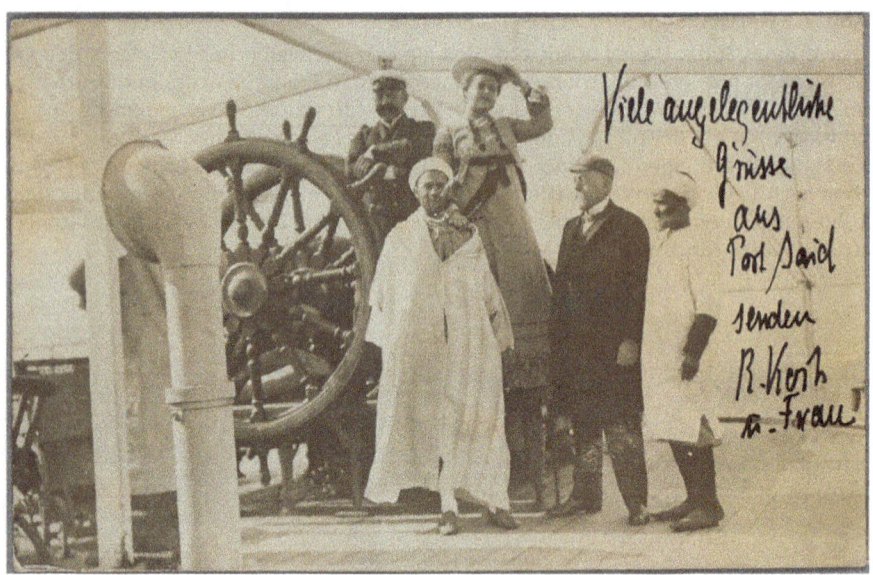

Abb. 7.5 „Viele angelegentliche Grüße aus Port Said senden R. Koch u. Frau". Postkarte an: Frau Geheimrat Dönitz, Steglitz bei Berlin, Linden Allee 27, Allemagne; Poststempel vom 23.01.1903. (Quelle: Robert-Koch-Institut)

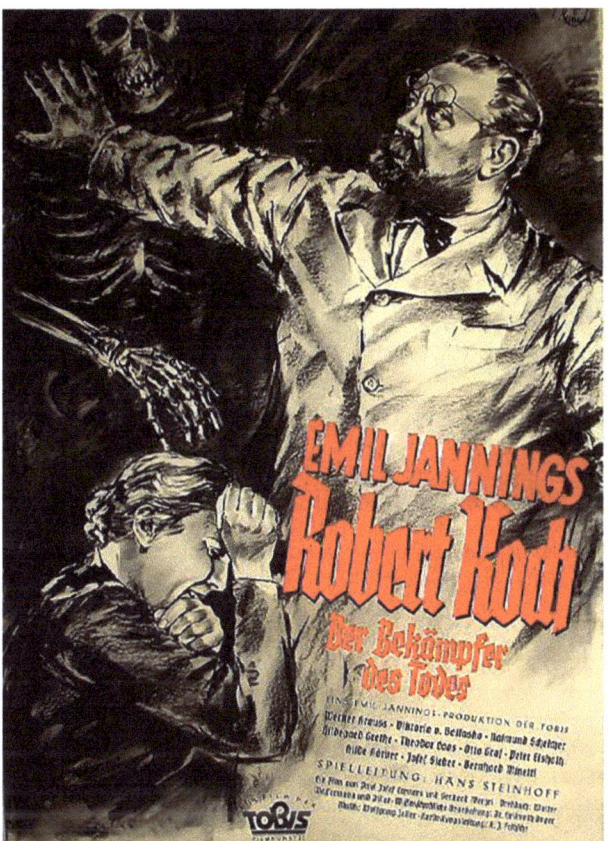

Abb. 7.6 Robert Koch. Der Bekämpfer des Todes. Historienfilm. Deutschland, Filmplakat von 1939. Auch die Nationalsozialisten haben den Forschungsgiganten Robert Koch für sich vereinnahmt und produzierten 1939 den Historienfilm „Robert Koch. Der Bekämpfer des Todes". Dieser Film schrieb den Mythos Robert Koch fort und vertiefte das Idealbild des selbstlosen, nur der Heilung der Kranken verpflichteten Wissenschaftlers.

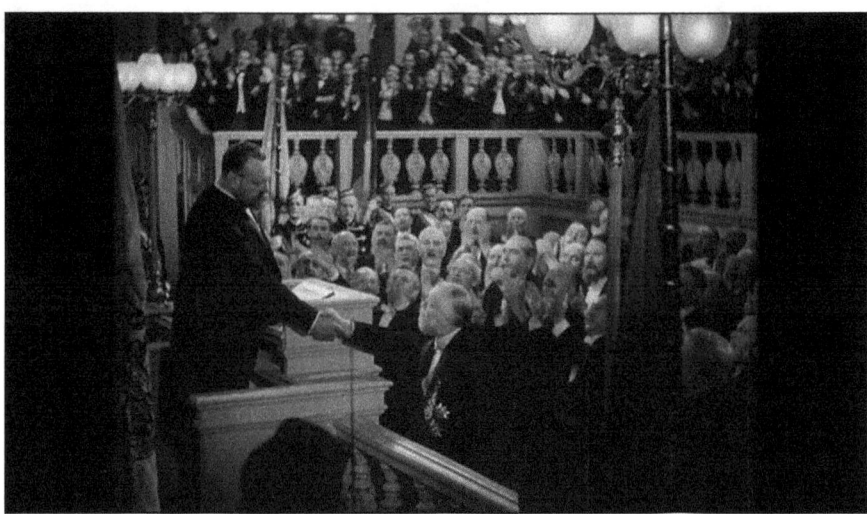

Abb. 7.7 Schlussszene im NS-Propaganda-Film von 1939. Der „unterlegene" Virchow gratuliert dem „siegreichen" Koch. Als wissenschaftliches Genie mit menschlicher Größe – im übertragenen wie im wörtlichen Sinn – wurde Robert Koch, der unerschrockene „Bekämpfer des Todes", von den Nazis 1939 inszeniert. Demgegenüber der ältere Virchow: kleinlich, neidisch, von Alter und Missgunst gebeugt. Koch wurde gespielt von Emil Jannings, dem ersten Oscar-Preisträger in der Kategorie bester Hauptdarsteller, Werner Krauß gab den verknöcherten Virchow. (Quelle: Screenshot [1:48:41] aus „Robert Koch. Der Bekämpfer des Todes" [1939]. Im DVD-Set „Die besten deutschen Ärzte-Filmklassiker")

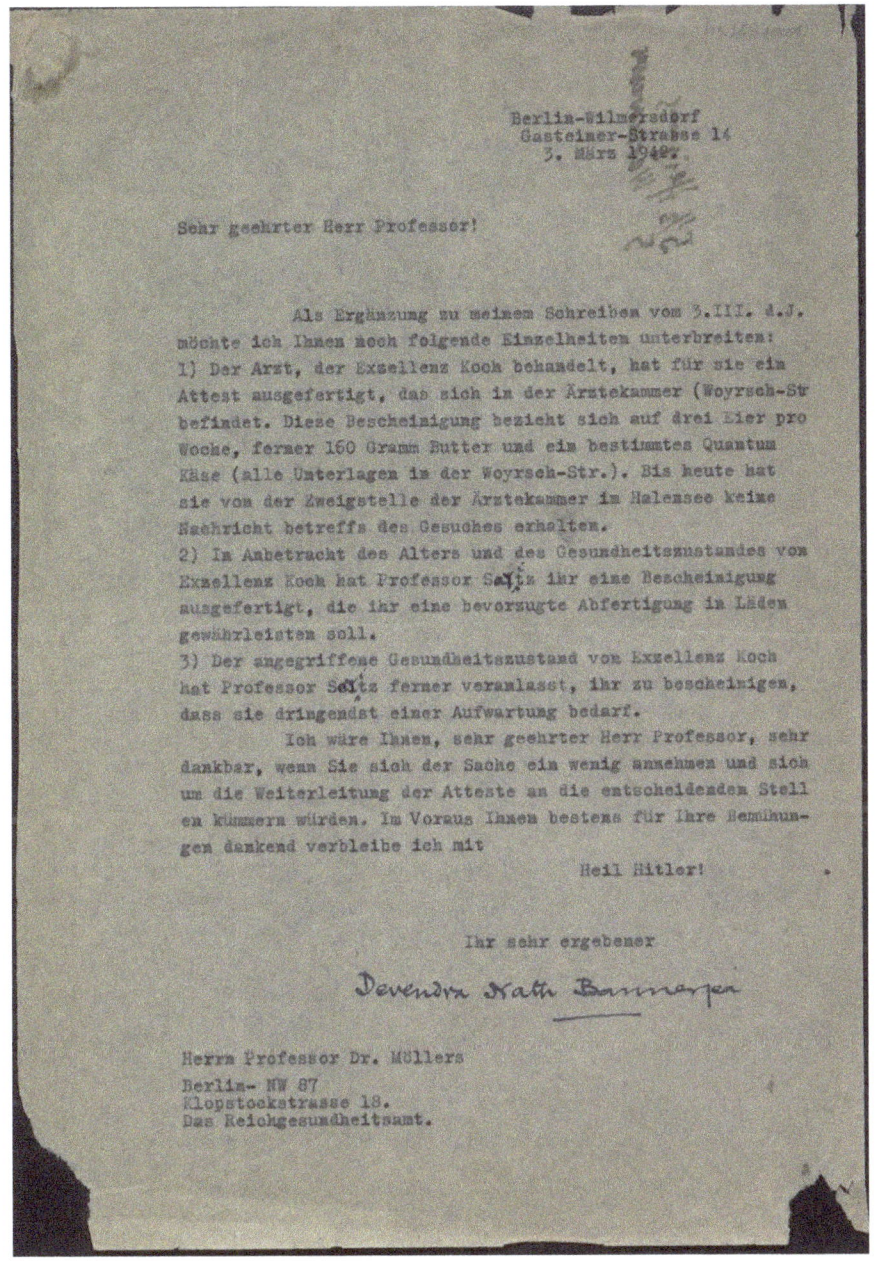

Abb. 7.8 Bittschreiben für die verarmte und kranke Hedwig Koch aus den Kriegsjahren (März 1942). Devendra Nath Bannerjee, ein in Berlin lebender indischer Revolutionär und um Hedwig Koch besorgter Bekannter, schreibt an Prof. Dr. Bernhard Möllers, zeitweise kommissarischer RKI-Präsident, und bittet um Unterstützung für eine bevorzugte Lebensmittelversorgung („drei Eier pro Woche, 160 g Butter"). (Quelle: Robert-Koch-Institut)

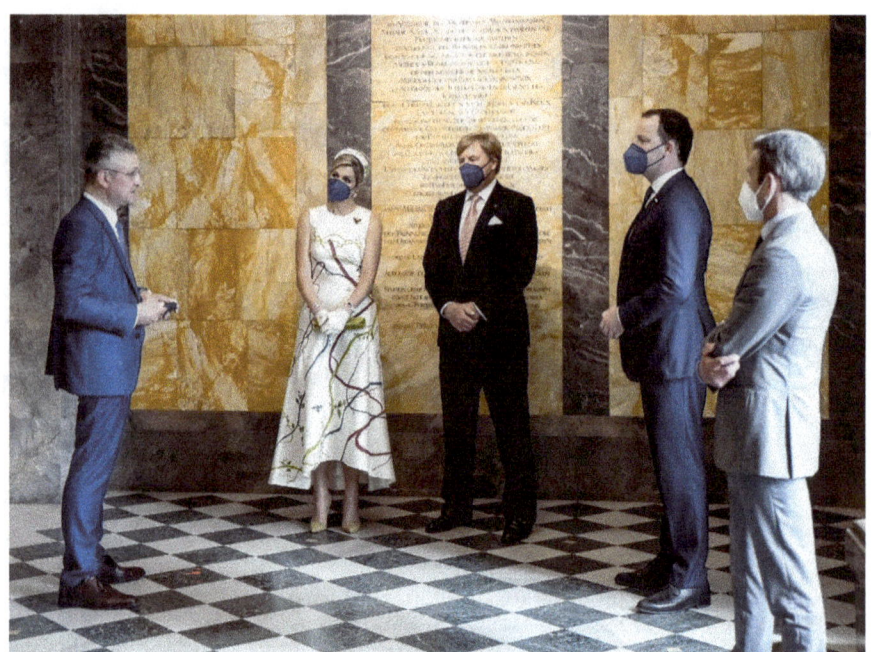

Abb. 7.9 Robert-Koch-Devotionalien – Robert-Koch-Mausoleum im RKI. Staatsbesuch im Robert-Koch-Mausoleum: Ihre Majestäten König Willem-Alexander und Königin Máxima werden von RKI-Präsident Prof. Wiehler und Gesundheitsminister Spahn am 5. Juli 2021 empfangen. (Quelle: Robert-Koch-Institut)

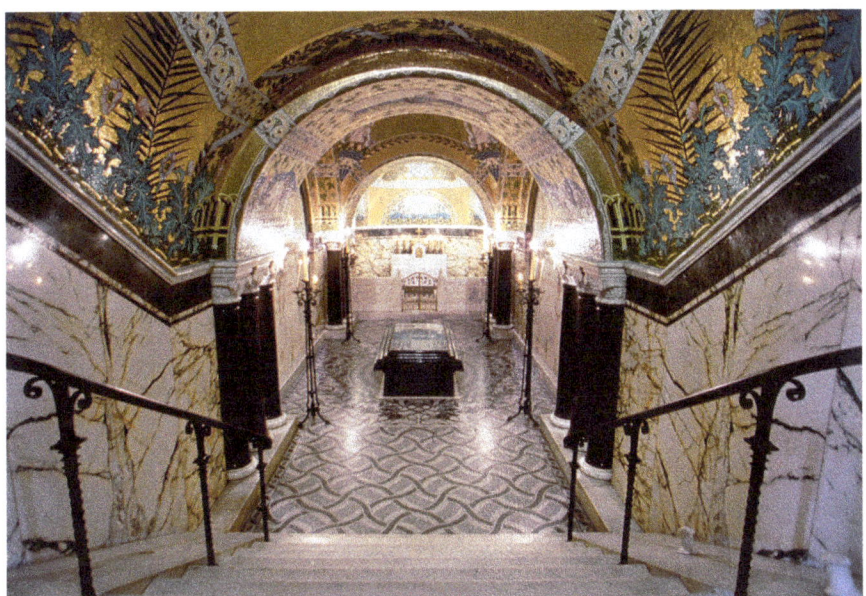

Abb. 7.10 Pasteur-Krypta, Paris. Für den 1895 verstorbenen französischen Chemiker und Mikrobiologen Louis Pasteur wurde nach seinem Tod eine an Pharaonengräber erinnernde prunkvolle Krypta unter dem Institut Pasteur geschaffen. Analog dazu wurde in Berlin im Robert-Koch-Institut nach Robert Kochs Tod (1910) das Marmor ausgekleidete Mausoleum eingerichtet. Sehr zum Leidwesen seiner Witwe Hedwig, die sich beklagte, dass sie noch im Tod ihren Mann mit anderen teilen müsse: Der Zugang zum Mausoleum war auch für sie reglementiert und nicht unbeobachtet möglich. (Quelle: Science Photo Library/Gontier, Philippe/EURELIOS)

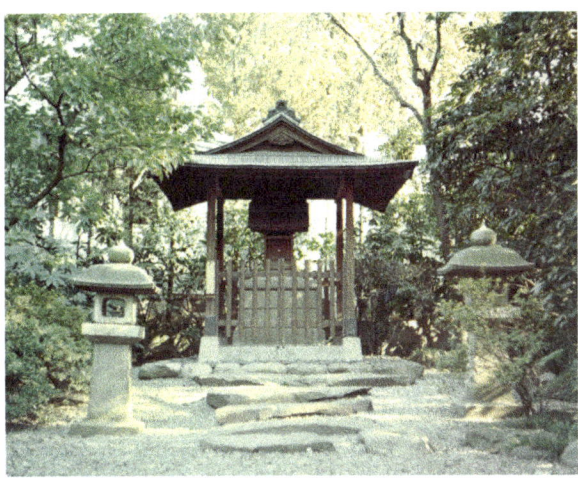

Abb. 7.11 Robert-Koch-Devotionalien – Robert-Koch-Schrein in Tokio. (Quelle: Universitätsarchiv der Humboldt-Universität zu Berlin)

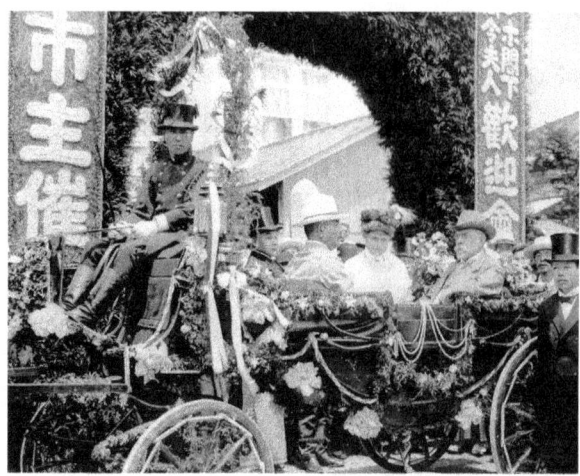

Abb. 7.12 Im Triumph durch Japan. Die Japan-Reise von Robert und Hedwig Koch im Jahr 1908 glich einem Triumphzug. Auf Einladung von Prof. Shibasaburo Kitasato, der bei Koch in Berlin gearbeitet hatte und sein Schüler wurde, hielt Koch Vorträge und zahlreiche Empfänge, u. a. auch beim japanischen Kaiser, standen auf dem Programm. In einer blumengeschmückten Kutsche fuhren sie durch die Straßen und wurden von den Massen bejubelt. Nach Kochs Tod lässt Kitasato in Tokio einen Schrein für ihn errichten. Darin werden in einem Gefäß Originalkopfhaare von Robert Koch verwahrt. Kitasato hatte sie anlässlich eines Friseurbesuchs in Tokio eingesammelt und als Devotionalie gehütet. (Quelle: Robert-Koch-Institut)

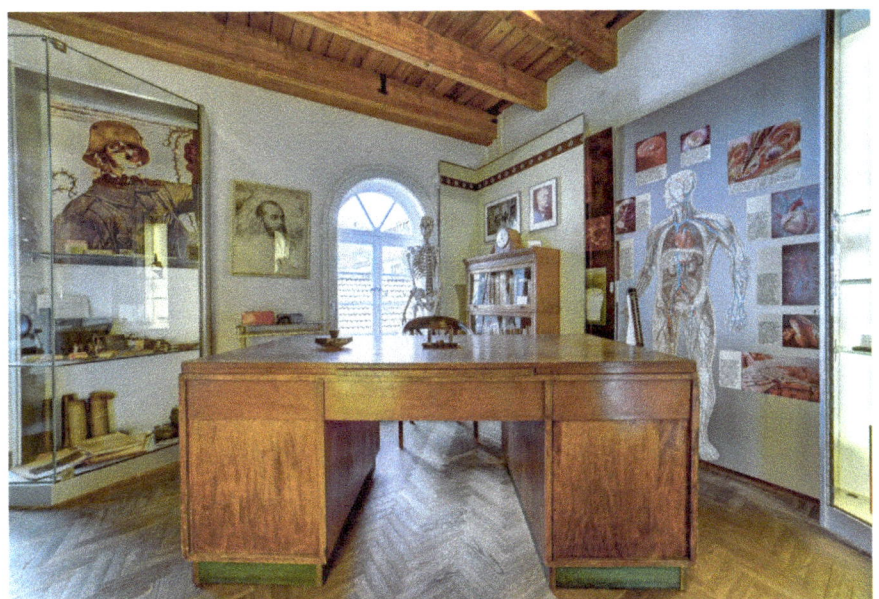

Abb. 7.13 Robert-Koch-Devotionalien – Der „Originalschreibtisch" von Robert Koch. (Quelle: Stadtmuseum Gütersloh, 2021, https://stadtmuseum-guetersloh.de/2021/08/24/kochs-schreibtisch-im-roemer-und-pelizaeus-museum-hildesheim/, entnommen am 04.12.2024)

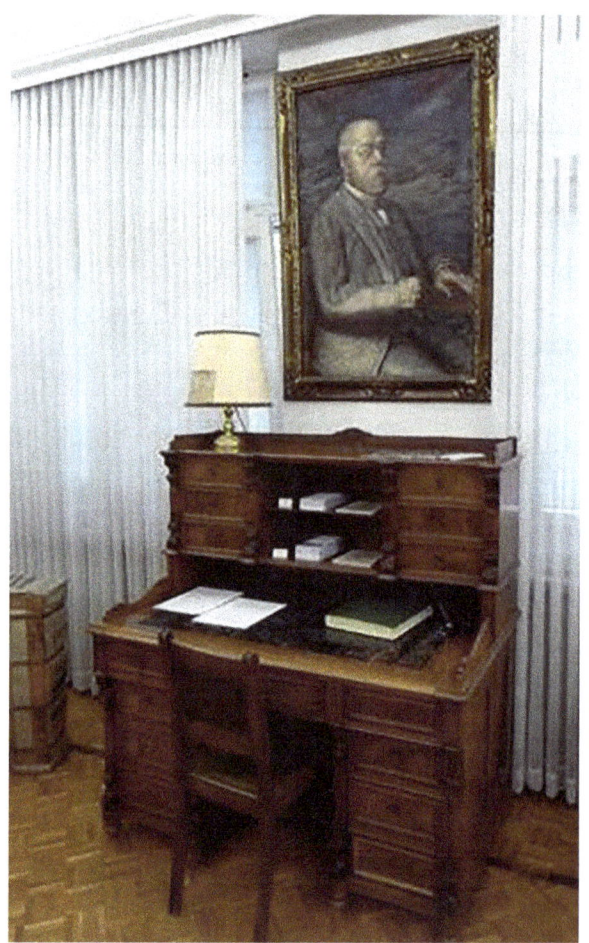

Abb. 7.14 Robert-Koch-Devotionalien – Der „Originalschreibtisch", zum Zweiten. Eine Devotionalie mit zweifelhafter Bedeutung. Brachte Robert Koch hier seine Forderung von 1,5 Mio. Goldmark für sein ungeprüftes Tuberkulin zu Papier? In Kaufkraftäquivalenten entspräche das heute ungefähr einer Summe von ca. 12 Mio. EUR. Kochs vermeintlicher „Originalschreibtisch" wird gleich dreimal angeboten: in Gütersloh, im Robert-Koch-Museum im RKI (aktuelle Abb.) und im Geburtshaus Robert Kochs in Clausthal. (Quelle: heureka-stories.de, 2017, https://heureka-stories.de/1879-die-elektrolokomotive/2-uncategorised/31-die-bakteriologie-die-ganze-geschichte.html, entnommen am 04.12.2024)

Teil II

Evidenz contra Propaganda: Die vielen Zweifel am „Kochschen Verfahren"

8
Bakteriologie contra Sozialmedizin

8.1 Berühmte Kritiker werden als Neider geschmäht: Virchow, Liebreich, Pettenkofer

> „Aber seit der Entdeckung des Tuberkelbacillus, die wesentlich älter ist, als die des Kommabacillus, ist noch kein Mensch weniger oder mehr an Schwindsucht gestorben, als früher auch."
>
> Max von Pettenkofer (1892, S. 814)

Das 19. Jahrhundert kannte eine ganze Reihe von imposanten naturwissenschaftlichen Forschern, die weit über die Universitäten hinaus und teilweise auch international gesellschaftlich hochgeachtet waren. Prof. Dr. Rudolf Virchow (1821–1902), Arzt und Pathologe an der berühmten Berliner Charité-Klinik, daneben auch als Anthropologe und Prähistoriker sowie als Politiker auf vielfältigsten Gebieten aktiv und streitbar, verkörperte in gewisser Weise den Prototyp des Universalgelehrten (vgl. Vasold 1990). Umfassend gebildet, interessierte er sich für Ethnologie und Archäologie und begleitete zeitweise Heinrich Schliemann auf seinen Ausgrabungsexpeditionen nach Hisarlik, Troja. In der Politik engagierte sich Virchow als liberaler Abgeordneter und vertrat entschieden antiklerikale Positionen. Am Märzaufstand 1848 war er als junger Mann beteiligt, woraus er aber kein Heldentum machen wollte: „Meine Beteiligung an dem Aufstande war eine relativ unbedeutende," schrieb Virchow, „ich habe einige Barrikaden bauen helfen, dann aber, da ich nur ein Pistol bekommen hatte, nicht wesentlich mehr nützen können."

Virchow war ein Kritiker der Verhältnisse und der Herrschenden, grundsätzlicher Gegner der Kolonialpolitik und antimilitaristisch eingestellt. Er scheute auch das direkte Wortgefecht im Preußischen Landtag nicht. Am 2. Juni 1865 geriet er so heftig mit Bismarck aneinander, dass dieser ihn zum Duell forderte. Virchow aber erklärte das Duellieren als nicht mehr zeitgemäße Form der Auseinandersetzung. Der mit Virchow befreundete Salomon Neumann (1819–1908) forderte in seiner Schrift „Die öffentliche Gesundheitspflege und das Eigenthum" von 1847 ein Bürgerrecht auf Gesundheit und formulierte den berühmten Satz (zit. nach Schipperges 2003, S. 92): „Die medizinische Wissenschaft ist in ihrem innersten Kern und Wesen eine soziale Wissenschaft." Beide stehen für die Einbeziehung der sozialen Frage im Blick auf Gesundheit und Krankheit. Gesundheit, so könnte man diesen Ansatz zusammenfassen, wird in erster Linie nicht durch die Abtötung von Krankheitserregern ermöglicht, sondern durch die Herstellung von gesunden Lebensbedingungen. Die Überzeugung, dass die Beseitigung von krankmachenden Rahmenbedingungen mindestens genauso wichtig ist wie die Optimierung wissenschaftlicher Therapien für einzelne Krankheitsbilder, hat man seither als sozialmedizinischen Ansatz bezeichnet.

Ein wichtiger Arbeitsschwerpunkt Virchows war die Beratung von Politik und Verwaltung etwa beim Aufbau einer städtischen Abwasserentsorgung aus Hygienegründen. Aus seiner eher ganzheitlichen, auch Umwelt- und Sozialfaktoren als relevante Dimensionen einbeziehenden Auffassung der ärztlichen Bemühungen um Gesundheit resultierte eine deutliche Kritik an der rein bakteriologisch ausgerichteten Forschung eines Robert Koch oder eines Paul Ehrlich.

Pettenkofers berühmter Selbstversuch mit dem Cholera-Cocktail

Neben Virchow galt der in München 1865 auf den weltweit ersten Hygiene-Lehrstuhl berufene Max von Pettenkofer (1818–1901) als einer der wichtigsten Mediziner und Politikberater im Kampf gegen Seuchen im Deutschland des 19. Jahrhunderts. Sein Einfluss in politisch-medizinischen Kommissionen wie in der wissenschaftlichen Diskussion war kaum zu überschätzen. Die von ihm durch vielerlei Experimente mit Kleidung, Heizung, Lüftung, Kanalisation entwickelte soziale Hygiene und Gesundheitstechnik, für die er auch bei Ingenieuren und Verwaltungsbeamten Interesse zu wecken verstand, kam auch bei der erfolgreichen Sanierung der Stadt München zum Einsatz. München verdankt Pettenkofer die zentrale Trinkwasserversorgung und die Kanalisation. München galt dementsprechend Ende des 19. Jahrhunderts als eine der saubersten Städte Europas. Allerdings standen Pettenkofers seuchenhygienische Positionen im scharfen Gegensatz zu denjenigen, die mit Grenzschließungen, Quarantäne und Ausgangssperren die Gefahren eindämmen wollten. Pettenkofer sprach sich entschieden gegen die Einschränkung des öffentlichen Lebens aus: „Der freie Verkehr ist ein so großes Gut, dass wir es nicht entbehren könnten, selbst um den Preis nicht, dass wir von Cholera und noch vielen anderen Krankheiten verschont blieben." (Pettenkofer 1873, S. 6).

Pettenkofers Überzeugung, dass für das Umsichgreifen einer Infektionskrankheit drei Faktoren notwendig dazugehören – nämlich das spezifische Bakterium, die Disposition des individuellen Menschen und die lokalen Bedingungen (Bodenbeschaffenheit, bauliche Bedingungen etc.) –, ließ ihn einseitig auf Kontrolle oder Verbote des Verkehrs von Waren und Menschen gerichtete Maßnahmen ablehnen. Obwohl man seinen lokalistischen Ansatz („Miasma-Theorie") inzwischen aufgegeben hat, wird seine umfassende Perspektive bis heute gewürdigt:

„Auch wenn Pettenkofer mit seiner Choleratheorie falsch lag, so hat er zur Seuchenbekämpfung doch das Richtige vorgeschlagen. Sein Plädoyer für einen sauberen Boden und eine saubere Umwelt führte in zahlreichen Städten zum Ausbau einer modernen wasserwirtschaftlichen Infrastruktur. […] Städte wie München, Lübeck, Halle und Danzig waren unter den ersten, die seinem Ruf nach sauberen Städten folgten und sanitäre Reformen einläuteten." (Locher 2018, S. 65)

Hamburg war nicht darunter – was sich dann in der Hamburger Cholera-Epidemie 1892 (s. Abschn. „Koch und Cholera") als Problem darstellen sollte. Ähnlich versucht die „Enzyklopädie Medizingeschichte" die Gewichtung zwischen Kochscher Bakteriologie und Pettenkoferscher Sanierungsstrategie in Bezug auf ihre tatsächlichen Nutzeffekte neu zu taxieren:

„Die gesundheitliche Infrastruktur der Städte (z. B. Wasserver- und -entsorgung, Schlachthöfe und Lebensmittelüberwachung, Baurichtlinien, Müllabfuhr, Friedhöfe etc.) verschwindet als Verdienst der pettenkoferschen Experimentalhygiene häufig hinter den sensationellen Entdeckungen der Bakteriologie. Der Bakteriologie werden überdies – etwa im Kampf gegen die Tuberkulose – Erfolge zugeschrieben, für die es nicht einmal adäquate öffentliche Maßnahmen gab." (Dross/Woelk 2007, S. 489)

„Ich hoffe, dass die gegenwärtige Choleraheimsuchung Europa's dazu führen wird, dass die Maassregeln, welche bloss auf theoretischen Anschauungen ruhen, aber den freien menschlichen Verkehr, ja selbst die Humanität in so hohem Grade beschränken, ohne eine nachweisbare praktische Wirkung zu haben, wieder auf ein geringstes Maass zurückgeführt, und das viele Geld, welches sie kosten, für erreichbare Zwecke der öffentlichen Gesundheitspflege verwendet werden; denn es wird nie gelingen, den menschlichen Verkehr pilzdicht zu gestalten." (Pettenkofer 1892, S. 817)

Pettenkofer, der sich in jungen Jahren, vor seiner akademischen Karriere auch als Dichter, Sänger und Schauspieler versucht hatte, wollte schließlich den dramaturgisch wohl inszenierten Beweis erbringen, dass der kontagionistische Ansatz eine Irrlehre sei: Er machte einen öffentlichen Selbstversuch und trank vor Zeugen ein ganzes Glas mit eigens aus Berlin in Robert Kochs Institut bestellten Cholera-Bakterien. Der Versuch ging für ihn glimpflich aus. Wie er vorausgesagt hatte, erkrankte er nicht ernstlich, sondern hatte nur ein paar Tage „Gurren" oder „starkes Kollern" im Gedärm. Über die Tage nach der Einnahme der Cholera-Bakterien hatte er akribisch Buch geführt und sämtliche Befindlichkeiten und alles, was er an flüssiger oder fester Nahrung zu sich nahm, publiziert. Aus seinen Notizen lässt sich heute noch ersehen, dass auch der über 70-jährige Pettenkofer im wahrsten Sinne des Wortes kein Kostverächter war:

„Um 11 Uhr wieder Stuhlgang, Consistenz und Farbe wie um 7! Uhr. Das Gurren dauerte an. — Um 1 Uhr ass ich ausserhalb meiner Wohnung bei Verwandten Grünkernsuppe, Hühnerragout mit Pasteten, Salzburger Nockerln, Rindsfiletbraten mit Kartoffeln und Selleriesalat, Maccaroni, 1 Salzstängelchen, Trauben, Mokkakaffee und trank 2 Glas Rüdesheimer Weisswein und 4 Glas Champagner." (Pettenkofer 1892, S. 808)

Wie sehr dieses wagemutige Experiment die Kochianer in die Defensive brachte, kann man allein daran ablesen, dass Koch-Jünger die unterschiedlichsten Erklärungen erfunden haben, um Pettenkofers erfolgreichen Selbstversuch in ihr Paradigma einzuordnen. Die perfideste Widerlegungsbemühung behauptet, Koch habe in Berlin Pettenkofers Absicht schon geahnt und deshalb extra harmlose Bazillen geschickt (vgl. Drigalski 1948, S. 312). Andere behaupten (vgl. Liebe 2023), Pettenkofer sei aufgrund einer früheren Cholera-Erkrankung immun gewesen oder einer seiner Studenten hätte als Vorsichtsmaßnahme den Cholera-Cocktail vorab abgekocht. Evans (2022,

S. 725) berichtet gar von psychosomatischen Erklärungsversuchen – Pettenkofer sei aufgeregt gewesen, weshalb eine Überproduktion von Magensäure die Wirksamkeit der Erreger vermindert hätte – und rubriziert das Ereignis hämisch als „Pettenkofers letztes Gefecht".

Prof. Liebreichs Kritik – nur ein Familienzwist?

Der Chemiker und Pharmakologe Liebreich (1839–1908) war einer der bedeutendsten Forscher seiner Zeit auf dem Gebiet der Medizin. Große Bedeutung erlangte z. B. die Isolierung des Lanolins aus Wollfett, das als Grundlage für Salben vielerlei Verwendungen finden konnte. Er stand Virchows Ideen nahe und den Konzepten der Bakteriologie und Serologie eher skeptisch gegenüber. Unter anderem engagierte er sich als Mitbegründer und Vorsitzender der balneologischen Gesellschaft zu Berlin (Bäderheilkunde). Auch Liebreich gehörte zu denjenigen, die nicht einstimmen wollten, in die Lobeshymnen auf Robert Koch und die von ihm als ultimativen Sieg über alle Krankheiten propagierte Bakteriologie. Wenn wir der letzten großen Robert-Koch-Biografie folgen, dann war Liebreichs Argumentation aber nicht wissenschaftlich, sondern persönlich motiviert. Der Maler Gustav Graef, in dessen Atelier Koch seine zweite Frau Hedwig als junges Mädchen kennengelernt haben soll und der später auch als Trauzeuge für Hedwig fungierte, war ein Schwager von Prof. Liebreich und – so eine Vermutung von Grüntzig und Mehlhorn (2010, S. 209) – diese beiden könnten die sich anbahnende Verbindung von Robert und Hedwig eventuell kritisch gesehen haben. Auf diesem Hintergrund suchen Grüntzig und Mehlhorn (2010, S. 247) jedenfalls eine Erklärung für Liebreichs Angriff auf Koch: „Das Gewicht dieses öffentlichen Angriffs bleibt unverständlich. Handelte es sich um eine persönliche Fehde, ausgelöst durch die Absicht Kochs, die von Graef beschützte Malschülerin Hedwig Freiberg heiraten zu wollen?"

Kochs Gegenangriff auf Liebreich konnte schärfer kaum ausfallen. Während Koch gegenüber Pettenkofer immerhin menschliches Verständnis für das Festhalten an lebenslangen Überzeugungen äußert, spricht er Liebreich jegliche Kompetenz ab:

> „Aber unbegreiflich ist mir, dass ein Mann wie Liebreich, welcher sich auch nicht mit der Bakteriologie beschäftigt hat und wie fast jeder Satz in seinem kürzlich vor der Berliner Medizinischen Gesellschaft gehaltenen Vortrag beweist, von Bakteriologie tatsächlich nichts versteht, […] es unternehmen kann,

über die bakteriologische Choleradiagnostik im besonderen und über die Bakteriologie mit ihren bisherigen Leistungen im allgemeinen den Stab zu brechen." (Koch 1893, S. 261)

Dass Koch hier erneut genau das Nicht-Argumentations-Muster bedient, das Liebreich bereits als Ausweichen vor den eigentlichen Fragen zurückgewiesen hatte, fällt Koch in der Hitze des Gefechts offenbar gar nicht mehr auf. Liebreich hatte nämlich durchaus berechtigt darauf hingewiesen, dass wissenschaftliche Kontroversen inhaltlicher Argumente bedürfen – und dass die bloße Behauptung, der Kontrahent habe keine Ahnung das Gegenteil einer sachlichen Auseinandersetzung sei:

„In der Wissenschaft ist es Sitte, Gegengründe zu widerlegen und nicht dem Gegner einfach die Sachkenntniss abzusprechen: einen Autoritätsglauben dürfen wir nicht aufkommen lassen." (Liebreich nach Salomon 1893, S. 630)

Grüntzig und Mehlhorn machen sich die Kochsche Argumentation zu eigen: Liebreich rede über Dinge, von denen er nichts verstehe. Punkt, aus, basta. Kein Wort zur von Koch neu eingeführten Mengeneinheit „eine Oese", deren Unbestimmtheit Liebreich kritisiert, keine Irritation darüber, dass Koch genau das wiederholt, was Liebreich bereits angekündigt hat: Statt wissenschaftlicher Argumentation wird dem Gegner pauschal die Kompetenz streitig gemacht – damit man über Argumente gar nicht mehr zu sprechen braucht.

Zur inhaltlichen Argumentation gehörte bei Liebreich, wie bei den vielen anderen Kritikern Kochs, auch immer wieder der Hinweis, dass man Lebensverhältnisse und individuelle Dispositionen berücksichtigen müsse – und sich in der Medizin nicht ausschließlich auf Laborbefunde beziehen könne. Insbesondere der Koch-Schüler Behring (1893) hatte sich im selben Jahr gegen Virchow polemisch und einseitig positioniert: „Behring zerfetzte 1893 den berühmten Bericht Virchows über die oberschlesische Typhusepidemie von 1848" (Labisch 1997, S. 680), indem er für die Ausklammerung aller Umweltfaktoren und Lebensbedingungen und für ein „streng monokausales Modell", so Labisch, plädierte. Liebreich hat diese Einseitigkeit in seinem Vortrag vor der Medizinischen Gesellschaft parodistisch aufs Korn genommen:

„Virchow hatte zur Bekämpfung des Elendes der Oberschlesier ‚sociale Reformen' verlangt, helfen könne nur ‚Bildung mit ihren Töchtern Freiheit und Wohlstand'; kurz, dem socialen Elend müsse ein Ende gemacht werden. Herr

Behring hält den Weg, der jetzt nach Herrn Koch's Vorgang einzuschlagen ist, für den richtigeren, ‚nämlich das durch sociale und socialpolitische Erwägungen ganz unbeirrte epidemiologische Studium'. Würde Herr Behring in einem ähnlichen Falle zur Erforschung solcher Epidemie abgesandt werden, so würde er wahrscheinlich folgende Depesche absenden: Hungertyphus, Bacillus gefunden, wird durch Wasser vernichtet, besser durch Salzsäure und Methylenblau. Habe alles unter Wasser gesetzt, sendet viel Salzsäure und Methylenblau." (Liebreich nach Salomon 1893, S. 631)

Dass sämtliche ärztlichen Diagnosen und Maßnahmen sich allein am unter dem Mikroskop beobachteten Vorhandensein oder Nichtvorhandensein eines bestimmten Erregers („Kommabazillus", „Stäbchenförmige" etc.) festmachen und alle Umfeldbedingungen und indirekten Einflussgrößen außer Betracht bleiben sollten – diese Simplifizierungen der „orthodoxen Bakteriologie" waren es, die Kochs Kritiker immer wieder zum Widerspruch trieben. Auch wenn Robert Koch seine Gegner gelegentlich gerne als Neider, Leugner und Stümper zu diskreditieren suchte – kaum einer der Kritiker bestritt die bakteriologischen Befunde generell!

Wie groß die wissenschaftlichen Gegensätze wirklich waren, die etwa den etablierten älteren Pathologen Virchow (1821–1902) und den jüngeren Aufsteiger Koch (1843–1910) trennten, ist gar nicht so leicht zu sagen. Und zwar deshalb nicht, weil auch hier die Legendenbildung ein schwer entwirrbares Geflecht von Dichtung und Wahrheit um diese beiden berühmtesten Charité-Mediziner des späten 19. Jahrhunderts gewoben hat. Virchow immerhin war führend beteiligt, als 14 Professoren der Medizinischen Fakultät in einem Brief vom 7. Januar 1891 Kochs hervorragende Leistungen würdigten und ihr Bedauern über seinen Rücktritt von der Direktion des Hygienischen Instituts zum Ausdruck brachten (Grüntzig & Mehlhorn 2010, S. 240). Die oft zu findende Behauptung also, Virchow habe die Bakteriologie nicht anerkannt, sie sogar „bekämpft", ist kaum haltbar. Folgerichtig weist sie auch der Virchow-Biograf Schipperges entschieden zurück. Virchows abwartendes Aufgreifen der bakteriologischen Methoden war eher Ausdruck einer skeptischen Grundhaltung und keine grundsätzliche Ablehnung der neuen Modelle und Erkenntnisse. Sie entsprang der durchaus berechtigten Befürchtung ihrer Verabsolutierung: Er warnte davor, „alle ansteckenden Krankheiten samt und sonders auf Bakterien zurückzuführen" (Schipperges 2003, S. 66), und alle auch als Entstehungsbedingung für Bakterien relevanten Rahmenbedingungen – seien sie sozialer, individueller, wirtschaftlicher oder hygienischer Natur – auszublenden.

Auch Liebreich war kein Gegner der Bakteriologie, „nur dürfen keine voreiligen Schlüsse daraus gezogen werden, sondern das Gefundene sei nüchtern zu beurtheilen" (Liebreich nach Salomon 1893, S. 631). Ebenso findet Pettenkofer anerkennende Worte für Koch und formuliert,

> „dass es Unrecht ist, mich als einen Gegner der bakteriologischen Forschung zu betrachten. Ich denke im Gegentheil sehr hoch davon und bin der Ueberzeugung, dass die Lehre von den Infectionskrankheiten nur mit Hilfe der Bakteriologie gefördert werden kann; ich wende mich nur gegen die voreiligen Schlussfolgerungen, welche viele Bakteriologen aus ihren bisherigen Untersuchungen ziehen." (Pettenkofer 1894, S. 251)

Koch und Cholera – Hamburg 1892

Als Mitursache der Hamburger Cholera-Epidemie von 1892 macht Evans (2022) auf Kompetenzstreitigkeiten und Zuständigkeitspingpong aufmerksam, – wodurch nachhaltige Infrastrukturmaßnahmen stark verzögert wurden: Die Berliner Reichsregierung kann in der Freien und Hansestadt Hamburg nicht direkt zugreifen bzw. Anordnungen treffen. Hamburg dagegen beschuldigt die umliegenden Gemeinden, die direkt der Reichsregierung in Berlin unterstehen. Unstrittig ist aus heutiger Sicht, dass Hamburg im Vergleich zu anderen Städten Maßnahmen zur Verbesserung von Kanalisation und Trinkwasser verspätet in Angriff genommen hat. – Koch war im Auftrag der Reichsregierung am 24. August 1892 nach Hamburg gereist, um als Sachverständiger Erkundungen über die Cholera einzuholen. Koch erweist sich dort als epidemiologischer Pragmatiker, wenn er die ungehinderte Einleitung von Abwässern samt Fäkalien nur wenige Kilometer entfernt von der Schöpfstelle der Hamburger Trinkwasserversorgung als eine Hauptursache der Cholera-Ausbreitung kritisiert:

> „Am 25. besichtigt er die Auswandererbaracken am Amerikakai und moniert, dass die Abwässer des Lagers samt Fäkalien undesinfiziert in die Elbe geleitet werden. Bei aufkommender Flut sieht er stromaufwärts treibendes Stroh, das man aus dem Lager in den Fluss geworfen hatte. Damit war ihm klar, wie die Erreger in das Hamburger Trinkwassernetz gelangen konnten, denn die Sielmündung der Auswandererbaracken lag von der Schöpfstelle der Wasserleitung nur vier Kilometer entfernt." (Grüntzig & Mehlhorn 2010, S. 237)

Für derartige Beobachtungen war freilich nicht unbedingt der von Koch entdeckte „Cholera-Kommabazillus" erkenntnisleitend. Der oben zitierte

Kritiker Kochs, der Berliner Pharmakologe Prof. Liebreich, hatte es nüchtern so auf den Punkt gebracht:

„In Bezug auf die Wasserfrage habe uns die Bacteriologie nichts Neues gebracht; gutes Wasser wurde schon früher verlangt, dass fauliges Wasser krank macht, wussten wir schon lange." (Liebreich nach Salomon 1893, S. 631)

Koch zeigte sich 1892 erschüttert über die elenden Wohnverhältnisse, die er in Hamburg antrifft. „Etwas Schlimmeres als die Arbeiterquartiere im Gängeviertel habe ich weder im Judenviertel in Prag noch in Italien kennengelernt. In keiner anderen Stadt habe ich solche ungesunden Wohnungen, Pesthöhlen und Brutstätten angetroffen." Offenbar fühlt Koch sich an Alexandria und Kalkutta erinnert und wird von der *Hamburger Freien Presse* (26. November 1892) mit den berühmten Worten zitiert: „Meine Herren, ich vergesse, daß ich in Europa bin." (Evans 2022, S. 462).

Am 25. August 1892 schreibt er an Hedwig Freiberg, dass seine geplante Weiterreise zu ihr nach Sylt angesichts der katastrophalen Situation in Hamburg ausfallen müsse. Man darf annehmen, dass er die Probleme eher über- als untertrieben hat, denn Hedwig will vertröstet und bei Laune gehalten werden:

„Die Todten zählen schon nach Hunderten. […] Es war mir zu Muth, als wanderte ich über ein Schlachtfeld. Überall Menschen […] von unsichtbaren Geschossen dahin gestreckt, […] Unter diesen Umständen muß ich alle Pläne die Reise bis Sylt auszudehnen aufgeben. […] Ich glaube Du wirst das auch sofort einsehen und mir nicht böse sein, wenn ich nicht zu Dir komme. Ich bin nur froh, daß ich Dich geborgen weiß. […] Auf alle Fälle sei jetzt schon vorsichtig; Hauptregel: Nichts genießen, was nicht gründlich gekocht ist (kein Obst, Gurkensalat etc., Milch)." (Restnachlass Hedwig Koch, Sign. hk/b1/075)

Ist schon die Schlachtfeldmetapher mit einem Fragezeichen zu versehen, so muss man zu den von Koch empfohlenen Hygieneregeln wissen, dass er sie selbst nie allzu ernst nahm, wie Kochs Schüler Drigalski aus der Zeit der Typhus-Kampagne (vgl. Kap. 5) berichtet:

„Als Koch bei einem gemeinsamen Essen Kopfsalat nahm, der als Rohgemüse unter den obwaltenden Verhältnissen mindestens verdächtig war, den er aber sehr gern mochte, sah er sich im Kreise um, stellte fest, daß nur er es gewagt hatte, davon zu nehmen, und erwiderte auf eine verwunderte Frage eines Gastes wegen der Typhusgefahr, er kümmere sich um diese Geschichten nicht allzuviel, das sei auf die Dauer zu lästig." (Drigalski 1948, S. 185)

Virchows sozialreformerisches Engagement

Rudolf Virchows Wirken bezog sich nicht ausschließlich auf die Erforschung der biochemischen Vorgänge im menschlichen Körper – obwohl er mit seiner Zellularpathologie ebenfalls einen Meilenstein der Medizingeschichte lieferte. Schon als junger Arzt war er 1847/48 anlässlich einer Flecktyphus-Epidemie nach Oberschlesien als sachverständiger Gutachter geschickt worden. Er beschäftigte sich dort vor allem mit der wirtschaftlichen und sozialen Situation der erkrankten Menschen und dokumentierte die unmenschlichen Arbeits- und Wohnverhältnisse, die katastrophale Ernährungssituation. Und er macht die preußische Regierung verantwortlich für die Lage der armen und hungernden Bevölkerung. Er fordert „Bildung mit ihren Töchtern Freiheit und Wohlstand". Der Obrigkeit war diese Kritik zu direkt und er wurde suspendiert, erhielt aber bald einen Ruf nach Würzburg, später erneut nach Berlin. 1852 reiste er im Auftrag des Ministeriums zur Untersuchung des Gesundheitszustands der Bewohner in den Spessart und legte der Regierung als Ergebnis das Memorandum „Die Noth im Spessart" vor. Er betont darin, dass es darauf ankomme, die konkreten Lebensverhältnisse und Alltagsbedingungen der Bevölkerung genau zu studieren. Wie schon Hippokrates gefordert hatte, gelte es, die gesamten Lebensbedingungen, die Luft, das Wasser, den Boden und die Lebensweise in die Betrachtung von Gesundheit und Krankheit einzubeziehen. Und die vordringliche Aufgabe der Medizin sah er dementsprechend darin, die gesellschaftlich verantwortlichen Kräfte, allen voran also Kirche und Staat, für die Beseitigung der sozialen und wirtschaftlichen Nöte der Menschen zu aktivieren. Die berühmte Schlusssequenz lautet: „Bildung, Wohlstand und Freiheit sind die einzigen Garantien für die dauerhafte Gesundheit eines Volkes."

8.2 Originaltext: Die Noth im Spessart (Virchow 1852)

> **Über den Originaltext**
>
> Den hier gekürzt wiedergegebenen Text hat Rudolf Virchow 1852 im Verlag der Stahl'schen Buchhandlung, Würzburg, unter folgendem Titel publiziert: „Die Noth im Spessart. Eine medicinisch-geographisch-historische Skizze. Vorgetragen in der physikalisch-medicinischen Gesellschaft in Würzburg am 6. und 13. März 1852".

Am 21. Februar 1852 reiste ich mit den Herren Regierungsräthen Schmidt und Koch[1], gegenwärtig Beide Mitglieder unserer Gesellschaft, im Auftrage des Ministeriums des Innern von Würzburg ab, um die von Hungersnoth bedrängten Gegenden des Spessarts zu besuchen und den durch traurige Gerüchte als gefährdet dargestellten Gesundheitszustand der Bewohner zu erforschen. Es waren just vier Jahre, seit ich von dem preussischen Medicinal-Ministerium nach Oberschlesien geschickt worden war, um dort die „Hungerpest" zu studieren. Am Abende des 20. Februar 1848 war ich von Berlin abgereist, voll von der Unruhe und dem Mitgefühle, welches eine so unbekannte und so schreckliche Seuche bei jedem Arzte erregen musste, und doch wenig ahnend, wie bleibende und dauerhafte Einflüsse die Erfahrungen dieser Reise auf den ganzen Kreis meiner Anschauungen ausüben würden. Vier ereignisreiche Jahre waren seitdem vorübergegangen, und doch standen die Bilder jener Noth noch immer frisch und schroff in meiner Erinnerung da. Sollten sie jetzt durch neue verdrängt werden? Unsere Spessart-Reise war äusserlich glücklich, obgleich sie alle die Schwierigkeiten hatte, welche ein Bergland, mitten im Winter, nach verheerenden Ueberschwemmungen darbietet: kurze Tage, grosse Entfernungen oder bei kleinen Distancen grosse Umwege und bedenkliche Strassen. [...]

Unsere Reise führte uns demnach durch die mannigfaltigsten Gegenden des Spessarts und seiner Vorberge, und da wir überall das thätigste und freundlichste Entgegenkommen der Beamten, Aerzte und Revierförster fanden, und die schnellsten Aufschlüsse durch die Pfarrer, Schullehrer etc. erhielten, so gewährte sie in aller Kürze in diesem abgeschlossenen Rahmen ein klares und übersichtliches Bild, wie es unter anderen Verhältnissen nicht leicht zu gewinnen sein möchte. Hohe Standorte liessen uns weite

---

[1] gemeint ist hier nicht Robert Koch.

Ueberblicke über die freilich winterlich verschlossene Landschaft thun, von denen das Auge sehr bestimmte Anschauungen der Oberflächen-Verhältnisse mitbrachte. Zahlreiche, von Haus zu Haus vorgenommene, häufig ganz unerwartete Besuche zeigten uns Keller und Haus, Küche, Stube und Kammer, Boden, Stall und Scheuer in ihrer wahren und unverhüllten Beschaffenheit, und wir sahen die Bevölkerung in ihrem gewöhnlichen und in ihrem feiertäglichen Thun und Treiben, inmitten ihrer Familien und ihrer Leiden.[2]

Der Spessart ist ein der grossen Welt ziemlich unbekanntes Gebiet [...] Es ist nicht die glücklichste Zone der Erdoberfläche, in welcher der Spessart liegt. [...] Ueberall in diesen Ländern tönt auch jetzt wieder der Nothschrei, überall in ihnen ist die öffentliche Hülfe aufgerufen, und nicht zum erstenmal ist die Gefahr des „Hungertyphus" in mehreren von ihnen zur Wirklichkeit geworden. [...]

Wohin man kommt, sieht man im Spessart relativ kleine Häuser, die über einem meist ganz überirdischen Keller ein einziges Wohnzimmer mit engem Kämmerlein und eine kleine Küche enthalten. [...]

Im Innern einer solchen Wohnung haust eine fast immer sehr zahlreiche und mit Kindern gesegnete Familie. Zuweilen sind mehrere Generationen gleichzeitig, zuweilen auch mehrere fremde Familien zusammen darin vorhanden. Insbesondere häufig ist es aber, dass Seitenverwandte mit Kindern zugleich dieselben Räume mitbewohnen. Die meist sehr schmutzigen und, wo es möglich ist, dicken und heissen Betten stehen in geringer Zahl sowohl im Zimmer selbst als in dem oft dunkeln und dumpfen Kämmerchen, so dass es gewöhnlich ist, wenn 2–3 Personen, selbst von verschiedenen Geschlechtern, in demselben Bette schlafen. [...]

Gewiss steht es jedem gut an, bei dieser Noth hülfreich beizustehen und durch reichliche Zufuhr von Geld den localen Mangel zu decken, allein die öffentliche Wohlthätigkeit, auch wo sie mehr ist als Ostentation, kann nur die momentane krasse Noth lindern, nicht die dauernde und schleichende beseitigen. Gegen diese kann nur das Volk selbst ankämpfen durch seine eigene Thätigkeit und Rührigkeit, durch selbstständiges und selbstthätiges Wirken, und dies kann nachhaltig nur erregt und unterhalten werden durch Bildung, Unterricht und Erziehung. Wessen ist diese Aufgabe? Wer erkennt sie an? Wer erfüllt sie? Ich antworte darauf, wie in Oberschlesien: die

---

[2] Anm. im Original: Ich führe dies an, damit nicht wieder ein nörgelnder Referent über den „flüchtig Reisenden" ein vornehmes Urtheil vom grünen Tisch am warmen Ofen fälle, und meine eigenen Anschauungen einem fremden Gewährsmanne zuschreibe, wenn ich für Einzelnes frühere Arbeiten citire. Ist es mir doch passirt, dass man meine ganz selbstständige Darstellung der Oberflächen – Verhältnisse Oberschlesiens, für welche ich einzelne Höhen- und Boden-Bestimmungen des Oberbergrathes Hrn. v. Carnall verwerthete, als von diesem herrührend in einem Jahresbericht mittheilte!

katholische Hierarchie hätte es können, um so mehr als sie hier die Regierung selbst war; sie kann es noch jetzt, da sie den nächsten Einfluss auf die Schulen und auf die Gewissen hat. Der Staat kann es, wenn er die gesammte Leitung des Unterrichts in seiner Hand hält. Ist es nicht möglich, hier einen andern Standpunkt der Cultur zu gewinnen, so wird jedes ungünstige Jahr ähnliche oder noch schlimmere Zustände zurückbringen. […]

Die Noth hatte die an sich dürftige und einseitige Nahrung allmälig zu den einfachsten Formen heruntergebracht. Fleisch, an sich kein gewöhnliches Nahrungsmittel, hatte bei den Meisten aufgehört; Butter gab es fast gar nicht, Milch sehr selten. Brod konnten nur Wenige aus eigenen Vorräthen noch backen, da selbst das Haidekorn erschöpft war. […]

Zuerst erkrankte die Mutter der Familie, Margaretha geb. Salb, 53 Jahr alt, die bis dahin bis auf einen alten, beweglichen Bruch ganz gesund gewesen sein sollte. Nach einer Wäsche, die sie im December vorigen Jahres besorgte, erkrankte sie unter Frost, klagte über den Leib und legte sich. Sie hatte jedoch weder Erbrechen, noch Durchfall oder Verstopfung, noch soll der Leib besonders aufgetrieben gewesen sein; der Bruch war jederzeit reponibel und ist noch kurz vor dem Tode einmal zurückgebracht worden. Auch hatte sie keine Seitenstiche, noch Klagen über die Brust. Sie fröstelte fortwährend, hatte viel Durst […] Sie starb nach 8 Tagen am 26. December, nach der Aussage ihres Mannes besinnlich.

Ihre Schwester, Katharina Salg, 48 Jahr alt, besorgte bald nach dem Begräbniss die Wäsche der hinterlassenen Bett- und Kleidungsstücke, und benutzte dann auch diese Betten selbst. Schon acht Tage nach dem Tode ihrer Schwester erkrankte sie ihrerseits unter Frost, Hitze, Kopfweh, fröstelte stets, hatte sehr viel Abweichen, so dass an einem Tage bis 14, zum Theil unwillkürliche Entleerungen erfolgten, aber die Zunge war weder braun noch trocken. […] Sie starb am 25. Januar.

Schon vor ihr hatte sich Johann Hermann, der zweite, 13jährige Sohn, gelegt, obwohl seine erste Erkrankung ziemlich gleichzeitig mit der seiner Tante erfolgt zu sein scheint. Er soll immer elend gewesen sein und eine böse Farbe gehabt haben. Schon während des Herbstes klagte er oft über Leibweh, und entleerte einigemal Würmer. Gehustet hat er selten. […] Tod am 26. Januar, nachdem er etwa einen Monat krank gewesen war. […]

Joh. Fleckenstein, genannt Stocker, Taglöhner, lebte hauptsächlich von Waldarbeit und baute nebenbei einige Kartoffeln. Seine elende Hütte liegt am Ende des Dorfes auf der Thalsohle an der Sonnenseite. Er hatte mit seiner Frau Marianne 10 Kinder gehabt, von denen noch 7 am Leben sind. Seine Kartoffeln waren ihm dieses Jahr missrathen, so dass er schon seit Martini keine mehr besessen haben will. Seit dieser Zeit ernährte er sich immer kümmerlicher, da sein Verdienst nur kärglich zureichte, die Nahrungsmittel für seine grosse Familie zu erwerben. Der eine seiner Söhne ist ihm daher schon seit einiger Zeit entlaufen. Allmälig schwanden seine Kräfte, und er konnte nicht mehr im Walde arbeiten. Seine Frau, 40 Jahre alt, ist schon seit 14 Tagen erkrankt; nach einem Frost wurde sie von Hitze, Schmerzen im Leib, in der Brust und im Kopfe befallen, sehr matt und musste sich zu Bette legen. Der Stuhl war angehalten, zu essen bekam sie fast nichts. Mässiger, häufiger Husten. Als wir sie sahen, lag sie noch zu Bett, war sehr abgemagert, hohläugig, der Leib bis fast auf die Wirbelsäule eingesunken, die Haut kühl, trocken, schmutzig mit zahlreichen, sehr feinen, runden, hellblaurothen Flecken (Flohstichen?) besetzt, an vielen Stellen vom Kratzen excoriirt[3] und mit zahlreichen kleinen venösen Ektasien versehen. Sie klagte immer noch über Kopfweh, Sausen und Schwerhörigkeit, hustete häufig, hatte Schmerzen auf der Brust, in der jedoch weder durch Percussion noch durch Auscultation[4] etwas Erhebliches entdeckt werden konnte; auch im Leib hatte sie, wie sie sagte, noch Schmerzen, doch zeigte sich dieser weich und beim Druck schmerzlos. Die Zunge war feucht und ziemlich rein; der Stuhl seit 8 Tagen angehalten. Der Puls machte 80 schwache und matte Schläge in der Minute. – Der Mann selbst, der an Leistenbrüchen und chronischen Fussgeschwüren litt, eine grosse, kräftig gewachsene Figur, der ein tüchtiger Arbeiter gewesen sein soll, war gleichfalls mager, hustete weniger, ging auch noch herum, und klagte hauptsächlich über „Glockenläuten" im Kopfe, der heiss und geröthet war. Fieber hatte er nicht.

In derselben Wohnung befand sich ausserdem seine Schwägerin, die Schwester seiner Frau, Marianne verw. Burger, 42 Jahre alt, Mutter von 3 Kindern (1 war gestorben). Auch sie ging noch herum, sah aber ebenfalls sehr matt und abgemagert aus, klagte über grosse Schwäche, stetes Brausen im Kopfe und Schmerzen im Magen und der Brust. [...]

Die Frage, welche vor Allen an uns gestellt war, ob nämlich aus dem Hunger heraus eine unmittelbare Reihe von Krankheitszuständen sich entwickelt haben, konnten wir ohne Bedenken auf die relativ kleine Kategorie von Fällen beschränken, welche ich zuletzt besprochen habe. In der That sahen wir einen gewissen Zustand der Erschöpfung, der Schwäche, der Resistenzlosigkeit entstanden, der die Prädisposition zu Erkrankungen in sich trug, einen Zustand, den ich früher als Hungerzustand (status famelicus) bezeichnete, und in dem die Leute auch bei leichten Störungen in einer relativ heftigen Weise erkrankten. In diesem Zustande, welcher überall den

---

[3] Anm. HB: tiefer gehende Hautabschürfung.
[4] Anm. HB: Abhören.

Charakter des chronischen ans sich trug, fanden wir die Leute schwach, arbeitsunfähig, abgemagert, hohläugig; sie hatten angehaltenen Stuhl, Schmerzen im Leibe, eine trockene, schmutzige, meist kühle Haut, einen matten, häufig fieberlosen Puls, eine meist reine und feuchte Zunge, aber fast alle kamen darin überein, dass sie über Kopfweh und Eingenommenheit, über Sausen und Glockenläuten, zuweilen über Gesichtsstörungen klagten, und dass sie einen heissen Kopf, injicirtes Gesicht, namentlich eine helle Injection der Conjuctive bulbi[5] zeigten. Manches von diesen Erscheinungen, namentlich wo sie durch Complication irgend einer ernsthafteren Localaffection den febrilen Charakter annahmen, erinnerte uns an leichtere Formen des Typhus, und es konnte die Frage entstehen, ob man diess nicht als Anfang des Hungertyphus bezeichnen sollte. Der Erfolg scheint uns gerechtfertigt zu haben, wenn wir uns dagegen aussprachen: die Anlegung von Suppenanstalten, die Vertheilung von Brod, Reis etc. hat fast überall genügt, sofort diese Zustände zu beseitigen. [...]

Unter anderen Verhältnissen würde der angeführte Hungerzustand, indem er die Prädisposition für Krankheiten der verschiedensten Art begründete, vielleicht zu einer grossen Hungerpest geführt haben. Die Spessart-Orte sind, wie ich gezeigt habe, fähig, Typhus-Epidemien auch ohne Hunger in sich zu entwickeln: um wie viel mehr hätte sich eine solche Epidemie in einer ausgehungerten Bevölkerung verbreiten können. Allein einerseits wurde dem Hunger glücklicherweise früh genug gesteuert, um die Prädisposition nicht zu weit vorschreiten zu lassen, und andererseits war es eben nicht „Typhus-Wetter", keine Constitution typhosa. Auch dürfen wir nicht vergessen, dass unsere ganze Untersuchung gezeigt hat, wie die ungünstigen Bedingungen des socialen Lebens in den Spessartbergen zum grossen Theil paralysirt werden durch die günstigen Bedingungen der Elevation des Landes und der Formation des Bodens, und wie diese armselige und indolente Bevölkerung, welche durch jedes einzelne Missjahr in die Noth des Hungertodes gebracht wird, doch ein Sterblichkeitsverhältnis darbietet, fast so günstig wie es die besten Länder der alten Welt zeigen. Unsere Vorhersage, dass keine Epidemie in nächster Zeit zu befürchten stehe, hat sich glücklich bewahrheitet, aber wird man die andere Vorhersage vergessen, dass jedes neue ähnliche Jahr ähnliche Opfer verlangen wird und ungleich grössere Calamitäten bringen kann? Bildung, Wohlstand und Freiheit sind die einzigen Garanten für die dauerhafte Gesundheit eines Volkes.

---

[5] Anm. HB: Bindehaut des Augapfels.

9

Naturheilkunde contra Bakteriologie

9.1 Dr. Heinrich Lahmann, Chefarzt im weltberühmten Dresdener Sanatorium „Weißer Hirsch", wundert sich über „Koch und die Kochianer"

> *„Das Impfprincip: ‚Lebt, wie ihr wollt, versündigt euch gegen die Gesetze eurer Menschennatur, so viel ihr wollt, der eine in vergiftendem Ueberfluss, der andre in zehrendem Elend und im Schmutz, lasst euch dann nur impfen (bequem und ohne Berufsstörung) und Alles ist wieder gut.'"*
>
> Heinrich Lahmann (1890, S. 16 f.)

Unter den allerersten Medizinern, die sich kritisch zum „Kochschen Mittel", dem ab November 1890 verfügbaren „Tuberkulin", äußerten, war der Gründer und Chefarzt des berühmten Dresdener Sanatoriums „Weißer Hirsch", Dr. Heinrich Lahmann (1860–1905). Lahmann hatte sich nach Medizinstudium, Approbation und Promotion als praktischer Arzt in Stuttgart und dann als Leiter einer Naturheilanstalt in Chemnitz intensiv mit den verschiedensten naturgemäßen Behandlungs- und Präventionsmethoden beschäftigt. Er experimentierte mit vegetarischer Ernährung, entwickelte ein Verfahren zur Herstellung von Pflanzenmilch, machte sich mit den damals beliebten Licht-, Luft- und Sonnenkuren vertraut. Er studierte die Rolle der Nährsalze und Mineralstoffverbindungen im Organismus und setzte sich mit Fragen der Kleidungsgestaltung auseinander. Er arbeitete durchaus auch naturwissenschaftlich und eröffnete 1895 ein physiologisch-chemisches Laboratorium, um die Chemie des Stoffwechsels im Kontext seiner Ernährungsvorgaben zu untersuchen.

Nachdem er 1888 das Sanatorium „Weißer Hirsch" bei Dresden eröffnet hatte, bot er seinen Patienten und Kurgästen dort ein umfassendes Lebensreformprogramm: Gymnastik, Sitzbäder, Wechselspülungen, „Andampfungen" und andere Wasseranwendungen, „Luftbäder" in „Lufthütten" und vieles mehr gehörte zum Standardarsenal seiner Methoden. In der Ernährung legte er Wert auf viel Salat, Gemüse, Nüsse und Obst – weshalb er auch das landwirtschaftlich nutzbare Radeberger „Gut Friedrichsthal" 1894 erwarb, um von dort aus sein Sanatorium mit Obst zu versorgen. Morgendliche Gymnastik im Park in leichter Kleidung („Luftbadehemd"), aber etwa auch Sandschippen und Holzsägen sollten den Gästen helfen, auch in ihren Empfindungen und Gedanken zu gesunden. Lahmann betonte insgesamt die hohe Bedeutung der psychologischen Dimension für Gesundheit und Krankheit und nutzte auch Wachsuggestion und Hypnose.

In Lahmanns Naturheilsanatorium traf sich die Prominenz

Lahmanns Sanatorium wuchs schnell und erlangte Bekanntheit weit über Dresden, ja über Deutschland hinaus. Tausende Patienten besuchten jedes Jahr den „Weißen Hirsch" und angeschlossene naturheilkundlich arbeitende Einrichtungen (vgl. Lienert 2005). Auch nach Lahmanns frühem Tod (1905) blieb das Sanatorium eines der modernsten seiner Art und wurde in den 1920er- und 1930er-Jahren weiter von vielen Prominenten aufgesucht: Mitglieder des Hochadels wie Viktoria Luise von Preußen, Ernst August von Braunschweig, die spätere Königin von Griechenland, Friederike von Hannover, konnte man dort kuren sehen. International berühmte Schriftsteller wie Rainer Maria Rilke, Franz Kafka, Thomas Mann, Kurt Tucholsky, Großadmiral Heinrich Prinz von Preußen, einer der bedeutendsten Industriellen des deutschen Flugzeugbaus, Hugo Junkers, und viele Künstler und Sportler verliehen dem Ort ein besonderes Flair. Unter den Schauspielern fanden sich Zarah Leander, Gustaf Gründgens, Heinz Rühmann und Johannes Heesters.

Lahmanns breites Spektrum an naturheilkundlich inspirierten Therapieangeboten in Verbindung mit praktischer Lebensreform auf allen Gebieten passte in die Zeit: Parallel zur naturwissenschaftlichen Biochemie als medizinischer Leitwissenschaft erlebten alternative Therapien und Gesundheitsvorkehrungen ein großes Interesse. Der Landwirt und Autodidakt Vinzenz Prießnitz (1799–1851) als „Vater der Naturheilkunde", der vor allem durch

Wasseranwendungen (Kaltwasserkur, „Prießnitz-Wickel") bekannt wurde, der Priester Sebastian Kneipp (1821–1897) mit seiner Kaltwassertherapie, der Schweizer Arzt und Ernährungsreformer (Vollwertkost) Dr. Maximilian Bircher-Benner (1867–1939) mit seinem Bircher-Müesli – diese Namen sind nur die vielleicht bis heute bekanntesten aus einer unübersehbaren Zahl von Ärzten und Heilkundigen, die sich in der zweiten Hälfte des 19. Jahrhunderts abseits der Schulmedizin und mit großem Zuspruch um Gesundheit und Krankheit gekümmert hatten. Und Dr. Heinrich Lahmann war unter ihnen nicht nur einer der wirtschaftlich erfolgreichsten, sondern auch derjenige, der sich bemühte, die von ihm praktizierten, teilweise neu entwickelten Verfahren auch einer wissenschaftlichen Überprüfung zu unterziehen. Wikipedia fasst zusammen: „Seine Anwendungen selbst konnte er – trotz seiner Abneigung gegen die Schulmedizin – weitgehend wissenschaftlich belegen." Sie seien „noch heute Bestandteil der Rehabilitationsmedizin" („Heinrich Lahmann", 2022).

Und in einem der wenigen Werke zur Geschichte der Naturheilverfahren findet sich die Würdigung:

> „Lahmann ist der umfassendste Vertreter des Naturheilverfahrens seiner Zeit, der Mann der größten Begabung für exakte Forschung, der vollkommensten Harmonie zwischen intuitiver Erkenntnis und experimenteller Beweisführung, wie wir es jedem Arzt wünschen möchten. ‚Lahmanns Lebensarbeit hat die Naturheilmethode in ungeahnter Weise gefördert, sein Genius darf zufrieden auf sein Lebenswerk zurückblicken. Lahmann hat gelebt für alle Zeiten.'" (Brauchle 1971)

Die Naturheilkunde steht auf dem Index

Nun mag man gegen Lahmann einiges einwenden. Dass er, offenbar chronisch überarbeitet, bereits früh, nämlich im Alter von 45 Jahren, an einer Herzschwäche als Folge einer verschleppten Grippe verstarb, könnte als Hinweis gelesen werden, dass er selbst offenbar die Vorgaben der von ihm propagierten, naturgemäßen Lebensführung nicht immer zu seinem Vorteil beherzigen konnte. Andererseits ist festzustellen, dass wir über Lahmanns naturheilkundliche Konzepte und sein Leben und Wirken nicht wirklich viel wissen. Die Beschäftigung mit alternativmedizinischen Verfahren, ihren unterschiedlichen Ausprägungen, ihren Erfolgen und ihren Vertretern ist in der medizinischen Therapieforschung genauso wie in der Medizingeschichte heute eine marginalisierte, oft belächelte, bestenfalls noch geduldete Randerscheinung. Die wenigen Quellen, die man zur Geschichte der Naturheilkunde findet, stehen oft vorab unter Esoterik-, Hokuspokus- oder gar unter NS-Verdacht. Das Lahmann-Kapitel (S. 86–92) in Alfred Brauchles Werk *Zur Geschichte der Physiotherapie. Naturheilkunde in ärztlichen Lebensbildern* (1971) ist eine solche. Der Autor, Prof. Dr. med. habil. Alfred Brauchle, war nicht nur einer der profiliertesten Verfechter naturheilkundlicher Verfahren in Deutschland, indem er sowohl als Arzt, als Klinikdirektor – u. a. in der berühmten „Schwarzwaldklinik" – und als Verfasser medizinischer Standardwerke sich intensiv mit Heilmethoden jenseits der naturwissenschaftlich ausgerichteten sog. Schulmedizin beschäftigt hatte. Er engagierte sich auch für einen produktiven Dialog zwischen Naturheilkunde und akademischer medizinischer Forschung und publizierte dazu die *Gespräche über Schulmedizin und Naturheilkunde,* in denen er sich konstruktiv mit seinem Kollegen Prof. Dr. L.R. Grote austauschte, der wie er am Rudolf-Heß-Krankenhaus zu Dresden als leitender Arzt wirkte.

Brauchle war aber auch NSDAP-Mitglied. Eine medizinhistorische Dissertation (Plum 1993) berichtet unter Verweis auf einen Brief des Sohnes Bartlin Brauchle vom 8.1.1993, dass Alfred Brauchle im Jahr 1943 unter Druck gesetzt wurde und sich verweigerte:

„Brauchle wurde von einem Gauleiter der NSDAP zu verstärkter Aktivität für den Nationalsozialismus aufgefordert. Dies wies er mit den Worten ‚Ich bin Arzt!' von sich, woraufhin ihm sein Verlassen Dresdens oder sein Einsatz an der Front als Alternativen für die Zukunft vorgestellt wurden. – Brauchle gab daraufhin seine Arbeit in Dresden auf." (Plum 1993, S. 40)

Nähere Recherchen zu Brauchles tatsächlichem Verhältnis zum nationalsozialistischen Unrechtsstaat sind nicht bekannt. Dass man Brauchles wohl beispiellose und schon allein zahlenmäßig beeindruckende Publikationstätigkeit zur Geschichte der Naturheilkunde offenbar im eigenen Interesse besser links liegen lässt – dafür scheint ein Werk des auf alternativmedizinische Verfahren spezialisierten Prof. Robert Jütte ein sprechendes Beispiel zu bieten. In Jüttes *Geschichte der alternativen Medizin: von der Volksmedizin zu den unkonventionellen Therapien von heute* (1996) kommt sein wohl bedeutendster Vorgänger in der Darstellung von naturheilkundlichen Ansätzen, nämlich Alfred Brauchle, nur am Rande vor. Im Register finden sich zwei Verweise – und aus Alfred Brauchle wird dort kurzerhand Adolf Brauchle gemacht. Ganz offenbar ein Freudscher Lapsus.

Die nachhaltige Verdrängung der Alternativmedizin

Wenn Jütte (1996, S. 9) es für erstaunlich, aber erklärbar ansah, dass sich bislang Medizinhistoriker bestenfalls mit Einzelaspekten der alternativen bzw. nichtschulmedizinischen Heilmethoden befasst haben, aber eine Gesamtdarstellung nicht vorliegt, so muss dieser Befund auch fast 30 Jahre später – sieht man von Jüttes verdienstvoller Arbeit ab – erneuert werden. Zwar stehen die Naturheilverfahren in der Bevölkerung nach wie vor hoch im Kurs (vgl. Barz 2018). Die medizinischen Fakultäten der Hochschulen indessen sind fest in der Hand der sog. Lebenswissenschaften – was eine Art neudeutsche Begrifflichkeit für Biochemie und Genforschung ist. Für Homöopathie, Osteopathie, Ayurveda, traditionelle chinesische Medizin, anthroposophische Medizin, Hydrotherapie, Phytotherapie (Kräutermedizin) oder körperbezogene Therapien mit Wasser, Licht-, Luft- und Lehmkuren ist in der Hochschulmedizin kein Platz. Und die Legionen von Medizinhistorikern wollen und können es sich offenbar nicht leisten, sich mit den „Schmuddelkindern" der Heilkunst, mit Kneipp-Bund oder Bircher-Müesli zu befassen. Schon der Leibarzt von Bismarck, Dr. Ernst Schweninger (1850–1924), ein überzeugter Anhänger der Naturheilkunde und derjenige, der Bismarcks Gesundheitszustand entscheidend verbesserte, nachdem die Charité-Granden ihm eine offenbar falsche Krebsdiagnose gestellt hatten – schon Dr. Schweninger also musste es hinnehmen, „von seinen schulmedizinisch gesinnten Standesgenossen deswegen mit Spott und Hohn überschüttet" zu werden (Jütte 1996, S. 125). An der abschätzigen Beurteilung sämtlicher nichtschulmedizinischer Theorieansätze und Heilmethoden durch den medizinischen Mainstream hat sich bis heute nichts geändert. Im Gegenteil dürfte sich die Ausgrenzungsbemühung noch radikalisiert haben, die Jütte schon in den 1990er-Jahren feststellte:

> „Daß die Naturheilkunde immer noch im Verdacht steht, eine Außenseitermedizin zu sein, zeigt allein die Tatsache, daß es bislang nur an zwei bundesrepublikanischen Universitäten (Berlin und Ulm) Lehrstühle für Naturheilkunde gibt." (Jütte 1996, S. 126)

Ein einschneidender Meilenstein in der Verdrängung der Naturheilverfahren dürfte der „Flexner-Report" von 1910 gewesen sein. Der Bildungsexperte Abraham Flexner hatte im Auftrag der Carnegie-Foundation und in Zusammenarbeit mit der American Medical Association eine Evaluation der medizinischen Ausbildungsstätten in den USA erarbeitet. Er besuchte dafür ab 1908 sämtliche 155 amerikanischen Ausbildungsinstitute, die meist ohne

Bezug zu Universitäten ärztliche Ausbildungen gegen Geld verkauften und auf die schulische Vorbildung ihrer Studenten weniger Wert legten. Im Ergebnis empfahl Flexner (vgl. Koch 2019) die Schließung des Großteils (117 von 148) dieser Institute – was in den Folgejahren auch realisiert wurde. 1920 existierte nur noch die Hälfte der ärztlichen Ausbildungsinstitute von 1900. Der Flexner-Report war ein Glied in einer längeren Kette von im späten 19. Jahrhundert einsetzenden Bemühungen zur Reform der Medizinerausbildung. Schon 1876 hatte die Johns-Hopkins-Universität die erste medizinische Fakultät nach deutschem Vorbild eingerichtet und das Spital in die medizinische Fakultät integriert. Im weiteren Verlauf spielten die Carnegie-Stiftung und die Rockefeller-Stiftung eine wichtige Rolle. Auch das American Council for Medicine setzte sich für die verschiedenen Punkte ein und hatte ein paar Jahre vor Flexners Report schon eine ganz ähnlich akzentuierte Denkschrift publiziert. Die zentralen Punkte (vgl. Brown 1979):

- Vereinheitlichung in Richtung naturwissenschaftlich-bakteriologisch-pharmakologisch orientierter Theorien und Therapien,
- höhere Eingangshürden, z. B. durch längere Schulbildung als Zulassungsvoraussetzung,
- längere Ausbildungszeiten,
- bessere labortechnische Ausstattung der Colleges,
- Schließung der vielen kleinen Medizinerausbildungsstätten, die nicht rentabel und nicht auf dem Stand waren, der als der wissenschaftlich richtige behauptet wurde. Betroffen waren davon vor allem Medicine Colleges für Schwarze und für Frauen sowie homöopathische und andere nicht Mainstream-orientierte Gesundheitsschulen (Kneipp, Osteopathie etc.).

Flexner war als Nichtmediziner – sein Bruder Simon Flexner war gleichwohl als Mediziner Chef der Rockefeller-Stiftung und stellte die Kontakte her –, der sich aber als Betreiber einer erfolgreichen Privatschule einen Namen gemacht hatte, ein geeigneter Frontman, der einerseits Glaubwürdigkeit und Unabhängigkeit in der Öffentlichkeit verkörpern konnte, andererseits aber durch das medizinisch-pharmazeutische Establishment lenkbar war. Unter den Vorzeichen der Verwissenschaftlichung und des Kampfes gegen Geschäftemacherei in halbseidenen medizinischen Klippschulen (vgl. Cooke u. a. 2006) wurde in den Folgejahren tatsächlich eine radikale Flurbereinigung durchgesetzt: Die kleinen Ausbildungsstätten wurden öffentlich diskreditiert, die Sponsoren blieben ebenso weg wie die Studenten – während sich an den Universitäten Studiengänge mit gut ausgestatteten Laboren und einem auf die bakteriologischen Theorien eingeschworenen Lehrkörper über großzügige private und staatliche Zuwendungen freuen konnten (vgl. Clarke 2021).

Flexner hatte somit sowohl auf der Ebene der organisationalen Ressourcen wie im Bereich der leitenden Überzeugungen dem mikrobiologischen Paradigma zu einer Monopolstellung in der Medizinerausbildung verholfen gegen die alle komplementären, alternativen oder integrativen Ansätze hoffnungslos ins Hintertreffen geraten mussten. Kritiker haben dementsprechend Flexners Wirken zusammengefasst als „to make a medical scientist of every practitioner" (Bonner 1989, p. 479). In Brauchles *Gesprächen über Schulmedizin und Naturheilkunde* liest man demgegenüber das Credo des emphatischen ärztlichen Selbstverständnisses, das auch für Lahmanns Haltung stehen könnte. Und das eigentlich alles beinhaltet, was Lahmann in seiner Kritik des Kochschen Mittels ausführt:

„Die Naturheilkunde wendet sich gegen die Überschätzung des Medikaments, des Laboratoriums, des Tierversuchs und des Spezialistentums. Der Arzt, der trotz sorgfältigster Ausbildung noch zur Zusammenschau fähig wäre, ist selten geworden." (Grote/Brauchle 1935, S. 39)

9.2 Originaltext: Die Koch'sche Entdeckung (Lahmann 1890)

> **Über den Originaltext**
>
> Bereits im Dezember 1890 legte der naturheilkundlich orientierte Arzt und Direktor des Sanatoriums „Weißer Hirsch" Dr. Heinrich Lahmann eine Streitschrift gegen „Kochs Mittel" vor. Sie wurde unter dem Titel *Koch und die Kochianer. Eine Kritik der Koch'schen Entdeckung und der Koch'schen Richtung in der Heilkunde* im A. Zimmers Verlag, Stuttgart, publiziert. Dem titelgebenden Kapitel „Die Koch'sche Entdeckung" (S. 5–21) ist der hier abgedruckte Textauszug entnommen.

Wenn ein Uneingeweihter in diesen Wochen (wir schreiben den 24. November 1890) die ersten Jubelhymnen in seinen Tagesblättern las, so war es verständlich, dass er hypnotisirt in den Siegesjubel, der wissenschaftliche Körperschaften, Behörden und Regierungen fast kopflos machte, einstimmte.

Es ist auch heute noch zum Mindesten anmassend, nüchtern geblieben zu sein und eine nüchterne Kritik zu wagen.

Die vorsichtigen Aussprüche Koch's haben ein Meer von Hoffnungen und Wünschen aufgeführt, welche zeigen, dass es mit der hygienischen Bildung in allen Schichten der Bevölkerung beängstigend schlecht bestellt ist. Da ist Aufklärung Pflicht.

Was ist augenblicklich Thatsächliches an der Koch'schen Entdeckung?

Durch Einspritzung einer Flüssigkeit, welche zweifelsohne Stoffwechselprodukte (Toxine, Taxalbumine) von Tuberkel- oder anderen Pilzen enthält, wird beim Lupuskranken[1] in den tuberkulösen Knötchenbildungen in der Haut unter Fiebererscheinungen eine akute Schwellung verursacht, die zu einer Vereiterung und Abstossung der trägen Gebilde führt.

Nun, wir Aerzte wissen schon lange, dass z. B. der Rothlauf (die Rose) ähnliche, ja noch auffallendere Eigenschaften hat, indem nicht nur Lupus, sondern auch gefährliche Drüsenbildung, ja selbst krebsähnliche (sarcomatöse) Geschwülste unter Umständen zum Schwinden gebracht werden, wenn ein derartiger Kranker zufällig den Rothlauf bekommt. [...]

Wir können nach Dargelegtem also von vornherein zugeben, dass die Koch'sche Flüssigkeit einen mit einer fieberhaften Ausschlagskrankheit zu vergleichenden Zustand hervorbringen kann, in Folge dessen durch starke Blutcongestionen in der Haut die trägen Lupusknoten zur Vereiterung, Verschorfung und Abstossung gebracht werden.

Dasselbe pflegen wir in passenden Fällen durch Erweichung der lupösen Hautstellen mittelst guttaperchabedeckter[2] feuchter Dauercompressen und intensiver lokaler Bähungen (Dampfeinwirkungen) zu erreichen, nur sind wir nicht so kühn zu behaupten, dass damit der Tuberkelkranke geheilt sei; vielmehr geben wir dann dem Kranken diätetische Regeln für die Zukunft, von deren dauernder Beobachtung erst eine solche Umänderung der „Säftemischung" zu erwarten steht, dass die tuberkulöse Disposition getilgt wird.

Letzteres Verfahren ist ungefährlich, ob das Koch'sche Verfahren auch, das muss die Zukunft lehren. Damit soll nicht in Abrede gestellt werden, dass das Koch'sche Mittel als diagnostisches Hilfsmittel sich nicht etwa bewähren könnte – aber hoffentlich nur zur Unterscheidung der Frage: ob Tuberkulose oder Lustseuche oder Krebs?

Ich fürchte aber, dass das Koch'sche Mittel selbst dieses nicht einmal leistet. Denn dass der fieberhaft disponirte Tuberkulöse auf eine ganz geringe Menge mit Fiebererscheinungen antwortet, während für den Gesunden

---

[1] Anm. HB: Lupus (vulgaris) ist eine chronische Form der Hauttuberkulose mit knotigen Hautveränderungen.
[2] Anm. HB: Guttapercha: kautschukartiges Material.

oder einen nicht zu Fieber disponirten Kranken eine weit grössere Menge des Mittels nöthig ist, um Allgemeinerscheinungen hervorzurufen, ist verständlich. Die weiteren Beobachtungen werden diese Frage erst entscheiden müssen.[3]

Wer nun mehr Thatsächliches berichtet hat, als was hier vom Lupus gesagt ist, sei wegen – Begeisterungsrausches entschuldigt.

Damit man nicht zu mir sage: Du hast mit voreingenommenen Augen gesehen, führe ich in Nachfolgendem unter Anführungszeichen kritische Bemerkungen des Herrn Medizinalrath Dr. v. Burckhardt in Stuttgart an, der in seinem dem Stuttgarter Gemeinderathe erstatteten Bericht vom 19. November sich als bis jetzt der nüchternste und unvoreingenommenste Urtheiler über die Koch'sche Entdeckung gezeigt hat. Der Bericht ist im Stuttgarter Neuen Tagblatt vom 22. November abgedruckt und seine Lektüre sehr zu empfehlen. Der Betreffende sagt: „Ich habe aber Gelegenheit gehabt, 2 Fälle zu untersuchen, bei denen die Behandlung und Beobachtung auf ca. 5 Wochen sich erstreckt, und von denen der eine, wie mir der Chefarzt der betreffenden Krankenabtheilung mittheilte, überhaupt der erste von Koch in Angriff genommene Lupusfall gewesen sein soll. Diese Fälle möchte ich in ihrem jetzigen Zustande noch nicht als geheilt in dem gewöhnlichen Sinne des Wortes ansehen. Zwar sind nirgends mehr ganz sicher als solche erkennbare lupulös infiltrirte Hautstellen vorhanden und die früher krank gewesene Haut ist auch in grösserer Ausdehnung mit einer, wenn auch zarten, aber anscheinend gesunden Epidermis bedeckt; aber daneben finden sich doch auch Bezirke, die mit dicken, ziemlich fest aufsitzenden Schuppen bedeckt sind, und wenigstens an einer Stelle sind zwei kleine, zwar nicht über das Niveau der Umgebung prominirende, aber doch deutlich umschriebene, braunrothe Stellen sichtbar, die ich unter anderen Umständen für Lupusknötchen gehalten hätte.[4] Diese Patienten reagiren auch auf grosse Dosen des Mittels nicht mehr, d. h. es folgt auf die Einspritzung desselben weder eine Störung des Allgemeinbefindens, noch eine örtliche Veränderung im Bereich der früher kranken Haut. Eine solche Toleranz gegen das Mittel wird auf allen Krankenstationen als Beweis dafür angesehen, dass keine tu-

---

[3] Anm. im Original: Heute, bei der Correktur dieses Buches am 11. December, müssen wir mit Prof. Drasche, Wien sagen: „Die vorläufigen Erfahrungen an Schwindsüchtigen haben aber gezeigt, dass in nicht wenigen Fällen von ganz ausgesprochener notorischer Lungentuberkulose auf kleinere oder grössere Gaben des Koch'schen Injektionsmediums keine Reaktion erfolgte. Hierdurch erleidet der von Koch als so wichtig betonte diagnostische Werth seines Mittels nicht geringe Einbusse."

[4] Anm. im Original: Mittlerweile ist nach einer Mittheilung von Prof. Drasche in der „N. Fr. Pr." bei diesem ersten Fall ein regelrechter Rückfall mit Knötchenbildung eingetreten.

berkulösen Gewebe mehr im Körper vorhanden und dass die Kranken von ihrer Tuberkulose geheilt sind, weil alle Kranke mit nachweisbar vorhandener Tuberkulose auf das Mittel prompt reagiren und nach Analogie mit den Erfahrungen beim Meerschweinchen die Annahme berechtigt sei, dass nach vollständiger Beseitigung der tuberkulösen Produkte auch die Tuberkulose geheilt sei."

Also die Heilung von der tuberkulösen Erkrankung wird selbst beim Lupus nicht nur von uns bezweifelt.

Darnach brauchten wir auf die Behandlung der Tuberkulose der Knochen und Gelenke, sowie endlich der Lungen wohl kaum einzugehen. Um eine andere Erklärung für die Wirksamkeit des Koch'schen Mittels als der oben bei Gelegenheit des Vergleiches mit dem Rothlauf-Heilerfolge gegebenen kann es sich nicht handeln. Die Natur lässt sich nicht so auf den Kopf stellen, dass Leute, deren Säftemischung durch die das Zustandekommen der Tuberkulose bedingenden fehlerhaften Lebenseinflüsse so verändert, durch die tuberkulöse Erkrankung selbst dann weiter so verdorben ist, dass es zu grösseren Störungen des Stoffwechsels in den Knochen und Gelenken oder den Lungen gekommen ist, — durch die Einverleibung einer Portion Pilzbrühe oder Aehnlichem zu gesunden Menschen werden können. Wer so etwas auch nur denken kann, versteht von natürlicher Hygiene Nichts. Koch ist zuviel Hygieniker, als dass er solche Folgerungen selbst gezogen hätte.

Wie armselig sind die Erfolge bei der Behandlung der Knochen- und Gelenkstuberkulose mit dem Koch'schen Mittel.

Dr. v. Burckhardt sagt: […] „Den zweifellosen Besserungen bei leichteren und frischeren Fällen von Knochen und Gelenktuberkulose stehen eine Reihe von Fällen gegenüber, bei denen die bisherige Behandlung keinen nachweisbaren Nutzen gebracht hat, wenn auch alle diese Fälle die allgemeine und örtliche Reaktion auf das Mittel dargeboten haben." […]

Was nun die Behandlung der Lungentuberkulose anlangt, so konnte man bekanntlich vor noch wenigen Wochen den Ausspruch hören und lesen, dass man in 10 bis 15 Jahren überhaupt keine Tuberkulose mehr haben werde. Der nüchterne Beobachter (Herr Dr. v. Burckhardt) sagt: „Was indessen auch bei den günstigsten Fällen in der bisherigen kurzen Zeit erreicht werden konnte, ist ein Aufhören des Fiebers und des Schweisses, eine Verminderung des Auswurfs und wenigstens zeitweiliges Verschwinden der Bazillen in demselben und zuweilen eine geringe Vermehrung des Körpergewichts (nicht über 1½ Kilo)."

Nun, ich habe bei den drei zur Zeit in meiner Behandlung stehenden Fällen von Lungen- bezw. zweimal auch beginnender Kehlkopftuberkulose folgende Resultate:

1. Fall, seit 15 Tagen in Behandlung: Lungenblutungen und Brechneigung haben aufgehört, da Auswurf leichter, Gewichtszunahme in diesen 15 Tagen 2,7 Kilo.
2. Fall, seit 14 Tagen in Behandlung: Fieber hat aufgehört, Gewichtszunahme in 13 Tagen 1,5 Kilo.
3. Fall, seit 16 Tagen in Behandlung: Husten und Auswurf, Herzklopfen und Schwäche haben bedeutend nachgelassen, der Kehlkopf wird freier, Gewichtszunahme in 14 Tagen 2,1 Kilo.

Trotzdem – ehrlich gesagt – ist es für uns sehr fraglich, ob diese Fälle, die relativ vorgeschritten sind, wirklich genesen werden.

Dabei behandeln wir nur mit Diät und Luft und Wasser und sonstigen physikalischen Mitteln, machen keineswegs aus der Behandlung der Tuberkulose eine Spezialität, sondern nehmen aus Rücksicht auf unsere anderen Patienten Tuberkulöse nur gelegentlich, bezw. in der Regel nur beginnende Fälle auf.

Auf die hier angeführten Fälle bilden wir uns gar nichts ein; denn wir haben bessere aufzuweisen, sie sind nur als Gegensatz aufgeführt, wieviel besser sich unsere Fälle in den letzten Wochen bei allgemeiner natürlich hygienischer Behandlung, als die Versuchsobjekte bei der neuen künstlich-hygieinischen Behandlung gemacht haben.

Auch ist zu erwähnen, dass in jedem Krankenhause die Beobachtung gemacht wird, dass bei Tuberkulösen durch die blose Gestellung besserer Lebensbedingungen d. h. also ohne Anwendung einer besonderen Medikation wenigstens in der ersten Zeit sich günstige Erscheinungen zeigen. Dies erklärt sich von selbst durch den Umstand, dass die Patienten, die in der Regel den ungünstig gestellten Bevölkerungsschichten angehören, den tagtäglichen schädlichen Einflüssen entzogen werden. Aber selbst wenn die mit dem Koch'schen Mittel behandelten Versuchsfälle sich besser als diese alltäglichen machten, (was eben nicht der Fall ist) so wäre dies doch wohl in erster Linie einem Faktor zuzuschreiben, der bei vielen Kranken eine Besserung oder gar Genesung herbeizuführen im Stande ist, nämlich der durch Hoffnung und gespannteste Erwartung gehobenen seelischen Stimmung.

Trotzdem warten wir noch immer auf den ersten wirklichen Heilbericht von einem mit Koch'scher Flüssigkeit behandelten Tuberkulösen.

10

Eine kritische Stimme aus Italien

10.1 Prof. Dr. Mariano Semmola bezweifelt, dass „verdünnte Seuchengifte" heilen können

> „Wir haben daher später noch Zeit genug, uns zu begeistern".
> Mariano Semmola (1891)

Im Jahr 1890 erscheinen in Wien die *Vorlesungen über Experimentelle Pharmakologie und Klinische Therapie* des Pharmakologen und Mediziners Prof. Dr. Mariano Semmola (1831–1896), Neapel, in deutscher Sprache. Im Vorwort rühmt Prof. Dr. Hermann Nothnagel, Hofrath und Klinikdirektor in Wien, die vorbildliche Verbindung von theoretischen, wissenschaftlich-experimentellen und medizinisch-praktischen Aspekten in der Denkweise Semmolas. Damit markiere Semmola einen wichtigen Gegenpol zu der zunehmenden Distanz der experimentellen Laborforschung von der praktischen Anwendung am Krankenbett. Diese problematische Loslösung, so Nothnagel, sei allenthalben, gerade auch in den in Deutschland gebräuchlichen Lehrwerken, anzutreffen.

Semmola ist ein entschiedener Verfechter echter Wissenschaft, die für ihn immer eine solide theoretische Basis, eine vorurteilsfreie experimentelle Überprüfung und eine praktische Nutzanwendung für die Kranken beinhaltet. Letztes und wichtigstes Prüfkriterium muss allerdings immer die Bewährung am Krankenbett bleiben. Allen Versprechungen einer neuartigen Labormedizin gegenüber muss der gewissenhafte Arzt sich auf seine tatsächlichen Erfahrungswerte berufen. Der wirklich wissenschaftlich arbeitende Mediziner vertraut seinen eigenen Beobachtungen – und nicht irgendwelchen Dogmen, und sei es das Dogma des Fortschritts:

> „Gegenüber einer Krankheit nun, die wir ätiologisch in rationeller Weise nicht zu heilen vermögen, ziehe ich den gewissenhaft beobachtenden Kliniker dem marktschreierischen Gelehrten vor, denn wenn der Arzt ein gelehrter und ehrlicher Mann ist, schreitet er mit Heilmitteln ein, deren Wirkung er vielleicht nicht zu erklären weiss, die aber von einer langen Erfahrung beglaubigt sind, während der Arzt des Laboratoriums gezwungen ist, die grosse Trommel zu rühren, um mit voller Sachkenntnis die Kranken zu täuschen, die unbefangen an den Fortschritt glauben, in der Hoffnung, rascher gesund zu werden." (Semmola 1890, S. 240)

Prof. Semmola ist nicht nur ordentlicher Professor der therapeutischen Klinik an der königlich italienischen Universität zu Neapel. Er ist dort Klinikdirektor, er ist gewählter Parlamentsabgeordneter und Senator des Königreichs Italien. Schon zwei Jahre vorher, im Jahr 1888, war Semmolas Buch *Die wissenschaftliche Medicin und die Bacteriologie gegenüber der Experimentalmethode* ebenfalls in Wien erschienen. Die hohe internationale Reputation des italienischen Gelehrten Semmola lässt sich nicht nur an den Übersetzungen seiner Werke ins Deutsche ablesen, sondern beispielsweise auch daran, dass er zum korrespondierenden Mitglied der französischen Académie Nationale de Médicine, Paris, gewählt worden war. „Professor Semmola has long been well known in this country as a distinguished clinician and therapeutist" („Professor Semmola ist hierzulande seit langem als angesehener Kliniker und Therapeut bekannt"), schreibt das *British Medical Journal* (Review 1891) über Semmola im Jahr 1891 anlässlich einer Rezension seiner *Vorlesungen über Experimentelle Pharmakologie und Klinische Therapie*. Semmola war auf der Internationalen Gesundheitskonferenz 1874 in Wien Abgeordneter seines Heimatlandes; er wurde im Rahmen internationaler Tagungen um Vorträge gebeten – so referierte er etwa 1887 auf dem Internationalen Medizinischen Kongress in Washington über die Bedeutung „der experimentellen Methode, die in Italien mit Galilei ihren Ursprung nahm und die stets der einzige Leitstern des wissenschaftlichen Fortschritts gewesen" (Semmola 1890, S. 269). Ehrungen und Orden erhielt er aus Brasilien und Portugal, aus Spanien und Schweden, aus Tunesien und Österreich-Ungarn. Prof. Semmola war in der internationalen Welt der wissenschaftlichen Medizin zweifellos kein Unbekannter.

Robert-Koch-Elogen in der Deutschen Revue

Es ist deshalb nachvollziehbar, dass Semmola als internationale medizinische Koryphäe vom Berliner Quartalsmagazin *Deutsche Revue* ausgewählt wurde, als man sich dort entschlossen hatte, wenigstens einen kritischen Kommentator zu Wort kommen zu lassen. Die *Deutsche Revue,* eine Vierteljahresschrift mit bunten Inhalten aus Wissenschaft, Literatur, Gesellschaft, Religion und Politik für das gebildete Publikum, veröffentlichte im Jahr 1891 eine ganze Reihe von Einzelbeiträgen und gleich zwei Fortsetzungsserien, in denen Robert Kochs Entdeckungen und insbesondere sein „Tuberkulin" als sensationelle Wendepunkte der Heilkunst gefeiert wurden: In einer vierteiligen Serie berichtet Kochs Cousin Robert Biewend (1891) aus der teilweise gemeinsam verbrachten Kinder- und Jugendzeit. In einer Art Vorläufer der heute als „Homestory" bekannten Einblicke in die persönlichen Lebensumstände, in die Erlebnisse und Vorlieben, gewürzt mit mancher Anekdote, wird Robert Koch als moralisch hochstehendes, gleichwohl menschlich nahbares Individuum charakterisiert. Biewend zitiert lange Passagen aus frühen Briefen Kochs an Eltern und Verwandte, vor allem auch aus der Zeit von Robert Kochs Einsatz als Kriegsfreiwilliger im deutsch-französischen Krieg 1870/71, in denen immer wieder die Sorge und Fürsorge des jungen Robert Koch für seine ebenfalls im französischen Kriegsgebiet Kriegsdienst leistenden Brüder einen zentralen Platz einnehmen. Ein Beispiel aus einem Brief an Kochs Eltern:

> Ay bei Metz, den 20. September 1870.
> „Vorgestern Abend, am 18. d. M., erhielt ich Euren Brief als das erste Lebenszeichen aus der Heimat. Er war am 15. abgeschickt. Zu meinem größten Erstaunen erfuhr ich dadurch, daß meine Brüder ganz in meiner Nähe stehen. […] Gestern Mittag nun, nachdem ich meine Geschäfte erledigt, machte ich mich sofort auf den Weg nach Maizières, um Albert und Ernst dort aufzusuchen und ihnen einige kleine Erfrischungen zu überbringen. Die Entfernung von hier nach Maizières beträgt etwa 1 ½ Stunden Weges. […]" (Biewend 1891, S. 92)

In einer dreiteiligen Serie unter dem Titel *Der Kampf gegen die Feinde der Menschheit* preist der Mediziner Dr. Adolf Gottstein (1891a) Koch als Genie der Forschung und gottgleichen Erlöser von allen Krankheiten:

> „Der Name Robert Koch's ist gegenwärtig in aller Munde, die Erregung ob seiner Entdeckung der Heilung der Tuberkulose hat die ganze Welt ergriffen,

und es ist ganz überflüssig, die Berechtigung dieser Erregung besonders begründen zu wollen. […] Es giebt in der ganzen Geschichte der Medizin kaum ein Beispiel eines in gleicher Weise durch die Arbeit eines einzigen Mannes erreichten Fortschritts. Und nicht genug an der einen Errungenschaft, die es uns ermöglicht einen Angriffskampf gegen den mächtigsten Feind der Menschheit, die Tuberkulose, mit der Aussicht auf Erfolg zu beginnen, es werden uns auch Hoffnungen erweckt, daß der von Koch gefundene Weg eine Verallgemeinerung zuläßt. Mit solchen Erwartungen schließen wir ein Jahrzehnt medizinischer Forschung ab, welches mit Recht als dasjenige der bakteriologischen Ära bezeichnet worden ist." (ebd. S. 32)

In seiner Autobiografie blickt Gottstein, der später als Ministerialdirektor im Preußischen Ministerium für Volkswohlfahrt von 1919–1924 an die Spitze der preußischen Medizinalverwaltung gelangte, auch auf die Bedeutung zurück, die Robert Koch für ihn und für eine ganze Generation von Ärzten und Medizinern hatte. Gottstein, der später durchaus zum Kritiker einer einseitig bakteriologischen Perspektive auf Krankheit und Seuchen wurde, hat in seinen posthum unter dem Titel *Erlebnisse und Erkenntnisse* veröffentlichten Erinnerungen, verfasst in den Jahren 1939/40, die allgemeine Euphorie in Medizinerkreisen gut charakterisiert:

„Robert Koch hatte, kurz bevor ich 1889 in seinem Institut arbeiten durfte, schon auf der Höhe seines Ruhms, den Lehrstuhl der gesamten Hygiene übernommen; sein Geist herrschte über den Laboratorien, an denen seine Schüler und Assistenten mitten unter uns übrigen zahlreichen Institutsbesuchern ihre Arbeitsplätze hatten. Es waren darunter die ausgewählten Jünger des neuen, von Koch geschaffenen Forschungsgebietes aus allen Kulturländern, welche hier die neuen Methoden studierten." (Gottstein 1999, S. 65)

Der Begriff der „Jünger" ist von Gottstein weder zufällig noch ironisch gewählt. Er deutet in seiner eindeutig religiösen Konnotation vielmehr unfreiwillig auf das Jenseits der Wissenschaft, insofern Wissenschaft es im Normalfall eher mit Daten, Fakten, Argumenten und Beweisen zu tun hat – während die bakteriologische Erlösungshoffnung sich vor allem auf imposante Inszenierungen, eindrucksvolle Visualisierungen und die Wiederholung von Glaubenssätzen stützte. Kritiker der mikrobiologischen Heilslehren hatten bereits in der damaligen Zeit auf diese parareligiöse Komponente aufmerksam gemacht. Schon im August 1891 erschien in den *Therapeutischen Monatsheften* ein diesbezüglich bemerkenswerter Aufsatz: Dr. med. G. Siegmund berichtete sehr nüchtern über „Die Stellung des Arztes zur Tuberculinbehandlung" (S. 415–421) und stellte fest, dass sämtliche Erwartungen hinsichtlich der therapeutischen ebenso wie der diagnostischen Potenz des Kochschen Wundermittels eindeutig durch die Praxis widerlegt seien. Gleichwohl weigere sich eine Gruppe von Medizinern, die Tatsachen zur Kenntnis zu nehmen, und hielt in unverbrüchlicher Treue an der „Unfehlbarkeit des Mittels und der Methode" fest. Die damals noch als unbezweifelbar geltende „Autorität des Entdeckers" Robert Koch schien – aller empirischen Evidenz zum Trotz – dafür zu bürgen. Im Rückblick auf die hellsichtigen Beobachtungen des Arztes Siegmund notiert der Medizinhistoriker Christoph Gradmann in seiner im Jahr 2002 angenommenen Habilitationsschrift:

„Immer mehr Tatsachen waren im Laufe der Zeit als Täuschungen erschienen. Die Heilwirkung des Tuberkulins erwies sich für Siegmund als das, was auch wir 110 Jahre später in ihr sehen müssen: als Glaubensakt." (Gradmann 2005, S. 221)

Die lustlose Erwiderung auf Semmolas Kritik

Mit einem Rest von Ausgewogenheitsanspruch gewährte der Herausgeber der *Deutschen Revue,* Richard Fleischer, also immerhin neben den umfangreichen Elogen auf den heldenhaften Forscher und den integren Privatmann Koch im Jahr 1891 dem berühmten italienischen Klinikdirektor Prof. Mariano Semmola Raum für eine kritische Stellungnahme. Schon rein quantitativ sind die Sympathien des Herausgebers freilich leicht zu erraten: Weit über 100 Seiten, auf denen Robert Koch gehuldigt wird, stehen keine 10 Seiten gegenüber, in denen Semmola seine Einwände formulieren darf. Immerhin 10 Seiten – wenngleich allein durch die Übermacht des zehnfachen Umfangs der Robert-Koch-Heiligsprechung eigentlich kaum Zweifel aufkommen dürften. Semmolas „kritisches Gutachten" wird zusätzlich durch den redaktionellen Hinweis entschärft, dass für eines der nächsten Hefte „von berufener Seite eine Entgegnung" erfolgen werde. Diese erscheint dann tatsächlich aus der Feder des dem Leser bereits bestens bekannten deutschen Bakteriologie-Anhängers Adolf Gottstein (1891b).

Gottstein, der bereits die dreiteilige Serie über die Wunder der Bakteriologie in derselben Zeitschrift geschrieben hatte, scheint sich indessen mit seiner knappen Entgegnung gar keine rechte Mühe mehr zu geben. Er behauptet schon in den Eingangssätzen, dass Semmola ohnehin nur mit Behauptungen statt mit Tatsachen zu überzeugen versuche. Er lässt durchblicken, dass ein Eingehen darauf einerseits unter seiner Würde liege, andererseits das Publikum durch eine zu sehr ins „Fachmännische" gehende Diskussion überfordert wäre. Dieser Ankündigung entsprechend belässt es Gottstein bei einigen pauschalen Abqualifizierungen und behauptet, dass Semmolas theoretische Einwände durch Kochs Meerschweinchenexperimente längst praktisch widerlegt seien. Weshalb sich jede weitere Diskussion erübrige. Ansonsten beinhalte Semmolas Gutachten entweder medizinische Binsenweisheiten oder Mahnungen und Hinweise, die Koch längst selbst formuliert hätte: „Aber lange vor Semmola hat gerade auf diese Punkte mit gewohnter Schärfe Koch selbst hingewiesen." (Ebd. S. 352).

Gottstein weist zuletzt den Verdacht zurück, dass naive Fortschrittseuphorie oder gar Gewinnstreben bei der Begeisterung vieler Ärzte für das Kochsche Mittel eine Rolle spielen könnten, und meint, eine besonders starke Schlusspointe mit dem Verweis auf den damals vielleicht berühmtesten deutschen Arzt, den Berliner Chirurgen Prof. Ernst von Bergmann, zu formulieren, der sich am 16. November 1890 begeistert gezeigt hatte. Dass ausgerechnet Ernst von Bergmann in diesen Wochen zu einem der schärfsten Kritiker der Tuberkulin-Kampagne und auch von Robert Koch selbst wurde (vgl. Kap. 3), verleiht der Gottsteinschen Pointe eine tragikomische Note. Dass Robert Koch die von Gottstein als „Beweis" beschworenen Meerschweinchen nie vorweisen, ja noch nicht einmal Befunde aus einer ordnungsgemäßen Sektion der von ihm als zentrales Element seiner Argumentation angeführten Tiere vorlegen konnte, hat bei den Zeitgenossen zu Spekulationen darüber geführt, ob Koch hier regelrecht betrogen oder nur unsauber gearbeitet hat. Oder Opfer einer Selbsttäuschung im Sinne des Wissenschaftstheoretiker Ludwik Fleck geworden war, in dessen Theorem von der „Harmonie der Täuschungen" Christoph Gradmann (2005, S. 159 ff.) hier eine Erklärung anbietet.

10.2 Originaltext: Professor Koch und die Behandlung der Lungenschwindsucht – ein kritisches Gutachten

> **Über den Originaltext**
>
> Der Beitrag von Mariano Semmola erschien im ersten Quartalband des XVI. Jahrganges (1891) der *Deutschen Revue* auf den Seiten 111–120, mit dem redaktionellen Hinweis: „Professor der therapeutischen Klinik an der königlich italienischen Universität zu Neapel, Senator des Königreichs Italien". Sowie dem Vermerk des Autors: „Geschrieben Neapel, den 26. November 1890".

Gegenüber der allgemeinen und einmütigen Begeisterung, welche die neueste Entdeckung des berühmten Berliner Bakteriologen in der ganzen Welt hervorgerufen hat, könnte es seltsam und geradezu anmaßend erscheinen, daß ich auf die Anfragen, welche einige Vertreter der Presse hier in Neapel an mich gestellt haben, einige ernsthafte Zweifel an der Wirklichkeit und der Wirksamkeit dieser Entdeckung ausgesprochen habe. Indessen bin ich ein Mann, der sich während der Zeit von fünfunddreißig Jahren langen und eingehenden Studien auf dem Gebiete der therapeutischen Klinik hingegeben hat; ich habe die Beschränkungen kennen gelernt, unter denen es nur möglich ist, die Ergebnisse der Laboratoriumsstudien auf die klinische Therapie anzuwenden, ich kenne die strenge experimentelle Logik, von der sich der Forscher weder in seinem Arbeitszimmer noch am Krankenbette losmachen kann,[1] und so leid es mir thut, so habe ich die allgemeine Bewunderung doch nicht teilen können, obgleich ich dies, entsprechend meiner großen Hochachtung vor dem großen Forschergeiste Koch's, sehr gern gethan hätte.

Schon als im Jahre 1880 Pasteur seine ersten Untersuchungen über die Vorbeugung von Krankheiten durch Einflößung von verdünnten Giften ankündigte, habe ich bei aller Achtung, die ich dem Geiste des berühmten Gelehrten zollte, dennoch die Hoffnung, die er hatte, die medizinische Wissenschaft durch Mittel gegen alle ansteckenden Krankheiten – selbst die allerschwersten – auf dem Wege der vorbeugenden Impfung bereichern zu können, nur mit sehr großem Zweifel aufgenommen. Ich will die komische Seite dieser Sache auf sich beruhen lassen, denn wir brauchten einen zweiten Molière, um dem Publikum diese neue Art der medizinischen Behandlung gebührend an einem gesunden Menschen vorzuführen, der sich gegen alle von außen kommenden Krankheitskeime schützen und eine unzerstörbare Gesundheit erwerben wollte und zu diesem Zwecke anfinge, sich einer Reihe von künstlichen Krankheiten zu unterwerfen, wie sie durch die geplanten Einspritzungen gegen Diphtheritis, Scharlach u. s. w. hervorgerufen werden. Einen solchen Fortschritt der Medizin kann ich mir offen gestanden überhaupt nicht vorstellen, und es erscheint mir doch erlaubt zu fragen, ob alle diese verdünnten Giftstoffe, (welche überhaupt nur in mente Dei[2] existieren), wenn sie alle nacheinander demselben menschlichen Organismus einverleibt werden, dieselbe vorbeugende Kraft behalten, wie ein ein-

---

[1] Anm. im Original: Vergl. Vorlesungen über experimentelle Pharmacologie und klinische Therapie von Dr. M. Semmola. Mit einer Vorrede des Hofrats Professor Dr. H. Nothnagel, Wien 1890.
[2] Anm. HB: Wörtlich: im Geiste Gottes, gebraucht im Sinne von „Wunschdenken".

ziger von ihnen allenfalls haben würde, wenn er dem Menschen allein eingeimpft würde; ob auf diese Weise wirklich ein vor allen Angriffen geschützter Mensch hergestellt werden kann. Die Wirkungen eines solchen Erfolges wären ja gar nicht abzusehen; der Tod würde nur die Hälfte seiner heutigen Opfer ernten, und dann fort mit Darwin und der Darwinistischen Weltanschauung, fort mit dem Kampfe ums Dasein. Ein großer Teil der kleinen oder unsichtbaren Lebewesen würde keine Existenz-Gelegenheit mehr finden, und dies würde keinem leid thun, denn der Mensch würde weniger von den kleinen, ihm nachstellenden Tierchen gequält werden (obgleich diese in Wahrheit weniger zu fürchten sind); aber dieses Glück würde neues Unheil im Gefolge haben, die Menschen würden zu lange leben, die Erde würde zu stark bevölkert werden, und die soziale Frage, die uns schon heute genug ängstigt, würde ganz schreckliche Formen annehmen; der Mensch würde durch die Fortschritte der Wissenschaft von kleinen, unsichtbaren, ihn aussaugenden Feinden befreit und würde makroskopischen großen Blutsaugern in die Arme geworfen, vor denen er sich durch keine vorbeugende Impfung schützen kann, ein moralischer Kannibalismus mit allen seinen Folgen. Welch' ein Triumph der Wissenschaft!

Ich denke immer wieder und denke auch bei dieser Gelegenheit zurück an eine Abendgesellschaft, welche Lord Granville in London bei Gelegenheit des internationalen medizinischen Kongresses im August 1881 gab, und an welcher ich in meiner Eigenschaft als Abgeordneter und Vertreter Italiens teil nahm. Ich habe gesehen, mit welcher unsagbaren Freude so viele Mütter an den Lippen des großen Pasteur hingen, wie sie begeistert und atemlos zuhörten, als er ihnen versprach, daß man durch die Schutzimpfungen in der nächsten Zukunft eine Zeit erreichen würde, in der die Mütter nicht mehr um das Leben ihrer Kinder zu zittern brauchten, in der Scharlach, Diphtheritis u. s. w unbedenkliche Krankheiten sein würden. Es that mir in der Seele weh, daß ich die hoffnungsvollen Zuhörerinnen schmerzhaft enttäuschen mußte, aber ich konnte mich nicht enthalten, ihnen das frei heraus zu sagen, was ich in meinen Vorlesungen über Therapeutik so oft geschrieben und gesprochen hatte, daß alle diese Versprechungen nur die Träume eines großen Gelehrten seien, daß dieser große Gelehrte aber leider kein Arzt sei und deshalb nicht ermessen konnte, welch' eine tiefe Kluft zwischen den Arbeitsstuben des Biologen und des Klinikers ist; ich hatte damals keinen Zweifel daran, daß Pasteur's Träume nicht zu verwirklichen waren, und die Zeit hat mir vollkommen Recht gegeben, denn alle seine Hoffnungen sind noch heute nichts als Träume geblieben.

Eine große Schar von erlauchten Geistern ist dem Beispiel Pasteur's mit wunderbarem Eifer gefolgt, sie haben in der heutigen Biologie eine Menge von Fortschritten hervorgerufen, welche ohne Zweifel als eine Zeit des Triumphes aufzufassen sind, aber leider sind diese Triumphe für die praktische Anwendung unfruchtbar geblieben und werden es bleiben, sie lassen sich (am Menschen) weder zum Zwecke der Vorbeugung noch zu dem Zwecke der Heilung der ansteckenden Krankheiten verwerten.

Der Grund ist sehr einfach.

Der Ausgangspunkt aller dieser Untersuchungen und Hoffnungen ist ein naturphilosophischer, oder wenn man lieber will, ein logischer Irrtum, und aus irrigen Voraussetzungen entstehen naturgemäß irrige Folgerungen.

Alle diese Naturforscher sind in ihren Untersuchungen von dem Grundgedanken ausgegangen, daß die Jenner'sche Schutzpockenimpfung ein Beispiel für ihre Bestrebungen sei. Die Blatternfreiheit sei erreicht durch Einimpfung des Kuhpockengiftes, und das Kuhpockengift ist nach ihrer Ansicht nichts als ein im Leibe der Rinder verdünntes Blatterngift.

Aber dieser Fall hat in Wahrheit mit den von Pasteur und Genossen vorgenommenen künstlichen Impfungen nichts zu thun.

Ich habe immer geglaubt und glaube noch heute fest, daß Kuhpockengift und Blatterngift zwei ganz verschiedene Dinge sind, und für die, welche anderer Ansicht sind, muß ich hinzufügen, daß schon seit vierzig Jahren Versuche und Erörterungen über diese Fragen angestellt sind, die alle zu den verschiedensten Ergebnissen geführt haben, und daß noch kein endgültiges Ergebnis erzielt worden ist. Man muß doch fragen, ob es wissenschaftlich zulässig ist, einen Sprung zu machen und vom Unbekannten ausgehend auf gut Glück loszuarbeiten.

Wenn es meine Aufgabe wäre, mich mit der Impfungsfrage zu beschäftigen, so würde ich es jedenfalls anders angefangen haben, das heißt, ich würde zunächst in unwiderleglicher Weise festzustellen gesucht haben, ob das Jenner'sche Schutzpockengift wirklich nichts Anderes ist als eine Verdünnung des Blatterngiftes, und nur dann, wenn ich dies unwiderleglich nachgewiesen hätte, würde ich mich mit der Verdünnung von andern Krankheitsgiften befaßt haben. Ich würde aber niemals das Jenner'sche Verfahren einfach als bewiesenes Beispiel angenommen und meine logischen Bedenken so beschwichtigt haben.

Ferner kann ich es nicht für gleichgiltig halten, ob man die Verdünnung eines Krankheitsgiftes dadurch erreicht, daß man dieses Krankheitsgift durch einen Tierkörper hindurchgehen läßt, oder dadurch, daß man es auf physikalischem oder chemischem Wege herstellt. Der letzte Weg ist aber von allen Forschern seit den letzten zehn Jahren allein eingeschlagen worden. Hierin besteht ein zweiter methodischer Fehler, und bis man mir das Gegenteil nachweist, werde ich glauben, daß die Verdünnung eines Giftes mit Hilfe eines tierischen Körpers etwas Anderes ist als die Verdünnung mit Hilfe von Sauerstoff, durch Einwirkung der Wärme u. s. w. Man wird mir zugeben, was ich seit einer langen Reihe von Jahren meinen Schülern immer und immer wieder betone, daß gerade durch solche Abweichungen von der korrekten Methode die klinische Medizin zu Absurditäten geführt und an ernsthaften und wertvollen Fortschritten gehindert worden ist.[3]

Dies ist aber noch nicht der einzige logische oder naturphilosophische Irrtum, der den Bakteriologen vorzuwerfen ist; ein anderer, der sie gleichfalls trifft, ist nicht geringer. Das Jennersche Schutzpockengift, dessen Wesen uns streng genommen noch ganz unbekannt ist, wird dem gesunden Menschen eingeimpft, um ihn widerstandsfähig gegen die Blattern zu machen, oder, in der Sprache der modernen Medizin, um seinen Organismus zu einem unfruchtbaren Nährboden für die blatternerzeugenden Mikrobien zu machen, welche zur Zeit der Impfung in den Körper des Impflings noch nicht eingedrungen sind. Aber diese Widerstandsfähigkeit und Seuchenfestigkeit hat nichts zu thun mit derjenigen, welche die Bakteriologen in einem solchen Körper hervorrufen wollen, dessen Widerstandskraft schon gebrochen ist; denn so kann man wohl einen Menschen bezeichnen, der nach allen Regeln der Kunst von einem tollen Hunde gebissen ist und bei dem sich das Gift der Tollwut bereits im Körper ausgebreitet hat.

Wenn ich mir alle diese vermeintlichen Entdeckungen der letzten Zeit vorstelle, welche einen so einmütigen Beifall hervorgerufen haben, so kommt es mir vor, als wenn ich träume. Das Fieber des Fortschrittes hat so viele tüchtige Menschen berauscht oder, richtiger gesagt, verblendet: sie verleugnen alle gesunden methodischen Grundlagen; sie stellen Versuche an, bei denen sie Dinge durch einander werfen, die so verschieden sind wie schwarz und weiß; sie vertauschen die Existenzbedingungen der einzelnen Erscheinungen mit einander; und im Namen der experimentalen Medizin ziehen sie Schlußfolgerungen, wie sie nicht einmal der alte Empirismus gemacht hat. Mit gefalteten Händen möchte ich diese Herren bitten, einzuhalten; ich möchte auf dem abschüssigen Pfade des sogenannten Fortschrittes, den die Wissenschaft in den letzten zehn Jahren gemacht hat, wieder zurückgehen und einen neuen Weg einschlagen, geleitet durch die helle Fackel der strengsten wissenschaftlichen Logik, durch die so viele große Geister, besonders zu Anfang dieses Jahrhunderts, zu unsterblichen Wahrheiten und

---

[3] Anm. im Original: Vergl. Die wissenschaftliche Medizin und die Bakteriologie gegenüber der Experimentalmethode von M. Semmola, Wien 1888.

zu den wahren Grundlagen des heutigen Fortschrittes der Medizin geführt worden sind.

Welche Ähnlichkeit, frage ich noch einmal, kann zwischen der ersten Art der Immunität, die ich oben beschrieb, und der zweiten gefunden werden?

Kann man wirklich ehrlich glauben, daß ein Organismus, in den ein Seuchengift bereits eingedrungen ist, mit auf der Brust gekreuzten Armen und ruhigen Antlitzes die vorbeugenden und heilenden Wirkungen eines verdünnten Seuchengiftes abwarten sollte. Ich glaube es nicht, und ich behaupte, daß ein Seuchengift, welches einmal von außen in einen Organismus eingedrungen ist, die chemisch-biologische Verfassung desselben jede Minute, jede Stunde, jeden Tag u. s. w. ein wenig verändert und so in langsamer Entwickelung die Stoffwechselverhältnisse dieses Organismus so weit beeinträchtigt, daß zur gegebenen Zeit mit unerbittlicher Sicherheit die diesem Seuchengifte eigene klinische Erscheinung – also, um im gegebenen Beispiele zu bleiben, die Tollwut – hervorgerufen werden muß: eine neue Anwendung der alten Lehre vom Wassertropfen, der zuletzt den Stein durchhöhlt. Diese Auffassung hat den Wert einer unbestreitbaren Wahrheit; sie ist im Namen des wahren wissenschaftlichen Fortschrittes, der Physiologie und der allgemeinen Pathologie erworben.

Ich kann daher nicht begreifen, daß es Kliniker giebt, die im guten Glauben daran denken, daß das Beibringen von verdünnten Seuchengiften zum Zwecke der Vorbeugung oder der Heilung, welches lediglich im Laboratorium versucht worden ist, und welches sich lediglich auf ganz unsichere Grundlagen stützt, in der Anwendung auf den Menschen wirksam und nützlich sein soll.

Ich habe mich bis jetzt an Pasteur gehalten, nicht weil ich die Koch'sche Lymphe für eine Verdünnung des Krankheitsgiftes gehalten hätte und deshalb an das vermeintliche Verfahren zur Heilung der Tollwut erinnert worden wäre, sondern weil ich überzeugt bin, daß die geistreichen Arbeiten Pasteur's den Koch'schen Untersuchungen den Weg gebahnt haben und daß ohne die Thätigkeit des ersteren auch der zweite heute nicht in einem so glänzenden Lichte dastehen würde.

Die geheimnisvolle Koch'sche Lymphe, welche als ein wirksames Mittel gegen die Tuberkelbildungen angesehen wird, ist zwar ein glänzendes Zeugnis für den Geist und die Arbeitsamkeit, die in den heutigen Laboratorien herrscht, aber trotzdem zeigt sie in den Augen des wirklichen Arztes, und zwar vielleicht noch in einem besonders hohen Grade, dieselben Fehler, welche sich immer dann einstellen, wenn eine Treibhauspflanze des Laboratoriums mit leichtem Herzen in die Kliniken verpflanzt wird. Ich will hier nicht im geringsten bestreiten, daß die Koch'sche Lymphe ein gutes Mittel zur Zerstörung tuberkuloser Gewebe ist; ich will mich hier auch nicht in einen Streit darüber einlassen, wie die Wirkungen der Koch'schen Lymphe im Sinne der wissenschaftlichen Medizin zu charakterisieren und zu klassifizieren sind, ob man sie als eine elektive biochemische Aktion oder richtiger als eine nützliche Wirkung der Hyperthermie auffassen soll, welche die Einspritzung des Koch'schen Mittels im Gefolge hat.

Die klinische Wissenschaft lehrt uns von vielen Fällen, in denen krankhafte Erscheinungen, welche an einzelne Körperstellen gebannt waren, dadurch in unerwarteter Weise geheilt sind, daß vorübergehende akute Krankheiten eine Hyperthermie[4] erzeugt haben. Aber solche Heilungen, welche wie die wahren Wunderkuren erscheinen, sind nicht nachhaltig und daher als wirkliche Heilungen nicht zu betrachten. Ich will aber die mit dem Koch'schen Mittel verbundene Fähigkeit, tuberkulöse Neubildungen zu zerstören, als fest und sicher erwiesen annehmen. Aber um die Lungentuberkulose heilen zu können, müßte man auch die vortuberkulose Periode (man gestatte mir diesen neuen Ausdruck) verändern und heilen können; und die Koch'sche Lymphe hat keinen Einfluß auf die eingreifende Störung des Stoffwechsels, welche langsam und häufig erst im Laufe vieler Jahre eingerissen ist, bis sie endlich den Tuberkeln das Eindringen gestattet. Wie konnten sich so viele bedeutende Ärzte bis zur Begeisterung für dieses vermeintliche Tuberkelmittel erwärmen, da die Koch'sche Lymphe im besten Falle nicht mehr erreicht, als daß sie bei den unglücklichen phthisisch Geborenen die letzten anatomischen Wirkungen zerstört? Und das Wunderbarste und Unglaublichste ist, daß diese Begeisterung auch die schroffsten Puritaner ergriffen hat, d. h. diejenige medizinische Partei, welche unbedingt und ohne jede Einschränkung darauf schwört, daß die Tuberkulose nur von den Bacillen kommt; da doch das Koch'sche Mittel den Bacillus gar nicht tötet. Ich kann mich daher auch nicht enthalten, diesen Herren einen lächerlichen Widerspruch vorzuwerfen, wenn sie auch nur die Möglichkeit zugeben, daß die Tuberkulose durch ein Mittel zu heilen sei, welches den Bacillus nicht tötet. Mögen sie dieses Paradoxon selbst aufklären, ich brauche dabei nicht länger zu verweilen. Mir genügt es, daß ich sicher weiß, daß man die Lungenschwindsucht nur dann heilen kann, wenn man vorher den ganzen Körper (soweit es noch Zeit dazu ist) behandelt und heilt, und daß man einen Schwindsüchtigen nicht dadurch gesund machen kann, daß man sich darauf beschränkt, einen oder mehrere Tuberkelknoten in seinen Lungen zu zerstö-

---

[4] Anm. HB: Überwärmung.

ren, zugegeben selbst, daß das Koch'sche Mittel diese Wirkung überhaupt hervorbringen kann. Und von diesem Standpunkte aus muß ich sagen, daß mir die Begeisterung der Kliniker geradezu naiv vorkommt, soweit sie überhaupt ehrlich ist, und wir nicht mit der Möglichkeit zu rechnen haben, daß einzelne Kliniker um ihres Vorteils willen sich begeistert stellen. Und das ist noch nicht das schlimmste Bedenken. Ich würde nichts gegen die Koch'sche Methode einzuwenden haben, wenn seine Lymphe ein unschuldiges Mittel wäre, welches nur auf dem Wege der Blutgefäße in die kranke Körperstelle eindränge und diese zum Absterben brächte, ohne die übrigen Teile des Organismus zu beeinflussen. Aber diese Einspritzungen geschehen in der bloßen Hoffnung, eine Wirkung der Krankheit zu beseitigen, während die Ursache der Krankheit unverändert bleibt und auch der Bacillus nicht getötet wird (ich füge noch dies hinzu, um dem Geschmacke eines jeden gerecht zu werden); und diese bloße Hoffnung, welche nicht einmal eine Gewißheit ist, verleiht uns nicht das Recht, den ganzen Organismus in Unordnung zu bringen, dadurch, daß wir eine neue und tief eingreifende akute Krankheit künstlich erzeugen, welche zwar von kurzer Dauer, aber nicht ohne alle Gefahr ist. Wir brauchen, um uns davon zu überzeugen, nur die Beschreibung der bedenklichen Erscheinungen anzusehen, welche sich bei vielen Personen infolge der Einspritzung gezeigt haben. Ja, man braucht sich nur anzusehen, welche Wirkung die Einspritzung selbst von kleinen Dosen von der Koch'schen Lymphe in einigen Fällen auf das Herz gehabt hat, ein beschleunigter, unregelmäßiger, dikrotischer Puls[5] – der manchmal so matt war daß die Ärzte dringend genötigt waren, der Thätigkeit des Herzmuskels und der Spannung der Gefäße mit Alkohol und anderen Reizmitteln nachzuhelfen. Ich will dabei von Symptomen absehen, welche durch Schwellung der um die tuberkulosen Neubildungen herum liegenden Gewebe entstehen, obwohl diese Anschwellungen in den Fällen, wo es sich um eine Tuberkulose der Lungen oder des Kehlkopfes handelt, zu einer Störung der Atemthätigkeit und somit zu einer Gefährdung des Lebens des Patienten führen können. Ich als Arzt verwerfe eine solche Behandlung, weil sie unlogisch ist und einem von allen tüchtigen Ärzten anerkannten und befolgten Grundsatze der Medizin: „non nocere" zuwiderläuft. Und von diesem verneinenden Standpunkte vermögen mich auch der mit Recht begründete große Ruf des Entdeckers der neuen Methode und die vielen Jahre angestrengter und eifriger Arbeit, die er auf sie verwandt hat, nicht abzubringen.

---

[5] Anm. HB: doppelschlägiger Puls.

Wegen dieser seiner angestrengten wissenschaftlichen Arbeit schulde ich dem gelehrten Berliner meine volle Anerkennung und ich gönne sie ihm aus ganzem Herzen; aber ich fühle mich als Arzt nicht verpflichtet, seine Vorschriften ohne eigene Prüfung anzuwenden, und ich hoffe, er wird es mir nicht verargen, wenn ich mein Urteil über ihn und seine vermeintliche Entdeckung eines Mittels zur Heilung der Lungenschwindsucht offen ausspreche. […]

Im übrigen ist es in den letzten Jahren, so oft eine vorbeugende Impfung aufkam, und insbesondere als die Tollwutimpfung eingeführt wurde, regelmäßig beobachtet worden, daß alle mäßigen Ärzte sich für die Fortschritte der Wissenschaft sehr begeistert anstellten, ohne es zu sein, bloß um Taschenspielerkunststücke im Interesse „der melkenden Kuh" anstellen und um die Leiden ihrer Patienten in gewinnsüchtiger Weise ausnutzen zu können. Dies ist der wirkliche Erfolg, wenn die Entdeckungen des Laboratoriums ohne die nötige Vorsicht auf das Krankenbett übertragen werden: verführende Schlußfolgerungen, wahre Wunder im Reagensgläschen und am Meerschweinchen, aber Enttäuschungen über Enttäuschungen im Krankensaale der Kliniken und Hospitäler.

Ich würde mich aufrichtig freuen, wenn die Koch'sche Entdeckung sich besser bewährte, und wenn sie durch ernsthafte Beobachtungen in der Praxis bestätigt würde, — was übrigens nicht dadurch befördert wird, wenn die politischen Tagesblätter sich einbilden, sie könnten zugleich als klinische Fachschriften dienen. Erst nach langer Zeit wird man aus dem Stadium der Hoffnungen in das der Gewißheit eintreten können, und erst dann wird man darauf vertrauen können, daß es hier nicht ebenso geht wie mit dem Pasteurschen Mittel gegen die Hundswut, durch welches viele Menschen hingeopfert sind, aber nicht ein einziger geheilt worden ist.

Dieses Mal ist die Begeisterung im Deutschen Reich besonders groß, gerade beschränkt so wie damals in Frankreich. Und bei beiden Nationen, damals bei den Franzosen, wie jetzt bei den Deutschen, ist ein großer Teil der Begeisterung auf die Befriedigung zurückzuführen, welche das nationale Bewußtsein durch die Entdeckung erfahren hat. […]

11
Arzt contra Bakteriologie

11.1 Prof. Dr. Ottomar Rosenbachs Kritik der „Nichtsalsbakteriologen"

> *„Warum glaubt man dem Menschengeschlechte zu nützen, wenn man die kleinsten Lebewesen als seine alleinigen und besonderen Feinde hinstellt, während Witterung, Bodenfeuchtigkeit, sociale Anforderungen und andere die Lebensbedingungen wesentlich beeinflussende Factoren keine Rolle mehr in der Tragödie des Lebens spielen sollen?"*
>
> Ottomar Rosenbach (1892, S. 152)

Als vielseitig wissenschaftlich interessierter Gesundheitsforscher und innovativer Klinikarzt entfaltete der am Universitätsklinikum in Breslau arbeitende Prof. Dr. Ottomar Rosenbach (1851–1907) eine rege publizistische Aktivität – gerade auch in der Tuberkulin-Krise der Jahre 1890/1891. Seine Beiträge zeichnen sich nicht nur durch eine erfahrungsgesättigte Argumentation und eine experimentellen Verfahren gegenüber durchaus aufgeschlossene Grundhaltung aus, sondern auch dadurch, dass Rosenbach wie kaum ein zweiter mentalitätsbezogene, sozialpolitische und gesellschaftstheoretische Überlegungen in seine Analysen einbezog. Rosenbach war in der medizinischen Forschung des späten 19. Jahrhunderts auf etlichen Feldern präsent.

Folgerichtig ist sein Name in den Enzyklopädien aus dieser Zeit durch Artikel zu seiner Person und seinen Verdiensten verzeichnet. Das *Biographische Lexikon hervorragender Ärzte des neunzehnten Jahrhunderts* (Pagel 1901) weiß über ihn beispielsweise, dass er sich in Breslau mit einer Schrift über künstliche Herzklappenfehler habilitierte. Die *Jewish Encyclopedia* von 1906 verzeichnet, dass Rosenbach im Jahr 1887 Chefarzt in Breslau wurde. 1893 beendete er seine Tätigkeit am Krankenhaus in Breslau und 1896 auch an der Universität und siedelte nach Berlin um, wo er als Privatier (andere Quellen sprechen auch von einer Privatpraxis) bis zu seinem Tod im Jahr 1907 lebte. Eine vielleicht repräsentative Charakteristik der Stellung Rosenbachs in Gesellschaft und Ärzteschaft liefert Prof. Gottstein in seinem Lebensrückblick:

> „Ottomar Rosenbach war Privatdozent in Breslau, als ich dort studierte, und während meiner Assistentenzeit Krankenhausleiter. Wir hatten damals noch keine besonderen Berührungspunkte. Die Einzelheiten seines Ausscheidens aus dem Breslauer städtischen Krankenhausdienst kenne ich nur aus zweiter Hand; anscheinend wurde er ein Opfer seiner Überzeugungen während der Hamburger Choleraepidemie 1892.
>
> Sein Abgang überraschte sehr, da Rosenbach einer der geschätztesten ärztlichen Berater in Breslau war und auf der Höhe wissenschaftlichen Schaffens stand. Als er nach Berlin als Privatmann übersiedelte, trat ich ihm näher. […] Rosenbach war ein sehr ernster, außerordentlich anregender, gedankenreicher Unterhalter, dem zu folgen bei der Tiefe seiner Kenntnisse nicht immer leicht war. Er gab sich schlicht und offen und taute erst im engeren Kreise als ein ungewöhnlich gediegener, wahrheitsuchender Mensch auf." (Gottstein 1999, S. 70/71)

Die wenigen Andeutungen zum Rückzug Rosenbachs aus dem Breslauer Medizinbetrieb im Jahr 1893, die sich in verfügbaren biografischen Notizen finden, legen die Vermutung nahe, dass Rosenbachs Einschätzungen zur Cholera-Gefahr und zu den probaten Maßnahmen und Behandlungsformen in scharfem Gegensatz zu denen seiner Kollegen, bzw. der Klinikleitung gestanden haben könnten. Weitere Einzelheiten sind nicht bekannt. Dass der Name Ottomar Rosenbach indessen aus dem kollektiven Gedächtnis der Medizingeschichte so gut wie verschwunden ist, dafür legt sein Nichtvorhandensein in den neueren Nachschlagewerken ein vielsagendes Zeugnis ab: Weder das *Ärzte Lexikon* von Eckart/Gradmann (2006), noch die *Enzyklopädie Medizingeschichte* (2007) verzeichnen ihn. Dieses Schicksal teilt Rosenbach im Übrigen mit den anderen im vorliegenden Lesebuch zusammengestellten Koch-Kritikern der ersten Stunde: Auch zu den forschenden Ärzten Semmola, Lahmann und Lewin findet sich in den genannten lexikalischen Werken kein Stichwort.

Rosenbach fordert den „wissenschaftlichen Arzt" – nicht den wissenschaftshörigen

Rosenbachs erste Beiträge zum Kochschen Mittel, das er kurzerhand „Kochin" zu nennen vorschlägt, erscheinen direkt im Einführungsjahr in der *Deutschen Medicinischen Wochenschrift* (Rosenbach 1890, 1891). Sie belegen, dass Rosenbach sich mit seinem Team vorurteilslos und mit durchaus positiver Erwartung, sofort bei Verfügbarkeit des neuen Heilmittels daran gemacht hat, die therapeutische und diagnostische Potenz des Präparats in seiner Klinik zu testen. Akribische Aufzeichnungen über Krankheitsbilder, Dosierung, Verläufe, Fieberkurven werden von ihm in zwei Aufsätzen direkt im Jahr 1890 dokumentiert – um seine Erfahrungen mit anderen Forschern und Klinikern zu teilen. Der erste Aufsatz präsentiert 56 „Fälle", gruppiert in acht unterschiedliche Typen von Krankheitsbildern bzw. Reaktionsverläufen auf die Injektion des Mittels. Als vorläufiges Fazit seiner Auswertung der Fieberkurven von über 100 mit Tuberkulin versuchsweise behandelten Patienten notiert der zweite Aufsatz vier entscheidende Bedingungsfaktoren: die individuelle Disposition, die Stärke der Dosis, Gewöhnungsprozesse und schließlich die Tageszeit der Injektion. Er warnt vor vorschnellen Schlussfolgerungen und mahnt zur geduldigen weiteren Überprüfung. Jedem Dogma in Bezug auf den segensreichen oder schädlichen Einfluss des Fiebers erteilt er eine Absage:

> „Man kann im Fieber weder ein in jedem Falle zu bekämpfendes Symptom, noch eine überall wirksame Heilpotenz sehen, es muss auch hier, wenn der Arzt nicht ganz unnütz, und das Thermometer der Herrscher am Krankenbette sein soll, individualisirt werden." (Rosenbach 1891, S. 30)

Man wird Rosenbach also kaum die Bereitschaft absprechen können, das neue Mittel ergebnisoffen zu erproben. Im Gegenteil: Wir lernen ihn hier als einen um eine differenzierte Versuchsanordnung und eine transparente Dokumentation bemühten, mit experimentellen Settings gut vertrauten Mediziner kennen. Erst im Laufe der daran anschließenden Jahre scheinen sich bei Rosenbach kritischere Einschätzungen herausgebildet zu haben – offenbar unter dem Eindruck der Einseitigkeit und Alternativlosigkeit, mit der die bakteriologische Laborwissenschaft sich gegen alles ärztliche Erfahrungswissen und gegen alle sonst gebräuchlichen Therapien durchzusetzen bestrebt war.

Im Vorwort des Bandes *Arzt contra Bakteriologie* von 1903 (S. VI), der seine Aufsätze final bündelt, geißelt er schließlich die „Nichtsalsbakteriologen", denen aus der Vielzahl diagnostischer und therapeutischer Verfahren nur noch die scheinbar allwissenden mikrobiologischen Laborwerte zur Verfügung stehen. In explizitem Widerspruch zur Mehrzahl seiner Kollegen und einer vordergründig wissenschaftsgläubigen Öffentlichkeit verteidigt er ebenso den ärztlichen Auftrag wie den kritischen wissenschaftlichen Geist. Höchst bemerkenswert bleiben Rosenbachs weiter ausholende, auf das wissenschaftliche Selbstverständnis der Ärzteschaft ebenso wie auf die gesamtgesellschaftlichen Mentalitäten zielende Analysen:

„Das Schlagwort vom ‚wissenschaftlichen Arzte', vom Arzte, der die modernen Errungenschaften sich sofort zu eigen machen müsse, ist deshalb nur zu häufig der Deckmantel für oberflächliches Haschen nach den neuesten Anschauungen und Begriffen, […] und es muss endlich wieder einmal ausgesprochen werden, dass nicht der ein wissenschaftlicher Arzt ist, der den Niederschlag an neuen Formeln und Begriffen sich frühzeitig aneignet und gewissermassen mechanisch alles Neue, eben weil es neu und modern (vulgo wissenschaftlich) ist, mit gleicher Kritiklosigkeit in Anwendung zieht, sondern dass nur derjenige Anspruch auf den Namen eines wissenschaftlichen Arztes machen darf, der selbständig denkt und prüft, der durch langjährige und sorgsame objektive Beobachtung der Lebensverhältnisse des gesunden und kranken Körpers auch die Fähigkeit erlangt hat, einen wahren, bleibenden, objectiven Massstab an alles Neue zu legen." (Ebd. S. 101)

Die „Bacillenfurcht als Signatur der Zeit"

Die modische Hygiene, die mit wissenschaftlichem Nimbus daherkomme und in die sozialen Verhältnisse der Menschen ebenso eingreife wie sie die natürlichen Ernährungsweisen abschaffen wolle – diese Pseudohygiene bewirkt für Rosenbach das Gegenteil von Gesundheit:

„Nun lehrt aber […] die heutige Hygiene vorzugsweise, soweit sie die bakteriologische Forschung als Hauptziel ihres Strebens ansieht: Wir sind ringsum von Feinden umgeben, die Luft, das Wasser, die Nahrungsmittel bergen Feinde, die bereit sind, sich auf uns zu stürzen; der nächste Angehörige, der Freund, der sich nähert und uns die Hand bietet, kann den Keim des Verderbens in sich tragen; also schützet euch vor jeder fremden Berührung, esset nicht das, was euch die Natur bietet, trinkt nicht, was aus ihren Quellen sprudelt, athmet nicht die reine, sondern die desinficirte Luft, verschmähet das reine Wasser als Reinigungsmittel und bedient euch ätzender, übelriechender Substanzen, um euer ohnehin empfindliches Hautorgan noch empfindlicher zu machen." (Rosenbach 1903, S. 154 f.)

Rosenbach konstatiert, dass die Bakterienforschung nicht etwa wie ein „Beruhigungsbacillus" gewirkt habe – sondern im Gegenteil „die Ursache einer nicht genug zu beklagenden geistigen Epidemie, der Bacillenfurcht geworden" sei (ebd. S. 160).

Bei der von Rosenbach konstatierten, forcierten „Bacillenfurcht" als „Signatur der Zeit" (ebd. S. 110) am Ende des 19. Jahrhunderts handelt es sich um ein auf den ersten Blick paradox erscheinendes Phänomen. Denn auf Basis der Kenntnis von Keimen und Bakterien als den vermeintlich entscheidenden Krankheitsursachen hätte man umgekehrt gerade eine verstärkte Hoffnung auf die naturwissenschaftlich-medizinische Eindämmung der Krankheiten erwarten können – und damit ein entspannteres Verhältnis zur Krankheit in der Bevölkerung. Stattdessen wurde die Bazillenfurcht durch die Bakteriologie geradezu ins Manische gesteigert. Silvia Berger hat die Gefühlslage großer Teile der Bevölkerung, gerade in den gebildeten Ständen, zur Zeit eines Robert Koch und eines Louis Pasteur detailliert nachgezeichnet. Sie spricht von einer regelrechten „epidemischen Hysterie der Bevölkerung" (Berger 2009, S. 85). Das gebildete Laienpublikum gefiel sich in seiner „klugen Vorsicht" vor den durch die moderne Wissenschaft beschriebenen, unsichtbaren, aber umso gefährlicheren pathogenen Bazillen:

„Die bürgerliche Gesellschaft war der Faszination naturwissenschaftlich-technischen Fortschritts erlegen und zeichnete sich durch ein großes naturwissenschaftliches Aneignungsbedürfnis aus." (Ebd. S. 81)

Die Fortschrittseuphorie angesichts neuer Entdeckungen, die das Mikroskop möglich gemacht hatte, mündete in grenzenlose Heils- und Erlösungsfantasien, in die man die Befreiung der Menschheit von allen tödlichen Krankheiten projizierte:

„Die ersten Meldungen im Rahmen der ‚Erregerjagden' der 1880er Jahre, besonders die Entdeckung der Erreger von Tuberkulose und Cholera, lösten bei vielen Ärzten und Laien wahre Begeisterungsstürme aus." (Ebd. S. 82)

Nicht zu vergessen der Unterhaltungswert durch das wohlige Grauen, das sich auf Basis der Krankheitsnarrative und Bakteriengeschichten lukrativ vermarkten ließ. Und natürlich das Geschäftsfeld der Gefahrenabwehr durch chemische Mittel und technische Vorkehrungen. Silvia Berger zeichnet die gleichsam paradoxe Entwicklung nach, in der sich euphorischer Wissenschaftsoptimismus und Selbstermächtigungsträume der Moderne einerseits mit hysterischen Bedrohungsängsten und technizistischen Abwehrstrategien andererseits kombinieren bzw. hochschaukeln: Umso größer das vermeintliche, aber von den besten Experten bereitgestellte Wissen über unsichtbare, aber wirkmächtige, schädliche, ja todbringende Kleinstlebewesen ist – umso besser tut der moderne aufgeklärte Bildungsbürger daran, sich gegen diese Gefahren mit ebenso fortschrittlichen technischen Apparaturen und Prozeduren zu wappnen. Schon ein damaliger Chronist, der Mediziner Prof. Adolf Gottstein, hielt fest:

> „Für die Beunruhigung der übrigen sorgten die Zeitungen. Gutgemeinte, aber oft nicht zutreffende Volksaufklärungen steigerten die Angst. Jede kleinste, wirkliche oder vermeintliche Änderung im Befinden führte zum Alarm. Es war oft nur komisch. Die von den Fachmännern empfohlenen Schutzmassnahmen wurden nicht nur streng befolgt, sie galten vielmehr als nicht ausreichend. Der Spürsinn trieb zu ausgeklügelten Absperrmassnahmen und grotesken Sicherungen gegen die Übertragung durch Menschen und Dinge unter Ausnutzung von Physik und Chemie. Die Behandlung der Nahrungsmittel und Gebrauchsgeräte ähnelte der von Geisteskranken mit Vergiftungswahn oder der Vorstellung des Elektrisiertwerdens durch die Wände hindurch. Ein mir befreundeter junger Bakteriologe nahm keines Besuchers Hand, führte in seiner Küche die Sterilisierungsverfahren des Laboratoriums ein und unterzog ihnen jeden sonst kalt genossenen Bissen auf die Gefahr der Ungeniessbarkeit." (Gottstein 1999, S. 119)

Als illustratives Beispiel wird auf die Ansteckungsgefahren verwiesen, die in Verbindung mit dem damals aufkommenden Telefon beschworen werden:

> „In einzelnen Anzeigen wurde die Gefahr einer Ansteckung durch die Benutzung eines Telefonapparates so sehr pronociert, dass letztlich jeder Griff zum Hörer das unmittelbare Todesurteil bedeutete." (Berger 2009, S. 86)

Das Phantasma des Sieges über die natürlichen Krankheitsursachen, über Leid und Tod, beflügelt durch neue bildgebende Verfahren (Mikroskop) führte also zur Potenzierung hysterischer Wahnvorstellungen und zur Etablierung einer großen Menge umständlicher, unbequemer, letztlich untauglicher Präventionsstrategien. Die neuen „Erkenntnisse" führten aber bizarrerweise gerade nicht dazu, dass etwa wirklich wirksame medizinische Interventionen oder prophylaktische Vorkehrungen entwickelt wurden: „Die

Hoffnung einiger Bakteriologen und Hygieniker, die bakteriologische Sichtweise eröffne eine ‚erlösende Perspektive', die beruhigend wirken müsse, sollte sich nicht erfüllen." Im Gegenteil: Es etablierte sich „ein mächtiges soziokulturelles Bewusstsein des in der Außenwelt lauernden Pathogenen und Gefährlichen" (ebd. S. 83).

Die „Medicinalpolizei" überwacht das Reinheitsphantom

Rosenbachs Beobachtungen scheinen gelegentlich Analysen der Disziplinarmacht vorwegzunehmen, die im Werk von Michel Foucault Ende des 20. Jahrhunderts einen bedeutenden Einfluss in der Sozialwissenschaft erhalten haben. So wenn er feststellt, „die Gesellschaft muß, scheinbar im eigenen Interesse, gezwungen werden, den Götzen als Gottheit anzuerkennen". Als „Tagesgötze" beschreibt er immer neue, als ansteckend deklarierte Krankheitsgefahren, bei denen „nicht einmal der Schatten einer Berechtigung zur Furcht vor direkter Ansteckung besteht" (Rosenbach 1892, S. 146). Einerseits findet sich also manch überraschend aktuell klingender Gedanke bei Ottomar Rosenbach – auch wenn ihm naturgemäß die Begriffe der Foucaultschen Gesellschaftsanalyse („Dispositiv der Macht", „Biopolitik", „Gouvernementalität" etc.) noch nicht zur Verfügung standen. Andererseits betont er immer wieder im Stile Virchows, die überragende Bedeutung der sozialen Verhältnisse.

> „Medicinalpolizei und öffentliche Gesundheitspflege sind jetzt die Symbole, unter denen man den Körper des Menschen in die alten Fesseln zu schlagen sucht.
> So sind wir jetzt wieder auf dem besten Wege, anstatt die gleiche Reinheit aller Menschen zu statuiren, die Erhaltung der Sauberkeit, also das rein äusserliche Merkmal, als das Ziel unseres Strebens hinzustellen, und vernachlässigen darüber die Verbesserung der socialen Verhältnisse, auf die es allein ankommt." (Ebd. S. 148)

Ausgrenzung eines Unbequemen

Eine ernsthafte Diskussion von Rosenbachs Argumenten unterbleibt. Nur die wenigsten Mediziner seiner Zeit – etwa Gottstein oder Hueppe – wissen seine Beobachtungen und Analysen zu schätzen. Stattdessen wird er beispielsweise noch anlässlich eines Nachrufs diffamiert: Die *Deutsche Medizinische Wochenschrift* veröffentlicht am 02.05.1907 den kleinen, aber äußerst positiven Nachruf von Prof. Dr. Heinrich Rosin (1863–1934), einem jüdischen Mediziner, der später Frau und andere Angehörige im KZ verloren hat. In einer redaktionellen Anmerkung allerdings wird die positive Würdigung sozusagen neutralisiert:

> „*Ottomar Rosenbach* war in den letzten Jahren seines Lebens in vielen seiner wissenschaftlichen Arbeiten auf Abwege geraten und war, namentlich durch seine Stellung zur Bakteriologie, ein Eigenbrödler geworden; aus diesem Grund haben auch unsere Leser lange nicht mehr Aufsätze aus seiner Feder in dieser Wochenschrift finden können. Wenn wir jetzt einem Schüler und Freunde des Verstorbenen das Wort zu einem längeren Nachruf geben, so glauben wir nur eine Pflicht der Gerechtigkeit gegenüber den wahren, nicht geringen Verdiensten *Rosenbachs* zu erfüllen. D. Red."

Schon frühere Arbeiten von Rosenbach wurden mit „Disclaimern" versehen oder trotz vorher erfolgter Zusage ohne Begründung nicht gedruckt, wie Rosenbach berichtet: Ein Aufsatz von ihm erschien in der *Münchener medicinischen Wochenschrift*, 1892 Nr. 43, mit einer Anmerkung:

> „Indem wir die nachstehende Arbeit zum Abdruck bringen, folgen wir unserem stehts geübten Grundsatz, auch Meinungen, welche von den herrschenden abweichend sind, soferne sie nur von selbständigen wissenschaftlichen Forschern herrühren, in unserem Blatte zum Ausdruck kommen zu lassen. Wir halten es aber zur Vermeidung von Missverständnissen für geboten, im vorliegenden Falle ausdrücklich zu betonen, dass wir mit den hier geäusserten Ansichten, insbesondere soweit sie die Werthschätzung der Bakteriologie betreffen, in keiner Weise übereinstimmen."

Dazu schreibt Rosenbach:

> „Diese Objektivität der Münchener med. Wochenschrift ist umsomehr anzuerkennen, da die Berliner klin. Wochenschrift die ihr zuerst eingesandte Arbeit, nachdem sie bereits angenommen war, ohne Angabe von Gründen wieder zurückschickte." (Rosenbach 1903, S. 115)

Noch 1965 bescheinigt eine über Rosenbach handelnde Dissertation an der Universität Zürich ihm, dass er unfähig gewesen sei, die Errungenschaften der neuen Bakteriologie anzuerkennen. Engel (1965) findet kaum zu einer positiven Würdigung. Auch das seltene Lob ist vergiftet, wenn er etwa zugesteht, dass durch Rosenbachs Einwände die Bakteriologen gezwungen wurden, ihre Thesen klarer und besser begründet zu formulieren (ebd. S. 15).

Ansonsten hält Engel Rosenbach eigentlich nur zugute, dass er so flexibel war und auf so vielen verschiedenen Gebieten der ärztlichen Heilkunst sich mit Forschungen, eigenen Ideen und Publikationen eingebracht hätte. Im Grunde aber sei er ein Fortschrittsfeind und Leugner, einer der sich weigerte die neuen Erkenntnisse anzuerkennen. Dass der Kommabazillus, von Koch 1883 entdeckt, die zentrale Ursache der Cholera sei, hat Rosenbach bezweifelt. Und u. a. damit argumentiert, dass dieser Bazillus gar nicht immer bei Kranken (nicht in den Exkrementen und nicht im Trinkwasser) gefunden wurde. Engel dagegen behauptet, dass die Bakteriologen aller Empirie zum Trotz im Recht waren:

„Rosenbach sah nicht ein, daß der Mangel an technischen Mitteln die Forscher hinderte, das Bakterium in allen Fällen zu finden, und daß sie sich auf eine Arbeitshypothese stützen mußten und vorläufig auf weitere konkrete Beweise verzichten mußten." (Ebd. 16)

So sieht dann wohl die perfekte Immunisierungsstrategie von gläubigen Anhängern einer Lehre aus: Die Theorie ist richtig – was auch immer die Empirie sagt. In Kap. 5 über Kochs Typhus-Kampagne im deutschen Südwesten ist es genau diese Haltung, die Georg Jürgens seinem ehemaligen Chef Robert Koch bescheinigt.

11.2 Originaltext: Kritische Bemerkungen über das Koch'sche Verfahren (Rosenbach 1891)

Über den Originaltext

Auszug aus dem Buch: Ottomar Rosenbach (1903): *Arzt c/a Bakteriologie*. Berlin – Wien: Urban & Schwarzenberg. S. 74–94.[1] Es handelte sich dabei, wie dort in einer Fußnote erläutert, um einen gekürzten Wiederabdruck aus: Rosenbach (1891): *Grundlagen, Aufgaben und Grenzen der Therapie*, Wien und Leipzig: Urban & Schwarzenberg.

---

[1] Anm. HB: Die heute nicht mehr gebräuchlichen Hervorhebungen ganzer Passagen durch Sperrsatz im Original werden in unserem Wiederabdruck nicht übernommen. Weggelassen wurden ebenfalls Fußnoten, die auf hier nicht wiedergegebene Passagen des Rosenbach-Buches Bezug nehmen.

Wohl nie im Verlaufe der Geschichte medicinischer Wissenschaft ist die blosse Ankündigung einer Entdeckung auf therapeutischem Gebiete mit solchem Enthusiasmus aufgenommen worden, als die Mittheilung *Robert Koch's* in der Eröffnungssitzung des internationalen medicinischen Congresses zu Berlin 1890, dass es ihm gelungen sei, ein Mittel zu finden, welches Versuchsthiere gegen Impfung mit Tuberkelbacillen unempfänglich mache und bei schon erkrankten Thieren den Krankheitsprocess zum Stillstande bringe. Noch nie hat ein blosses Gerücht, dass Versuche mit dem erwähnten Mittel an Menschen angestellt seien und zu günstigen Ergebnissen bezüglich der Heilung tuberculöser Erkrankungen geführt hätten, ein so gläubiges und hoffnungsvolles Publicum gefunden. Noch nie haben Aerzte und Laien, mit wenigen Ausnahmen, die unwahrscheinlichsten Heilresultate mit gleichem Vertrauen als Thatsachen anerkannt, auch wenn sie allen bisherigen Erfahrungen direct widersprachen. So kam es, dass das Gefühl hoffnungsfreudiger Erwartung durch eine eigenthümliche Art epidemischer Suggestion und Autosuggestion schnell die Kraft einer Ueberzeugung, wie sie sich sonst nur auf bewiesene Erfolge stützt, erlangte, und es ist deshalb nicht wunderbar, dass, als *Koch* nun wirklich seine Erfahrungen über die Behandlung der Tuberculose am Menschen veröffentlichte, ein Taumel der Freude die ganze Menschheit ergriffen zu haben schien. Eine neue Aera des Menschenglücks schien angebrochen zu sein, in der das Schreckgespenst der Tuberculose aller Furchtbarkeit beraubt und in der der schöne Traum der Heilbarkeit aller Krankheiten in erreichbare Wirklichkeit verwandelt schien; eine Aera, die die Actien der Lebensversicherungs-Gesellschaften steigen und einige phantasievolle Propheten bereits die Frage ventiliren liess, wie sich die Menschheit der zu erwartenden Uebervölkerung gegenüber zu verhalten habe. — Und worauf hatte man diese utopischen Hoffnungen gebaut? [...]

Es kommen folgende Momente in Betracht: 1. Der fascinirende Einfluss des Namens eines Forschers, der die exacte Bakteriologie begründet und mit jeder neuen Entdeckung, so sehr sie auch anfangs bestritten werden mochte, die Erkenntniss um neue Thatsachen bereichert hat, musste nothwendigerweise bei denen, die den Unterschied zwischen der Beweisführung im Laboratorium, am Experimentalthiere, und der Beweisführung am kranken Menschen nicht würdigen, die leider irrthümliche Ansicht wachrufen, dass der dort anscheinend nie irrende Forscher auch auf dem durchaus anders beschaffenen Boden der menschlichen Pathologie und Therapie, unter ganz anderen Voraussetzungen der wissenschaftlichen Fragestellung und der Betrachtung des Beobachteten, sich mit derselben Sicherheit bewegen müsse. 2. Das freudige Erstaunen, dass zum erstenmale eine auf wirklich wissenschaftlichen, experimentalen Grundsätzen entstandene therapeutische Methode in ganz analogen Fällen von Erkrankung zur Anwendung kam, während doch sonst jedem am Thier erprobten oder versuchten Heilmittel gegenüber immer der Einwand geltend gemacht werden konnte, dass die bei Thieren zu erzeugenden krankhaften Zustände nie identisch seien mit dem, was wir beim Menschen Krankheit nennen. 3. Die verblüffende Thatsache, dass das Heilmittel auch zugleich ein diagnostisches Mittel sei. Damit war natürlich dem Speculationsfieber und der Sucht, in scheinbar exacter Weise wirklich naturwissenschaftliche Hypothesen zu machen, Spielraum gegeben, und man verfehlte sogar nicht, eine Art von chemischer Affinität des Mittels zu den Krankheitsstoffen im Körper als Ursache der frappanten Erscheinungen anzuschuldigen. 4. Nach dem Gesetze des Contrastes, der auch die therapeutischen Methoden beherrscht, musste die so sehr paradoxe Behauptung, dass die Entstehung von Fieber ein Zeichen der Wirkung, der Anfang und zugleich das wesentlichste Werkzeug (wenn man so sagen darf) des Heilverfahrens sei, am meisten auf die Gemüther der Aerzte und Laien wirken, die bisher fast ausnahmslos gewöhnt waren, im Fieber einen auf jede Weise zu bekämpfenden Feind zu sehen. Hat doch der Satz: Credendum, quia absurdum (d. h. weil etwas gegen die bisherige Ansicht und Erfahrung ist) noch immer am meisten Aussicht, wenn er nur mit Energie vertreten wird, sich Geltung zu verschaffen. 5. Darf nicht vergessen werden, dass die meisten in der Meinung von der Richtigkeit aller, auch der therapeutischen Ansichten *Koch's* dadurch bestärkt wurden, dass seine Angabe über das Erscheinen einer fieberhaften Reaction nach Einverleibung seines Mittels sich alsbald bestätigte und so auch dem Zweifelnden ad oculos demonstrirte,[2] dass hier ein mächtiges Agens wirke. Diese Ueberzeugung musste noch verstärkt werden, wenn die ausserordentlich schlagenden Veränderungen der an Lupus[3] erkrankten Partien auch dem Skeptiker die anscheinend typische Reaction tuberculösen Gewebes auf das einwurfsfreieste demonstrirten. So ist es nicht wunderbar, dass so ausserordentliche Phänomene auch ganz besonders fascinirende Wirkungen auf die Untersucher und Beobachter ausübten und, in Verbindung mit der allgemeinen Tendenz, Erscheinungen möglichst schnell zu verallgemeinern, zu Beobachtungen führten, die vor ernster aprioristischer Kritik nicht Stand halten konnten und in jedem Falle der strengen Methode naturwissenschaftlicher Schlussfolgerungen nicht entsprachen. Nicht nur, dass man nach Anwendung der Injection überall, an den Lun-

---

[2] Anm. HB: vor Augen führte.
[3] Anm. HB: Lupus (vulgaris) ist eine chronische Form der Hauttuberkulose mit knotigen Hautveränderungen.

gen, im Kehlkopf, an der Niere, Veränderungen ähnlicher Natur wie an der äusseren Haut zu sehen oder durch die bisherigen Untersuchungsmethoden erschliessen zu können glaubte, sondern man beging, da man bona fide[4] dem Mittel die stärksten Wirkungen zutraute, getreu dem alten, so oft Irrthum verursachenden Grundsatze: Post hoc, ergo propter hoc,[5] auch den unverzeihlichen Fehler, alles, was während oder nach der Anwendung der Einspritzungen bei den Kranken auftrat, als Wirkung der Injection zu betrachten. So konnte es nicht ausbleiben, dass man Röthungen, Schwellungen des Larynx,[6] neue Herderscheinungen in den Lungen, Husten, Vermehrung des Auswurfs etc. als Folgen des Mittels betrachtete, ohne durch Controlbeobachtungen an nicht behandelten Kranken sich zu vergewissern, wie oft diese, hier als specifisch betrachteten Symptome, sich auch im normalen Ablauf der Krankheit, also als gewissermassen normale Erscheinungen, die den typischen Krankheitsprocess begleiten müssen, einstellen. Wer gewöhnt ist, Phthisiker leichten und schweren Grades, namentlich zweifelhafte Fälle, häufig zu untersuchen, der wird wohl nicht lange im Unklaren darüber sein, wie sich die sogenannten physikalischen Erscheinungen über den Lungen verändern, wie bald hier Rasseln oder Schnurren verschwindet, dort auftritt, wie Dämpfungsverhältnisse und Athmungsgeräusche Art und Charakter ändern, wie auch die anderen localen und allgemeinen Symptome, je nach den Verhältnissen des Falles und der Individualität des Kranken, wechseln.

Wer alle diese Veränderungen in causalen Zusammenhang mit einem bestimmten Mittel bringt, wer alle Zufälle, die die Krankheit mit sich führt, namentlich die guten, als Folge der Behandlung ansieht, der darf sich eben auch nicht wundern, wenn der Kranke oder der Gegner einer bestimmten Behandlung auch die schlechten Folgen unter dem Gesichtspunkte der (falschen) Causalität betrachtet. Wer ein Mittel als stark wirksam betrachtet und seine Wirkung nur dann anerkennt, wenn es Veränderungen nach der guten Seite hin herbeiführt, der darf nicht staunen, wenn andere ihm ebensolche energische Veränderungen nach der schlechten Seite hin zuschreiben. So kommt es, dass Blutungen, Perforationen im Darm und Larynx und Tuberkeleruptionen, Meningitis etc., kurz alle Veränderungen, welche die Krankheit allein herbeizuführen pflegt, als Einwirkungen der Koch'schen Behandlung angesehen wurden, natürlich ohne Schatten eines Beweises, einzig und allein nur, weil sich diese Ereignisse an die Behandlung anschlossen. ...

---

[4] Anm. HB: guten Glaubens.
[5] Anm. HB: Fehlschluss, bei dem aus zeitlicher Abfolge eine kausale Verknüpfung abgeleitet wird.
[6] Anm. HB: Kehlkopf.

Diese Bemerkungen allgemeiner Natur mussten vorausgeschickt werden, da sie die Sachlage klären und uns erlauben, unseren Standpunkt zu fixiren. Denn wer ihre Richtigkeit anerkennt, der wird uns darin beipflichten müssen, dass alle Veränderungen, die von dem erwähnten Gesichtspunkte des natürlichen Geschehens aus erklärbar sind und bei gewöhnlichem Ablauf der Erkrankung in einer bestimmten Zahl von Fällen bei jeder Behandlungsmethode sicher zur Beobachtung kommen, so lange nicht pro oder contra verwerthet werden dürfen, als nicht die besondere Eigenthümlichkeit des Falles, namentlich aber ihre besondere Häufigkeit, bei Ausschluss jedes anderen Erklärungsgrundes als des bestimmten therapeutischen Eingriffes, einen zwingenden Causalzusammenhang zwischen ihnen und der Therapie ergiebt. Ein blosses zeitliches Zusammentreffen eines völlig unerwarteten Ereignisses mit einer therapeutischen Massnahme berechtigt nicht zur Construction eines solchen Connexes. [...]

Obwohl nun das bis jetzt gesammelte Material von Beobachtungen über das Koch'sche Verfahren bereits umfangreich genug ist, um ein abschliessendes Urtheil zu fällen, so kann die einfache statistische Abwägung der Resultate doch nicht allein ausschlaggebend sein, denn wie dies in der Natur derartiger Beweisführungen liegt, kann für jede Thatsache, die man für einen bestimmten Satz ins Feld führt, ebenso leicht eine Thatsache angeführt werden, die das Entgegengesetzte beweist, und die Geschichte der Medicin liefert ja Beispiele genug, dass auf Grund solcher contradictorischer Resultate die widersprechendsten Ansichten auf dem Boden der Statistik von Freunden und Gegnern eines Dogmas mit gleicher Hartnäckigkeit und gleicher Sicherheit verfochten worden sind. Wenn diese unbeschränkte Verwendbarkeit der Statistik schon die Feststellung reiner Facta der uncomplicirten Beobachtung, z. B. ätiologischer[7] Probleme, sehr erschwert, so macht sie die Lösung praktisch-medicinischer Aufgaben noch schwieriger, und es kann wohl erst nach langjähriger Beobachtung, wenn sich der Eifer der Kämpfer gelegt hat und alle zufälligen und zeitlichen Einflüsse auf das Endresultat ausgeschlossen sind, ein unanfechtbares Facit gezogen werden. [...]

Das Mittel ist ein entzündungserregendes und nicht verschieden von anderen entzündlich wirkenden Substanzen, d. h. es bewirkt in verhältnissmässig kleiner Dose (die Grösse der Dosis ist ja ein relativer Begriff, da sie von der Disposition abhängt) eine Reizung im Körper des Injicirten, die, je höhere Grade sie erreicht, umsomehr in typischer Entzündung, ja Eiterung

---

[7] Anm. HB: Ätiologie ist die Lehre von den Krankheitsursachen.

sich äussert; diese Reizung muss alle Theile des Körpers treffen, da sie bei ganz Gesunden eintritt und da sie bei Tuberculösen, wo sie besonders stark ist, doch nicht von dem Sitze der Erkrankung abhängt. […]

Endlich spricht gegen die Specifität noch folgende Erwägung: Wenn es sich um ein diagnostisches Specificum handelt, dann müsste ja eine gewisse Relation zwischen der Dosis des Mittels und der Menge der tuberculösen Producte bestehen; man müsste sicher erwarten, dass innerhalb gewisser Grenzen die Wirkung proportional zu der Grösse der Erkrankung ist. Das hat aber die Erfahrung direct widerlegt, denn fast unmerkbare Erkrankungen zeigen starke Reaction, dagegen sehr ausgebreitete Affectionen keine oder nur minimale. Damit ist erwiesen, dass nicht die von Koch angenommene Beziehung zwischen Tuberculin und Tuberculose existirt, sondern dass ein anderer Factor den Ausschlag giebt und dieser ist die Disposition, d. h. die Erregbarkeit des Individuums.

Wohin wir auch blicken, sehen wir Widersprüche und unbewiesene Annahmen, und diese Widersprüche werden durch die praktische Erfahrung nicht ausgeglichen, denn sie zeigen sich hier nur umso prägnanter. […]

Wenn so die kritische Betrachtung lehrt, dass die Principien der Koch'schen Behandlung keine richtigen sind und dass auch die Beschaffenheit des Mittels keine Garantie für die Erfüllung der theoretischen Postulate liefert, so hat in Uebereinstimmung damit die Erfahrung am Krankenbette bereits jetzt gezeigt, dass bei Lungenerkrankungen eigentliche Heilerfolge, die allein der neuen Methode zuzuschreiben wären, mit dem Koch'schen Verfahren nicht erreicht worden sind. Man wende nicht ein, dass Kranke gebessert sind, dass Dämpfungen und Rasselgeräusche verschwinden, dass normales Athemgeräusch an Stelle der Infiltrationserscheinungen getreten ist, dass das Sputum sich verringert oder ganz cessirt[8] hat, nachdem bereits vorher die Tuberkelbacillen unter verschiedenartigen Degenerationsformationen zum Verschwinden gebracht waren. Man führe diese scheinbaren Erfolge nicht ins Feld, denn man kann sie bei jedem Verfahren und bei ganz indifferenter Behandlung nicht allzu selten beobachten; ja schon der blosse Hospitalaufenthalt oder Ruhe und Schonung, Enthaltung von anstrengenden Berufsgeschäften, kann derartige Erfolge herbeiführen. Namentlich wenn man nur Kranke mit gutem Ernährungszustande und geringem Spitzenkatarrh zu Objecten der Behandlung nimmt, wird man Gelegenheit haben, in einer grossen Reihe von Fällen eclatante Erfolge zu verzeichnen. Wissen wir

---

[8] Anm. HB: aufgehört.

ja doch bereits seit längerer Zeit, dass die, früher als unheilbar geltende Tuberculose in einem durchaus nicht geringen Procentsatz zur Besserung, zum völligen Stillstande, ja zur Heilung kommt. Warum also das, was man unter anderen Bedingungen auch, und nicht gerade selten, eintreten sieht, dem Koch'schen Verfahren zuschreiben? […]

Resumiren wir also, so sind die üblen Folgen, die man nach Kochschen Injectionen gesehen hat, nicht eigentliche Folgen des Mittels, sondern Wirkungen der falschen Anwendung desselben, die wir ja auch bei anderen, wirklich werthvollen, Mitteln unseres Arzneischatzes in allzu kühnen Händen nicht selten beobachten und besonders häufig dann zu sehen Gelegenheit haben, wenn ein neu empfohlenes Mittel in seinen Eigenschaften noch nicht gehörig geprüft worden ist. Gewöhnlich pflegt man zu vergessen, welche Rolle die Disposition bei der Zumessung der Dosis spielen muss, und operirt so lange mit allergrössten Dosen, bis der Eintritt übler Folgen den Werth der individualisirenden Therapie recht nachdrücklich illustrirt.

12

Ein Toxikologe analysiert die Nebenwirkungen

12.1 Der Toxikologie-Begründer Prof. Lewin widerlegt die „Nurwortstoffe"

> *„Ein wüstes, unwissenschaftliches Treiben, das dieser Zeit der deutschen Medicin einen Makel anheftete! Oberflächlichkeit in der Beobachtungskunst sonst hervorragender Praktiker sah man neben Gewinnsucht untergeordneter Organe ihr Spiel treiben [...]"*
>
> Louis Lewin (1893, S. 444)

Man könnte es als unbedeutende Nebensächlichkeit abtun. Aber es beinhaltet doch eine vielsagende Symptomatik: Christoph Gradmann ist sicher einer der besten, wenn nicht der beste Kenner von Robert Koch. Seine Habilitationsschrift aus dem Wintersemester 2001/2002, veröffentlicht 2005 unter dem Titel *Krankheit im Labor. Robert Koch und die medizinische Bakteriologie*, ist die bis heute ambitionierteste medizingeschichtliche Rekonstruktion von Robert Kochs wissenschaftlichem Werk und seinem forschungspolitischen Wirken. Zahllose weitere Einzelaufsätze aus seiner Feder zu Themen aus dem Umfeld der Kochschen Bakteriologie dokumentieren eine inzwischen jahrzehntelange intensive Auseinandersetzung des inzwischen in Oslo, Norwegen, lehrenden Medizinhistorikers. Und so belegt die Tatsache, dass Gradmann die Arbeiten des Toxikologen Louis Lewin entweder ausklammert oder ihn konsequent und falsch als Leo Lewin (Gradmann 2005, S. 214, 225, 354) zitiert, ein weiteres Mal die Kernthese des vorliegenden Bandes: Die bakteriologiekritischen Ansätze und Autoren wurden bereits zu Robert Kochs Lebzeiten so konsequent aus dem wissenschaftlichen Diskurs ausgegrenzt, dass man heute kaum mehr die Namen kennt – geschweige denn, die Argumente ernsthaft diskutiert.

Wer war Louis Lewin?

Folgen wir den autobiografischen Aufzeichnungen von Richard Koch (1882–1949), einem der „bedeutendsten Medizintheoretiker des 20. Jahrhunderts" (Töpfer & Wiesing in Koch 2004, S. 11), dann war Louis Lewin (1850–1929) ein außergewöhnlicher und bei Berliner Medizinstudenten äußerst beliebter Dozent für die pharmakologischen Vorlesungen. Wie Richard Koch, der 1933 unter den Nazis Arbeitsverbot als Arzt erhielt und in die Sowjetunion emigrierte, war Lewin Jude – und als solcher wurden ihm im Deutschen Kaiserreich akademische Aufstiegschancen erschwert. Über Louis Lewins Berliner Vorlesungen berichtet Richard Koch:

„Ich geriet in die Vorlesung des Pharmakologen Louis Lewin. Ich war vorher in der Vorlesung des ordentlichen Pharmakologen Liebreich gewesen. Dort war es recht leer, und ich langweilte mich. So machte ich es wie die andern und ging zu Lewin, der es trotz seines großen Ruhmes nur bis zum Privatdozenten und Titularprofessor hatte bringen können. Er hatte sich in einem Haus in der Ziegelstraße einen ziemlich großen, langgestreckten Raum gemietet, der ihm als Hörsaal diente. Dort war es gestopft voll. […] Lewin erschien mit ungewöhnlich lautem Beifallsgetrampel begrüßt. […] Er sah aus wie ein Hexenmeister. […] Ich fühlte etwas Ketzerisches an ihm. Er stand nicht in Reih und Glied mit all den andern. Er sang nicht das Lied der modernen Naturwissenschaft, er war nicht vom Fortschritt begeistert. Er packte alles viel unmittelbarer, voraussetzungsloser an, so als ob es unabhängig von aller Zeit vor hundert Jahren und in hundert Jahren gerade so gewesen sei wie heute und so bliebe. Er ließ es auch nicht an spöttischen Äußerungen über die herrschenden Geheimräte fehlen, insbesondere machte er bösartige Bemerkungen über die Bakteriologen und Serologen, auf Koch, Behring und Ehrlich. Das waren natürlich meine Götter. Ihm war deren Neigung, zu theoretisieren, gegen die Natur, und ebenso ihre Neigung, rein begriffliche Dinge zu konkretisieren. Er war sicher einer der ersten, der die damals in ihren Wirkungen überschätzte Serumtherapie kritisch betrachtete. […] Hier war mindestens ganz echte Wissenschaft. Seine Selbständigkeit, sein Reichtum an Ideen, der reiche Geist nahm mich mehr und mehr gefangen. Seine Selbstherrlichkeit und Unduldsamkeit nahm ich hin.
  Die Vorlesungsstunde ging im Flug hin. Wenn er mit einer kurzen Verbeugung geschlossen hatte, setzte wieder stürmisches Beifallsgetrampel ein." (Koch 2004, S. 96 ff.)

Lewin war aber nicht nur der schrullige, mitreißende Hochschullehrer im privat angemieteten Hörsaal – er war auch ein produktiver und vielseitiger wissenschaftlicher Autor von über 250 Veröffentlichungen und Verfasser von Meilensteinen der Toxikologie (Engel 1985). Er gilt als Begründer der Industrietoxikologie und der Suchtmittelforschung. Viele seiner auch ins Englische und Französische übersetzten Hand- und Lehrbücher galten für lange Zeit als Standardwerke, so etwa sein Handbuch über *Die Nebenwirkungen der Arzneimittel* (1881) oder sein *Lehrbuch der Toxikologie* (1885). Sie „begründeten Lewins Ruf als international anerkannter Wissenschaftler", wie es bei Hoppe (1985, S. 135) heißt. Dort kommen auch die Gründe für das akademische Außenseitertum Lewins zur Darstellung:

> „Lewins streitbarer Geist und sein überlegenes Wissen, anscheinend jedoch ebenso wie seine Treue zum jüdischen Glauben, den er gegen nichts zu tauschen bereit war, waren seinen Widersachern steter Anlaß zu offenen und versteckten Feindseligkeiten. So mußte er ungeachtet seiner damals schon unbestreitbaren Verdienste um die Toxikologie als Privatdozent zwölf Jahre auf den Professorentitel warten und erst 1919 wurde er ordentlicher Honorarprofessor an der Technischen Hochschule Berlin, sowie kurz danach schließlich auch Extraordinarius mit Lehrauftrag an der Friedrich Wilhelm Universität. Jahrzehntelang befanden sich sein Privatlaboratorium und sein stets überfüllter Hörsaal in seinen Privaträumen in der Ziegelstrasse." (Hoppe 1985, S. 135)

Zwar wurde am 8. November 1996 in der Ziegelstraße 5–9, Berlin Mitte eine Gedenktafel mit folgender Inschrift enthüllt:

> *An dieser Stelle befand sich das Forschungslaboratorium des Arztes und Pharmakologen, des Begründers der Industrietoxikologie und Suchtmittelforschung LOUIS LEWIN (9.11.1850 – 1.12.1929)*

Auch hat sich die RKI-eigene medizingeschichtliche Forschung des Schicksals der von den Nazis aus dem RKI-Amt entfernten jüdischen Mediziner angenommen (vgl. die RKI-Podcast-Serie „Erinnerungszeichen") – dem vielleicht bedeutendsten, auf jeden Fall aber wohl originellsten jüdischen Kopf im Umfeld der Berliner Charité aber hat man bisher nur wenig Aufmerksamkeit geschenkt. Eine einzige Monografie, eine Doktorarbeit, lässt sich finden, die sich – allerdings schon vor Jahrzehnten – mit dem Wirken dieses Forschers beschäftigt. In der Zusammenfassung dieser Dissertation schreibt die Autorin Brigitte Hoppe (1985, S. 134 f.): „Seit Bonaventura Orfila (1787–1853) hatte es wohl kaum einen Toxikologen gegeben, der mit vergleichbarer Produktivität gewirkt und das Bild der Toxikologie so nachhaltig geprägt hatte. Auch nach Lewin hat es auf diesem Gebiet kaum einen vergleichbaren Forscher gegeben. Viele seiner Bücher sind Standardwerke geworden und geblieben."

Lewins Diktum gegen Antitoxine und Antikörper

Der heute so gut wie vergessene Louis Lewin war als Toxikologe und Forscher, der sich insbesondere intensiv auch mit den Nebenwirkungen von Medikamenten beschäftigte, vielleicht der berufenste Kritiker von Kochs Tuberkulin. Lewin formulierte grundsätzliche und sprachlich zugespitzte Einwände gegen die Bakteriologen und ihre Hoffnungen auf Immunisierung durch Antitoxine und Antikörper: Für Lewin war das, was seine berühmten und mit lukrativen Verträgen mit der Chemieindustrie belohnten Nobelpreiskollegen Koch, Behring und Ehrlich an Seren und Impfstoffen produzieren ließen, schlicht „Nurwortstoffe" (Lewin 1929, S. 27).

Lewin wollte sich nicht auf spekulative Begrifflichkeiten und theoretische Modellkonstruktionen einlassen. Er hielt sich an das, was sich an konkreten Beobachtungen und aus medizinischen Erfahrungsberichten belegen ließ. Die Thesen der Bakteriologie gerade dort, wo man glaubte, durch die Verabreichung von giftigen Substanzen positive Wirkungen im Sinne der Heilung oder der Immunisierung erzielen zu können, konnten vor Lewins unbestechlicher Empirie keinen Bestand haben. In seinem pharmakologisch-klinischen Handbuch listete er auf vielen Seiten die vielfältigsten, problematischen, teilweise dramatischen, in zahlreichen Fällen auch tödlichen „Nebenwirkungen" von Kochs Tuberkulin auf (s. Abschn. 12.2). Und er formulierte in seinem Lehrbuch der Toxikologie seine grundsätzlichen Einwände gegen den damals modern werdenden Glauben an „wissenschaftlich entwickelte" Wundermittel und Heilseren:

„Es gibt kein einziges chemisch gekanntes Gift, das beliebig lange Zeit Tieren eingeführt, ein Gegengift im Blute entstehen läßt, dem die Fähigkeit zukommt, in irgendeiner Weise das Gift unschädlich, oder, vorbeugend, eine Giftwirkung unmöglich zu machen. […] Es gibt kein ‚Antitoxin' und keine ‚Antikörper'. Sie bestehen nur in der Einbildung." (Lewin 1929, S. 27)

Für Lewins unbestechlichen Geist handelte es sich bei vielem, was die damals neue Bakteriologie postulierte, schlicht um Theoriekonstrukte ohne realen Bezug – die man folglich besser eliminieren und durch bewährte einfache Erklärungen ersetzen müsse. Beispielsweise war die Erklärung „Gewöhnung" für Lewin im Vergleich zur mikrobiologischen Theorie der Antitoxine oder Antikörper die einfachere, bewährte und damit näher liegende:

„Gewöhnung an gewisse chemische Einflüsse können sogar die Haut und die Schleimhäute zeigen. Manche Individuen, die z. B. nach Petroleumeinreibungen einen blasigen Hautausschlag bekommen, lassen bei erneuter Anwendung des Mittels die erwartete Entzündung vermissen. An die charakteristischen örtlichen Veränderungen, die das Dionin[1] am Auge erzeugt, findet derart Gewöhnung statt, daß z. B. nach dem Einträufeln einer 10proz. Lösung das fünfte Mal keine Lymphstauung mehr, sondern nur noch Rötung erfolgt – eine Folge der Zellschwäche, aber nicht die Wirkung von ‚Antikörpern', den Hirngespinsten, die zu Glaubensartikeln ausgewachsen sind. Mit der Wahrheit haben sie jedoch nichts gemeinsam. Man kann Lebewesen in gewissen Grenzen an Nitroglyzerin, […] an Brechweinstein […] und viele andere Stoffe gewöhnen, aber es ist unmöglich, als Grund dieser Toleranz ‚Antitoxin' im Blute zu finden." (Lewin 1929, S. 30)

Lewin ging noch weiter und erklärte auf der Basis seiner ausgedehnten historischen und ethnologischen Studien zu Giften und Rauschdrogen:

„[…] die Vorstellung, die Jahrtausende lang in der Medizin und heute noch vielfach bei Medizinern und Laien herrscht, daß für viele oder gar alle Gifte Gegengifte vorhanden seien, die den Kampf mit dem Gift aufnehmen […] ist völlig unhaltbar." (Lewin 1929, S. 47)

Lewin – Anfang und Ende der Toxikologie

Lewin gilt als Begründer einer eigenständigen Toxikologie und zwar in methodischer Hinsicht wie durch die Fülle seiner einschlägigen Arbeiten. Es mutet fast ein bisschen paradox an, dass der Name Lewin gleichzeitig auch das Ende der Toxikologie markiert. Das jedenfalls ist die These eines Aufsatzes, in dem Wahrig und Neubaur-Stolte (2009) das Todesjahr von Lewin (1929) gleichzeitig als Datum nennen, mit dem gewissermaßen der Tod der Toxikologie als eigenständiger Teildisziplin der Medizin eingeläutet wurde. In Lewins Arbeiten hatte die Toxikologie eine einzigartige Produktivität und einen Einfluss erreicht, die sie weder vorher noch jemals nachher wieder erreichen sollte.

---

[1] Anm. HB: Mittel mit narkotisierender Wirkung.

Der von Wahrig und Neubaur-Stolte (2009) schon mit dem Tod von Lewin beschworene Rückbau der Toxikologie scheint sich bis ins 21. Jahrhundert fortzusetzen. So stellt eine kleine Anfrage der SPD-Fraktion (damals noch in der Opposition) an die Bundesregierung aus dem Jahr 2013 eine problematische Entwicklung fest. Denn die wenigen Lehrstühle für Toxikologie bleiben unbesetzt oder werden umgewidmet:

„Allerdings ist in den letzten Jahren zu beobachten, dass eine zunehmende Verengung bei der Ausbildung und in der Forschung an Hochschulen im Bereich der Toxikologie stattgefunden hat. So wurden in den letzten Jahren zahlreiche Lehrstühle für Toxikologie nicht neu besetzt bzw. durch Lehrstühle für Pharmakologie ersetzt." (Deutscher Bundestag 2013)

Dabei war Lewin kein Scheuklappen-Toxikologe, der sich nur für das von ihm vertretene Fach interessierte. Im Gegenteil: Er war ein vielseitiger Forscher und auch sozial engagierter Mahner, der sich für Arbeiter einsetzte, die mit giftigen Substanzen arbeiten mussten, oder sich im „Komitee für Obdachlosenasyl" engagierte. Entschieden plädierte er für eine gesunde Lebensweise – aber auch für Toleranz und Verhältnismäßigkeit. Gerne zitiert wurde seine weisheitsvolle Mahnung:

„Die Tabakenthaltsamkeit, als Produkt subjektiver Auffassung, ist ebenso anzuerkennen wie das Alkoholabstinententum oder der Weiberhaß oder viele andere Minusleidenschaften. Aber man beschränke sich auf sich selbst! Will man schon an Menschheitszuständen bessern, so gibt es wahrlich bedeutsamere Aufgaben, z. B. die Besserung von lebensverkürzenden Arbeitseinflüssen und Arbeitsbedingungen bei vielen Tausenden von Menschen." (Lewin 1980, S. 413)

Der zuletzt in Zürich lehrende, deutsch-amerikanische Medizinhistoriker Prof. Ackerknecht (1906–1988), selbst in der Zeit des Nationalsozialismus nach Frankreich und dann in die USA emigriert, hatte sich intensiv mit Lewins Leben und Werk befasst und die bewegende Würdigung formuliert:

„Es ist paradox, aber wer Lewin gekannt, verehrt, geliebt hat, empfindet ein gewisses Gefühl der Erleichterung, daß es einem der größten der vielen großen Juden in der deutschen Medizingeschichte vergönnt war, vor 1933 zu sterben." (Ackerknecht 1979, S. 301)

Und im Vorwort zur Neuausgabe von Lewins Buch *Phantastica* (1980, ohne Paginierung) schreibt Hans-Georg Behr sarkastisch:
„1935 flogen seine Bücher mit auf den Scheiterhaufen, den die fröhlichen deutschen Studenten dem deutschen Geist errichtet hatten."

12.2 Originaltext: Tuberkulin im pharmakologisch-klinischen Handbuch (Lewin 1893)

> **Über den Originaltext**
>
> Der hier deutlich gekürzt wiedergegebene Artikel „Tuberkulin" ist entnommen aus *Die Nebenwirkungen der Arzneimittel. Pharmakologisch-klinisches Handbuch* von Dr. Louis Lewin. Zweite, vollständig neu bearbeitete Auflage. Berlin 1893. Erschienen im Verlag von August Hirschwald, S. 444–450.

Manches Blatt liesse sich mit allgemeinen, epikritischen Betrachtungen über die bisherige Geschichte des Tuberkulins füllen. Der Entdecker desselben, als Gottähnlichster gepriesen, an Bedeutung dem Hippocrates und Galen gleichgestellt, oder sie noch übertreffend, hat bald, wie Mancher vor ihm, erfahren müssen, dass solchen Ausbrüchen einer schrankenlosen Begeisterung nicht zu trauen ist. Die lautesten Hosiannarufer erheben gewöhnlich auch am frühesten den Stein zum Steinigen! Eine an sich zweifellose Thatsache, dass ein Stoffwechselproduct der Tuberkelbacillen, in das Unterhautbindegewebe gespritzt, zumeist an den Körperstellen, wo Tuberkelbacillen nisten, resp. in deren Umgebung, entzündungserregend und zerstörend wirken kann, gab den Anlass, auch Versuche an Menschen anzustellen. Am auffälligsten war eine zeitliche Besserung bei Lupuskranken.[2] In der allgemeinen Jagd, sich der Oeffentlichkeit zu präsentiren und von den Ruhmesstrahlen des Entdeckers auch einige Kerzenstärken auf sich fallen zu lassen, wurden von einem Specialisten sogar 4tägige Beobachtungen der Welt verkündet! Ein wüstes, unwissenschaftliches Treiben, das dieser Zeit der deutschen Medicin einen Makel anheftete! Oberflächlichkeit in der Beobachtungskunst sonst hervorragender Praktiker sah man neben Gewinnsucht untergeord-

---

[2] Anm. HB: Lupus (vulgaris) ist eine chronische Form der Hauttuberkulose mit knotigen Hautveränderungen.

neter Organe ihr Spiel treiben – während die Nachwehen dieses Hexensabbaths in Angriffen auf den genialen Erfinder des Mittels gipfelten! Nun ist Ruhe eingetreten und man kann an dem Körper dieser Episode die kranken Stellen, die Auswüchse und die gesunden übersehen und von einander scheiden.

Aus Reinkulturen von Tuberkelbacillen durch Behandeln mit Glycerin gewonnen, stellt das Tuberkulin eine Flüssigkeit dar, in der sich sehr verschiedenartige Stoffe, wahrscheinlich in nicht immer gleichen Verhältnissen finden. Ich halte es für unmöglich, selbst bei grösster Sorgfalt eine volle Gleichmässigkeit in dieser Beziehung zu erzielen. Diesem Umstande ist es auch wohl zuzuschreiben, dass manche Beobachter bei annähernd ähnlichem Krankenmaterial mit Präparaten derselben Quelle so verschiedenartige Resultate erhielten, wie sie aus Abweichungen in der individuellen Empfänglichkeit allein nicht erklärt werden können. Es ist ausserdem zu bedenken, dass Zersetzungsproducte eines Culturbodens, besonders wenn sie sich in Mischungen wie dem Tuberkulin finden, ausserordentlich kurzlebig sind. Sie befinden sich meist in einem so labilen Zustande, dass auch nach Unterbrechung ihrer Bildungsquelle, Luft, Licht, Feuchtigkeit und gegenseitige, chemische Wahlverwandtschaft weitere Veränderungen an ihnen hervorrufen können. Ich halte es auch für mehr als unwahrscheinlich, dass die auf dem Wege der Reinkulturen der Tuberkelbacillen gewonnenen Stoffe mit denen identisch seien, die in tuberkulös kranken Organen, wie z. B. den Lungen, sich bilden. Im Wesentlichen wird die Verschiedenheit durch die Art des Nährbodens bedingt. Gesundes Lungengewebe muss sich in dieser Beziehung anders wie eine Nährgelatine, eine kranke Lunge anders wie eine gesunde und eine kranke Lunge anders wie ein kranker Knochen verhalten. Auch die physikalischen Verhältnisse, sowie die chemische Wechselwirkung zwischen den Eiterstoffen einer kranken Lunge und den Stoffwechselproducten der Tuberkelbacillen müssen andere sein als in Reinkulturen in einem Brütschranke.

Das Streben, aus dem bisher gebrauchten „Rohtuberkulin" den oder die heilkräftigen Stoffe von den die Nebenwirkungen erzeugenden zu trennen, hat bisher zu keinem rechten Erfolge geführt. Durch Fällung mit absolutem Alkohol kann man das Material in zwei Theile zerlegen, von denen der Niederschlag der Hauptsache nach aus Albumosen besteht, das Filtrat dagegen Alkaloide enthält. Reinigung des letzteren durch Dialyse soll ein Präparat liefern, das ohne Nebenwirkungen Besserung bei Tuberkulösen erzeugt. Eine Heilung der Tuberkulose bei Thieren soll durch Anwendung des aus dem Rohtuberkulin durch Alkohol gefällten und mit Chloroform und Benzol gereinigten Niederschlages entstehen. Die schädlichen Alkaloide lassen sich auch ausfällen. Aus den Niederschlägen kann man das Tuberkulocidin mit Wasser ausziehen. Dieser Stoff soll Gutes ohne Nebenwirkungen leisten. Vielleicht wird das neue, jetzt angekündigte Tuberkulin einwandfrei sein.

Es wurde angegeben, dass das Tuberkulin eine elective[3] Wirkung für tuberkulöses Gewebe habe und den Tuberkel zerstöre. Eingehendere Beobachtungen erwiesen jedoch, dass in der Umgebung des Tuberkels eine Entzündung hervorgerufen wird, die ihrerseits zur Vereiterung von peripherisch vascularisirten[4] Tuberkeln führt. Ob es sich um einen Chemotropismus[5] handelt, der die Wirkung veranlasst, muss vorläufig noch dahingestellt bleiben. Ein etwas spät erschienener Bericht über die Veränderungen an den Lungen tuberkulöser Meerschweinchen ergab die vollständige Unwirksamkeit der Behandlung mit Tuberkulin an diesem Krankheitsherd! Auch eine Immunisirung gegen Tuberkulose bei Thieren findet nicht statt.

In sehr verschiedenartiger Höhe von 0,0001–0,1 g wurde die Dosirung vorgenommen. Es ist zweifellos, dass in derselben Weise wie bei anderen Mitteln, so auch hier eine Abstumpfung der zuerst beobachteten Wirkung, z. B. bei Lupus durch Gewöhnung zu Stande kommen kann. Man beobachtete aber auch, dass z. B. eine anfangs reactionslos gebliebene Injectionsstelle nach einer später an einer anderen Stelle gemachten Einspritzung anschwoll und schmerzhaft wurde. Für eine Wirkungslosigkeit bei der gleichen Krankheit ist auch eine Ungleichheit der Präparate angeschuldigt worden. Manche Menschen starben selbst nach kleinen Dosen, z. B. 0,002 g. Die Zahl der überhaupt in Folge dieser Therapie Gestorbenen ist beträchtlich. Kinder und Erwachsene, Männer und Frauen finden sich unter den Opfern. Schwerlich wird dieses Mittel um soviel Jahre das Leben von Kranken verlängern, als es bisher bereits Lebensjahre von Menschen geraubt hat. Der Tod erfolgte meistens im Collaps, gewöhnlich unter Convulsionen. Hierbei handelte es sich nicht im engeren Sinne um eine Beschleunigung der Krankheit, sondern um sehr schnell ablaufende Vergiftungen. Es kommt aber auch eine ausgedehnte Verbreitung von Infectionskeimen in Gebiete hinein vor, die bisher von denselben frei waren und dadurch zu acuten Allgemeininfectionen […]

Die Nebenwirkungen sind ausserordentlich häufig. Anfangs scheute man sich nicht, die Einführung des Mittels als einen kleinen Eingriff zu bezeichnen und die dadurch entstehenden Symptome, wie Schwindel, Frost, Ue-

---

[3] Anm. HB: ausgewählt.
[4] Anm. HB: mit Blutgefäßen versorgt.
[5] Anm. HB: Wirkung chemischer Substanzen auf Zellen.

belkeit, erythematöse⁶ Röthung in der Umgebung der Einstichstelle als belanglose Folgen des Reizes, sowie der Aufregung des Kranken anzusehen. Diese Anschauung änderte sich bald, ohne dass man doch im Stande war, bestimmte Ursachen für das Auftreten von Nebenwirkungen bei manchen Personen anzugeben. [...] Nachdem man anfangs grossen Werth auf das Fieber gelegt hatte, meinte man später, dass Menschen, die auf 1/10 pro mille bereits fieberten, als ungeeignet für eine solche Behandlung anzusehen seien. [...]

Störungen des Allgemeinbefindens

Der Stickstoffumsatz wird unter dem Gebrauche des Tuberkulin anfänglich ganz bedeutend gesteigert, um später zu sinken. Es ergiebt sich daraus eine vielfach beobachtete, beträchtliche Abnahme des Körpergewichtes und ein Verfallen der Kräfte. Eine besondere Bedeutung beansprucht das Tuberkulin-Fieber. Man sah dasselbe als einen Kampf des Organismus mit der Schädlichkeit und als ein Reagens auf Tuberkulose an, das feiner als der Nachweis der Tuberkelbacillen sei. Selbst als die Misserfolge dieser Behandlung nicht mehr fortzuleugnen waren, wurde diese Auffassung des Fiebers immer noch als eine bedeutende Errungenschaft der Forschung angesehen. Wie wenig kannten diejenigen, die sich zu Vertretern dieser Meinung machten, die Geschichte der Pharmakologie! Auf vielen Seiten dieses Werkes finden sich die älteren Anschauungen über die teleologische Bedeutung von Arzneiausschlägen, Arzneifiebern etc. wiedergegeben. Niemals bewahrheiteten sich dieselben. Sie sind nichts anderes als unerwünschte Nebenwirkungen. Daher ihr unregelmässiges Auftreten. [...]

Nebenwirkungen an der Haut

Die Einspritzung verursacht bisweilen örtliche Veränderungen. So sah man bei an Lungentuberkulose Leidenden nach der 18. Einspritzung Hautnekrose entstehen, wodurch ein etwa markstückgrosses, ziemlich scharf begrenztes Stück Haut in ihrer vollen Dicke zur Abstossung kam. Man sprach dieses als Wirkung des mit dem Tuberkulin eingeführten todten Bacillus an. Viel häufiger sieht man örtlich, besonders aber als resorptive Wirkung ganz enorme

---

⁶ Anm. HB: Ein Erythem ist eine lokale Hautrötung infolge verstärkter Durchblutung.

Röthung, Schwellung und Oedem in der Umgebung und weiteren Entfernung vom Krankheitsherde auftreten. Bereits geschwollene tuberculöse oder andersartig erkrankte Drüsen können an Umfang zunehmen, aber auch bisher normale in einen solchen Zustand übergehen. Die Schwellung der Drüsen am Halse kann die entsprechenden Beschwerden veranlassen. […]

Vereinzelt beobachtete man einen stärkeren Haarausfall. Häufig entstehen Hautausschläge. Dieselben verhalten sich wie die nach anderen Mitteln auftretenden. Sie erscheinen nach dem Verschwinden, wenn das Mittel wieder verabfolgt wurde, entweder in derselben oder in einer anderen Gestalt. […]

Störungen im Gastro-Intestinal[7]- und Uro-Genitalapparat[8]

Es kommen vor: eine eigenthümliche Glossitis,[9] Geschwüre an der Zunge, dem Zahnfleisch und der Lippenschleimhaut. […] Es zeigen sich ferner in mannigfacher Combination: Appetitlosigkeit, Magenschmerzen mit Ekelgefühl und anhaltendes, unstillbares Erbrechen, Darmschmerzen und Durchfälle. Bei Darmtuberkulose kam es mehrfach zu Darmperforation. […] Milzschwellung ist eine häufig vorkommende Nebenwirkung. Die Harnmenge wurde bis zu 3000, ja selbst 6000 ccm vermehrt gefunden. […] Bei Tuberkulose der Harn- und Geschlechtswerkzeuge trat Anschwellung der Harnröhre oder des Blasenhalses ein, die zur Behinderung der Harnabsonderung führte. […] Bei einer lupösen Frau stellte man nach den Injectionen Verzögerung der Menstruation fest. Schwangere können danach abortiren. Das Fieber könnte an dem Zustandekommen eines solchen Aborts betheiligt sein.

Nebenwirkungen seitens der Luftwege und des Herzens

Schwellung und Geschwüre kommen an und in der Nase vor. Dasselbe gilt vom Kehlkopf. […] Die Sputa enthielten in manchen Fällen von Lungentuberkulose wahre Reinkulturen von Tuberkelbacillen. Acute Larynxstenose[10] bewirkte mehrfach den Tod der Kranken.

---

[7] Anm. HB: Magen-Darm-Trakt.
[8] Anm. HB: Harn- und Geschlechtsorgane.
[9] Anm. HB: Zungenentzündung.
[10] Anm. HB: Kehlkopfverengung.

Die Athmung ist meistens beschleunigt. Die Abhängigkeit dieser Erhöhung von entsprechender Functionsstörung des Herzens oder vom Fieber ist nicht erwiesen. Wahrscheinlich kommt sie durch eine directe Einwirkung auf das Athmungscentrum zu Stande. Sinken der Athemzahl wurde ebenfalls vereinzelt beobachtet. Es kommen ferner vor: Kurzathmigkeit, Oppressionsgefühl auf der Brust, [...] anfangs verstärkter, später verminderter eitriger Auswurf aus den Lungen sowie geringe oder umfangreiche, kurzdauernde oder auch mehrtägige, bisweilen erst nach langer Behandlung eintretende Lungenblutungen. [...] Man sah ferner entstehen: Beängstigungen, Herzklopfen und Beschleunigung der Herzthätigkeit. Es wurden Pulszahlen von 160 in der Minute gezählt. Dazu können Aenderungen in der Gefässspannung, sowie Dikrotie[11] kommen. Die Pulsbeschleunigung ist gewöhnlich 6–10 h nach der Einspritzung am stärksten. Der Blutdruck sinkt hierbei. Bisweilen entstehen Aenderungen im Rhythmus der Herzcontractionen. [...] Herzlähmung wurde mehrfach als Todesursache durch Tuberkulin angesprochen.

Nebenwirkungen seitens des Centralnervensystems und der Sinnesorgane

[...] In manchen Fällen stellten sich so heftige Kopfschmerzen ein, dass das Mittel schon aus diesem Grunde ausgesetzt werden musste, in anderen: Schlaflosigkeit, ziehende Schmerzen in den Gliedern, im Kreuz [...] Einige Male erschienen auch nach Ablauf des Fiebers oder nach Beendigung der Injectionsperiode geistige Störungen, Benommensein, Verwirrtheit, Hallucinationen und Illusionen. Die Kranken verkannten ihre Umgebung und delirirten stark. [...] Befunde von Meningitis tuberculosa bei beginnender oder nicht weit vorgeschrittener Lungentuberkulose zeigten sich mehrfach. In einem solchen Falle waren an 16 Tagen Einspritzungen gemacht worden. Sechs Tage nach der letzten erschienen die Symptome der Meningitis und nach 3 weiteren Tagen ging der Kranke daran zu Grunde. [...] Von Bewegungsstörungen kamen Schwäche oder Steifigkeit der Gliedmassen, aber auch Lähmung vor. So entstanden bei einem an tuberkulöser Spondylitis[12] des 5.—7. Brustwirbels und an spastischer Parese der Beine leidenden

---

[11] Anm. HB: doppelschlägiger Puls.
[12] Anm. HB: Wirbelkörperentzündung.

Manne nach Einspritzung von 5 mg Tuberkulin: Schmerzen in den Beinen, vollständige, motorische und sensible Lähmung beider Beine und des Rumpfes, Harnverhaltung, unfreiwilliger Abgang von Koth […]

Am Auge entstanden nicht selten […] Lichtscheu, auch Farbensehen und Trübung des Sehvermögens.

13

Robert Koch – Oder: Die rücksichtslose Durchsetzung des bakteriologischen Reduktionismus

> „Meine doppelte Abstempelung, als ‚Philosoph' und ‚Bakterienfeind', genügte, um mich auf den Index zu setzen. Ich weiß, daß bei einer fraglichen Berufung an eine andere Universität sofort erklärt wurde: Ein Kliniker von dieser Richtung – niemals!"
>
> *Friedrich Martius (1923, S. 20)*

In seinem Rückblick auf sein ärztliches und wissenschaftliches Werk kam der Internist Prof. Dr. Friedrich Martius, ordentlicher Medizin-Professor (ab 1899) und Rektor (1910/11) an der Universität Rostock, auch auf seine Auseinandersetzung mit der Bakteriologie, der zeitweise dominanten Strömung innerhalb der akademischen Medizin zu sprechen:

„Auch ich habe nicht ungestraft meine theoretisch von dem unbeschränkt herrschenden bakteriologischen Standpunkt abweichende Auffassung öffentlich vertreten. Es geschah das in einer Programmrede, die ich 1898 auf der Versammlung deutscher Naturforscher und Ärzte in Düsseldorf gehalten habe. Seitdem galt ich als Feind der Bakteriologie, als erklärter Gegner Kochs. Wer meine Arbeiten wirklich gelesen hat, weiß, daß das Unsinn ist." (Martius 1923, S. 20)

In seiner vielbeachteten programmatischen Düsseldorfer Rede – von der man in den Koch-Hagiografien freilich kaum etwas erfährt – plädierte Martius (1898), ähnlich wie die in den vorangegangenen Kapiteln vorgestellten Koryphäen der wissenschaftlichen Medizin, für die Berücksichtigung der Faktoren Disposition und Konstitution des individuellen Menschen. Anstelle eines „bakteriologischen Reduktionismus" (Gradmann 2005, S. 164 f.), der sich unter Ausblendung der vielfältigen Lebenswirklichkeit ausschließlich mit Keimen, Erregern, Mikroben, Bazillen, Bakterien beschäftigt. In den Augen der „terrible simplificateurs", um ein Wort des Basler Kulturhistorikers Jacob Burckhardt zu zitieren, die alles Krankheitsgeschehen ausschließlich mit dem Eindringen boshafter Krankheitserreger von außen erklären wollten, war Martius Position natürlich ein Frevel. In ihren Augen leugnete er die zerstörerische Rolle der bedrohlichen Erreger. Und war somit eine fast noch schlimmere Gefahr für die erstrebte Keimfreiheit als die Erreger selbst. Dass man auch nur über innere Empfänglichkeiten sprach, schien in den Augen der fanatischen Mikrobenjäger sozusagen die Kampfmoral zu schwächen und musste unterbunden werden. Das bakteriologische Weltbild wollte den Feind demgegenüber im Draußen, im Fremden sehen und ihn bekämpfen, nein, mehr noch, vernichten, eliminieren, ausrotten. Jeder, der auch nur in Kategorien der Interaktion, der konstitutionellen Bereitschaft dachte, stand im Verdacht, ein Feind in den eigenen Reihen zu sein, und wurde entsprechend denunziert und bekämpft. Dieses Schicksal widerfuhr der gesamten Ärzteschaft soweit sie von einem umfassenden, einem ganzheitlichen Verständnis von Gesundheit und Krankheit ausging. Die Exponenten eines Krankheitsverständnisses, das nicht nur den Erreger, sondern auch den individuellen Menschen berücksichtigen wollte, wurden von der immer dominanter werdenden Bakteriologie und ihrer unikausalen Ätiologie ausgegrenzt und an den Pranger gestellt:

„Ich erklärte es für notwendig, außer dem Bazillus auch den Menschen in seiner wechselnden Eigenart mit in die pathogenetische Rechnung einzusetzen. Das war das ganze Verbrechen." (Martius ebd.)

Du sollst keine anderen Götter neben mir haben

Martius ist nicht der Einzige, der über Ausgrenzungserfahrungen spricht. Auch Gottstein berichtet im Rückblick, wie er als „gemeingefährlich" verfemt und „aus der guten Gesellschaft der Rechtgläubigen mit den üblichen Folgen ausgeschlossen" worden sei (Gottstein 1999, S. 70). Über die auf allen Ebenen geführten Auseinandersetzungen im Bestreben, alle konkurrierenden Analyse- und Therapieansätze zu desavouieren, wurde in den vorstehenden Kapiteln berichtet. Die Einflussnahme geschah dabei nicht nur dadurch, dass ein Monopolanspruch auf Wissenschaftlichkeit proklamiert wurde und andere Ansätze als angeblich veraltet diskreditiert wurden. Koch sprach z. B. dem Pharmakologen Prof. Liebreich kurzerhand die Kompetenz ab, über medizinische Sachverhalte überhaupt sprechen zu dürfen (s. Kap. 8).

Auch wurde der Popanz der „Feinde der Bakteriologie" aufgebaut – dabei beteuerten sämtliche namhaften Koch-Kritiker, sei es ein Pettenkofer, ein Virchow, ein Liebreich, ein Hueppe, ein Martius, ein Semmola, immer wieder die Verdienste Kochs, die Nützlichkeit der Bakteriologie als *ein* wichtiger Teil im Instrumentenkasten der Medizin. Aber sie wollten eben nicht alles der Mikrobenjagd und dem primitiven „Invasionsmodell" von Krankheit unterordnen. Im Unterschied zu Koch und den Kochianern traten sie nachdrücklich für eine differenzierte Sicht auf Krankheitsursachen ein. Und für die Berücksichtigung der sozialen und wirtschaftlichen Aspekte, der Arbeitsbedingungen und der Wohnsituation. Aber auch der Einzelne und seine Konstitution waren immer wieder ein Thema. Und deshalb waren persönliche Lebensführung, Ernährung, Bewegung, bis hin zur psychohygienischen Dimension jeglichen Krankheitsgeschehens für sie wichtige Arbeitsfelder in der Medizin. Nicht zufällig finden wir bei den Koch-Kritikern oft auch konkrete politische oder sozialkaritative Aktivitäten: Virchow engagierte sich nicht nur politisch, sondern auch in der Antikriegsbewegung (vgl. Jenssen & Ruprecht 1990), Louis Lewin setzte sich für Obdachlose und Arbeiter an gesundheitsschädlichen Arbeitsplätzen ein. Von Robert Koch ist Derartiges nicht überliefert, – obgleich seine Frau Hedwig entsprechende Sympathien durchaus erkennen lässt. Virchow wird in den Spessart oder nach Oberschlesien geschickt und analysiert die krankmachenden Lebens- und Arbeitsbedingungen und fordert deren Verbesserung. Koch kommt mit Reagenzgläsern, Nährböden und Mikroskopen nach Indien, Ostasien oder Afrika – und interessiert sich offenbar wenig für Land und Leute, sondern ausschließlich dafür, bei ihnen Blutproben zu gewinnen. Nach Auffassung der Koch-Kritiker braucht man beides – also Sozialmedizin und Labormedizin – in einem ausgewogenen Verhältnis für die individuelle und für die gesellschaftliche Gesundheit.

Koch beließ es in seinem Kampf um die Monopolisierung der Deutungshoheit im medizinischen Wissenschaftsbetrieb nicht allein bei Argumenten und Scheinargumenten. Er griff auch zu handfesteren Methoden, um seine Ansichten „nachhaltig" zu verankern. Schon Berger verwies auf die vielfältigen Versuche, „diese Dissidenten auszugrenzen und mundtot zu machen" (Berger 2009, S. 104). Es funktionierte über die „Zurückweisung von Publikationen und der Verhinderung von Lehrstuhlbesetzungen". Und Berger ergänzt: „Ihre Publikationen wurden auf einen bakteriologischen ‚Index' gesetzt – ein äußerst effektiver Vorgang, um konkurrenzierende Aussagen auszublenden." (Ebd.). Oben wurde bereits Martius Bericht zitiert. Hueppe weiß zu berichten, dass, nachdem seine Differenzen mit Koch größer geworden waren, dieser ihn den Reihen der Dissidenten zuordnete und, seine weitere Karriere zu verhindern trachtete: „So hat Koch mir mehrmals Berufungen hintertrieben, einmal sogar trotz Althoff, der später einzulenken versuchte." (Hueppe 1923, S. 26). Hueppe sieht Kochs Bemühungen, ihm eine Berufung als Hygiene-Professor zu verunmöglichen, nicht nur als persönliche Enttäuschung:

„Da ich aus dem praktischen Leben an die Hochschule gekommen war, verstand ich mich auf diese Cliquenmißwirtschaft nicht und habe es nie recht begreifen können, daß Koch, der selbst anfangs damit böse Erfahrungen gemacht hatte, später selbst so einseitig seine Richtung vertrat und keine andere dulden oder aufkommen lassen wollte." (Hueppe 1923, S. 28)

Das „System Althoff"

Die preußische Wissenschaftspolitik im späten 19. Jahrhundert wurde maßgeblich von Friedrich Althoff geprägt, dem einflussreichen Ministerialdirektor und Universitätsreferent im preußischen „Ministerium der geistlichen, Unterrichts- und Medizinalangelegenheiten". Zahlreiche Studien versuchten, das Geheimnis hinter dem „System Althoff" zu ergründen. Immer in der zweiten Reihe geblieben, hat er doch über Jahrzehnte hinweg in allen Bereichen bis in das Bibliothekswesen hinein wesentliche Impulse gesetzt. Er wird allenthalben als eindrucksvolle Persönlichkeit beschrieben, der kaum jemand den Respekt versagen konnte. Er galt als visionär, durchsetzungsstark, humorvoll und verlässlich – und er hatte die Vision, Deutschlands Bildungs- und Wissenschaftspolitik zukunftsfähig und wettbewerbsfähig im Vergleich zu England, Frankreich und den USA zu machen und hat dafür sowohl institutionell als auch personell viele Weichen gestellt. Und wo er auf Widerstand traf, diesen auch durch seine Netzwerke und seinen Einfluss ausgeschaltet – oft aber allein mit überzeugenden Argumenten gewonnen. Althoff hat die Universitäten nicht verändert, sagt die Wissenschaftsgeschichte über ihn, – er hat sie nur so genommen wie sie sind: Er hat den „Durchschnittsprofessor" verachtet und seine Servilität ausgenutzt. Vom Brocke (1980) stellt ihn in eine Reihe mit Wilhelm von Humboldt – man könnte wohl auch Parallelen zu Hellmut Becker finden, dem „heimlichen Kultusminister" der 50er- und 60er-Jahre des 20. Jahrhunderts. Althoff hatte wohl direkten Zugang zum Kaiser und hat eine ganze Reihe von Kultusministern überlebt – ein Amt, das er selbst nie angestrebt hat. Ein Patriarch im Hintergrund, der sich seiner Machtfülle durchaus bewusst war und im Zweifelsfalle auch mal warnte, dass man es sich mit ihm besser nicht verderben sollte.

Althoff war an den Karrieren von Koch, Behring und Ehrlich entscheidend beteiligt (Eckart 1991) – und setzte deren Ernennungen und Berufungen auch gegen universitäre Widerstände durch –, weshalb ihn Wissenschaftshistoriker als weitsichtig loben, weil die Geschichte ihm im Nachhinein recht gegeben hätte. Zu seiner Vision gehörte offenbar auch die Kooperationsanbahnung zwischen Großindustrie und Forschung. Der „Bund zwischen Wissenschaft und Kapitalismus" wurde durch Althoff auf den Weg gebracht, hält auch die *Neue Deutsche Biographie* fest:

> „Unter der Ägide des Staatsbeamten wurde nun auch in Deutschland der Bund von Wissenschaft und Kapitalismus geschlossen. Es war gewiß ein Verfahren, das im alten Deutschland unbekannt gewesen war, wenn nun im Namen der Wissenschaft bei Bankdirektoren und Industriekapitänen vorgesprochen wurde. Aber es geschah durch einen Staatsbeamten, der die vielen guten Beziehungen, die er also knüpfte, niemals für sich genutzt hat." (Schnabel 1953)

Er gründete für jeden der drei Starbakteriologen ein eigenes außeruniversitäres Institut – bei Behring und Ehrlich war darin die Produktion und Vermarktung von jeweils profitablen pharmazeutischen Produkten eingeschlossen. Auch die letztlich durch ein Veto des Reichskanzlers von Caprivi abgebrochenen Verhandlungen über eine hohe Gewinnbeteiligung von Koch am Tuberkulin-Verkauf (vgl. Kap. 3) zwischen Robert Koch und dem Ministerium liefen über Althoff.

Es bleibt ein Rätsel, wie sich der auch durch den Tuberkulin-Rückschlag nicht ernsthaft gebremste Kultstatus von Robert Koch erklärt. Wie kommt es, dass Koch als dominante Figur für das ganze bakteriologische Paradigma bis heute wahrgenommen wird? Wie konnte er sich gegen die anfangs durchaus mächtigen, ja übermächtigen Konkurrenten Pettenkofer und Virchow durchsetzen? Auch Evans (2022) sucht Erklärungen dafür, wie Kochs Sieg im Paradigmenstreit mit Pettenkofers „Bodentheorie" zu erklären ist, der sich dann doch nach jahrzehntelangem Hin-und-Her recht schnell eingestellt hatte.

> „Welches waren die Gründe für Kochs Triumph? Die gängigen medizingeschichtlichen Werke bezeichnen ihn als den ganz simplen Fall eines Siegs der wahren Wissenschaft über eine obskurantische Irrlehre. In Wirklichkeit aber waren die Gründe dafür, daß sich die Ansteckungslehre ab Mitte der achtziger

Jahre durchsetzte, weit komplexer. Entsprechendes gilt auch für den Prozeß, der vordem zur Vorherrschaft der Miasmatheorie geführt und diese gefestigt hatte." (Evans 2022, S. 400 f.)

Evans führt aus, dass Koch seine eigenen Postulate erst verletzen musste, um den Cholera-Erreger zu präsentieren – und dass man inzwischen weiß, dass der italienischen Wissenschaftler Filippo Pacini schon 1854 den Erreger entdeckt hatte.

„Warum also heimste Koch den Ruhm ein? Die Schlußfolgerung scheint unausweichlich, daß sein Erfolg vor allem auf gesellschaftliche und politische Faktoren zurückging." (Evans 2022, S. 401)

Evans nennt drei Gründe (ebd. S. 402 f.). Der erste liegt im Beginn eines neuen Wettlaufs der Nationen um Kolonien. In den 1880er-Jahren erreicht der imperiale Wettstreit zwischen Deutschland und Frankreich neue Höhepunkte. Ein zweites Moment liege im neuen Leitbild eines starken Staats, der sich in alles einmischt und alles regeln will. Kochs Plädoyer für Quarantänemaßnahmen passte dem Staatsinterventionismus also ins Konzept, der nun allenthalben die Oberhand gewann – während Pettenkofer seinen Einfluss in den Freihandelsjahren (1860er-, 1870er-Jahre) gewonnen hatte. Pettenkofer war ein echter Liberaler, Koch eher der Typus des unpolitischen, konservativen, preußischen Beamten. Schließlich sieht Evans einen weiteren Grund darin, dass Kochs Konzepte und die aus ihnen abgeleiteten politischen Zwangsmaßnahmen eine Stärkung der zentralen Staatsgewalt in Berlin bedeuteten. Gegenüber den Einzelstaaten, teils Königreiche, teils Fürstentümer, aus denen das Deutsche Reich bestand, bedeutete z. B. die Gründung des Kaiserlichen Gesundheitsamtes 1876 einen Machtzuwachs Berlins. Der Preuße Koch hatte den Bayern Pettenkofer symbolisch dort verdrängt.

Auch wenn Koch in der Auseinandersetzung mit dem Ministerium um die „Dotation" für das Tuberkulin letztlich den Kürzeren gezogen hatte – in anderen Verhandlungen erwies er sich als taktisch durchaus versiert. Gradmann berichtet von Kochs raffinierten Schachzügen 1905 im Vorfeld der Schlafkrankheitsexpedition, deren Leitung er schließlich erfolgreich für sich reklamieren konnte:

„Kochs Vorgehen ist als rücksichtslos zu beurteilen. Er hatte nicht nur mit Fülleborn und Schaudinn zwei Forscher [...] ausgebootet, sondern auch erfolgreich gegen das Kaiserliche Gesundheitsamt [...] intrigiert." (Gradmann 2005, S. 311)

Die bakteriologisch prognostizierte Seuchenkatastrophe bleibt aus

Die Medizinhistorikerin Silvia Berger (2009) hat die theoretischen Ansprüche und die behaupteten praktischen Nutzanwendungen des bakteriologischen Paradigmas gewissermaßen in seiner Blütezeit, in den Jahren um den Ersten Weltkrieg herum, akribisch recherchiert – und ebenso minutiös deren Scheitern rekapituliert. Im Vorfeld des Krieges war Robert Koch mit seiner Akquisitionsstrategie erfolgreich gewesen, indem er versprach, das Aufmarschgebiet des Schlieffen-Plans für den Feldzug gegen Belgien und Frankreich „keimfrei" zu machen. Die enge Verflechtung zwischen Bakteriologie, medizinisch-pharmazeutisch-labortechnischem Komplex und Militär lässt sich hier exemplarisch nachvollziehen. Briese (2003, S. 183) spricht von einem „Bündnis von Bakteriologie und militarisiertem Staat". Komplementär zum Phantasma des „keimfreien Aufmarschgebietes" beschäftigte die bakteriologischen Reinheitsprotagonisten ein paar Jahre später die Furcht vor der Überflutung durch nichtdesinfizierte Bazillenträger, die infolge des Kriegsendes als Flüchtlinge oder heimkehrende Soldaten zu erwarten waren. Seuchenpräventionsexperten, Militärärzte und Sanitätsbehörden hatten damals Schutzmaßnahmen gegen die aus dem Osten vermeintlich drohenden Seuchen aller Art diskutiert. Wo man vordem bestrebt war, alle symptomlosen Bazillenträger, alle potenziellen Krankheitserreger lückenlos unter Kontrolle zu bringen, propagierte man nun abgeriegelte Außengrenzen, bakteriologische Kontrollposten, Desinfektionsstationen und Quarantänelager gegen das Eindringen tödlicher Seuchenherde. Und derartige Befürchtungen und daran anschließende präventive Planungen waren nicht etwa die Angelegenheit einiger Übereifriger. Nein, entsprechende Szenarien waren das Kernthema des gesamten bakteriologisch informierten Mainstreams der damaligen Gesundheitsverantwortlichen in Wissenschaft, Verwaltung und Politik. Dann kam der Zusammenbruch nach dem Ersten Weltkrieg und damit das „Auftauchen von regellosen, unkontrollierbaren und damit unheimlichen und gefährlichen Menschenmassen (sowohl Flüchtlingen, Kriegsgefangenen als auch eigenen Soldaten!) im Feld der imaginierten Reinheit" (Berger 2009, S. 283). Man befand sich folglich „in nahezu fortwährender Erwartung eines massiven Seuchenausbruchs" (ebd.). Denn alle Überlegungen für Grenzkontrollen, Desinfektionsstationen, bakteriologische Untersuchungen, Zwangsquarantänen etc. wurden von den Millionen Menschen einfach über den Haufen gerannt. Die Katastrophe durch nichtidentifizierte, nichtabgesonderte „Bazillenträger" mit oder ohne Symptome war in der Vorstellung der Bakterienforscher unausweichlich:

„Deutschland war durch die überstürzte Demobilisierung und das unkontrollierte und ungeregelte Passieren der hygienisch ungesicherten Grenzen durch infizierte und kranke Menschen in ein infektiöses Meer von Ungeziefer und Krankheitserregern verwandelt worden. Deutschland *musste* unweigerlich einer epidemischen Katastrophe entgegensehen. Der Pesttraum *musste* Realität werden." (Ebd.; Hervorhebungen im Original)

In der ausschließlich auf Laborbefunde und Bakterientheorie fixierten Gedankenwelt der biochemischen Mikrobenjäger stand die größte denkbare Seuchenkatastrophe unmittelbar bevor.

„Doch das absolut Unerwartete trat ein: Die von Militärärzten, Gesundheitsbehörden und der Öffentlichkeit gleichermaßen antizipierten Seuchenausbrüche blieben aus. Trotz der Auflösung des Systems bakteriologischer Seuchenabwehr kam es sowohl während der Demobilisierung als auch in den darauf folgenden Nachkriegsjahren nicht zum Aufflackern der erwarteten großen Fleckfieber-, Cholera-, Typhus- oder Ruhrepidemien." (Ebd. 283 f.)

Hätte es noch eines Beweises bedurft, um den realitätsfernen, wahnhaften Charakter der bakteriologischen Hardliner zu belegen: Hier war er. Das ganze, sorgsam im Südwesten vorexerzierte Seuchenpräventionskonzept war empirisch falsifiziert. Und das nicht etwa, wie heute öfter zu hören ist, durch das sog. Präventionsparadox. Sondern schlicht und einfach deshalb, weil seine unikausale Ätiologie mit den wirklichen Bedingungen von Gesundheit und Krankheit offenbar nicht viel zu tun hat.

Der Rückzug des Todes – Revisited

Es gibt neben der von Berger beschriebenen Falsifikation durch die ausbleibende Seuchenkatastrophe durch die unkontrollierten Menschenströme am Ende des Ersten Weltkrieges eine zweite Infragestellung der bakteriologischen Grundannahmen. Diese stellt darauf ab, dass für die Reduzierung der Infektionskrankheiten wie sie zur Zeit Kochs schon zu beobachten war, vor allem sozialmedizinische Aspekte relevant waren. Also etwa Fragen des Trink- und Abwassers, der ausreichenden und gesunden Ernährung, der Wohn-, Arbeits- und Sicherheitssituation der Menschen in Europa. Wir wissen jedenfalls aus den epidemiologischen Untersuchungen des britischen Medizinhistorikers Prof. Thomas McKeown, dass der Rückgang von Infektionskrankheiten sich zumindest für Großbritannien nur wenig auf etwaigen medizinischen Fortschritt, sondern in erster Linie auf die Verbesserung der Lebensbedingungen und der Arbeits- und Wohnverhältnisse zurückführen lässt: Anhand etlicher Krankheitsbilder hat McKeown nachgezeichnet, dass die Verfügbarkeit neuer Therapeutika oder Präventivstoffe (Impfungen) regelmäßig erst im Nachhinein gegeben war, wenn eine ohnehin dramatische Rückläufigkeit der Fall- und Todeszahlen bereits eingesetzt hatte.

McKeowns Buch „*Die Bedeutung der Medizin. Traum, Trugbild oder Nemesis?*", einst (1982) sogar bei Suhrkamp erschienen, scheint heute so gut wie vergessen. Keines der für die vorliegende Publikation konsultierten medizinhistorischen Werke scheint sich mit ihm befasst zu haben. Jedenfalls stößt man weder auf seinen Namen noch auf die von ihm vorgebrachten Argumente. Dabei belegt er minutiös anhand der Gesundheits- bzw. Krankheitsstatistiken von Wales und England für zahlreiche Krankheiten (Masern, Mumps, Diphtherie, Keuchhusten, Polio), dass diese längst *vor* dem Beginn von auf chemisch-pharmazeutischen oder auf Impfungen beruhenden medizinischen „Fortschritten" rückläufig bzw. fast verschwunden waren. Er sieht demgegenüber – ganz im Einklang übrigens mit dem hier in Kap. 8 vorgestellten Virchow – vor allem Verbesserungen der Lebensbedingungen, der Arbeitsverhältnisse, der Wohn- und Ernährungssituation und der Hygienestandards als Hauptursachen an. Es ist rätselhaft, warum ausgerechnet diese sozialmedizinische Perspektive heute völlig aus dem Blickfeld nicht nur derjenigen Mediziner geraten ist, die sich mit Krankheitsgeschichte befassen. Man muss schon ins letzte Jahrtausend zurückgehen, wenn man nennenswerte Spuren einer argumentativen Auseinandersetzung mit den im angelsächsischen Raum wesentlich intensiver rezipierten Thesen von McKeown finden will – und dann war es nicht ein Medizinhistoriker, sondern ein Münchener Professor für Sozial- und Wirtschaftsgeschichte, der schrieb:

„McKeown kommt nach gründlicher Prüfung […] zu dem Ergebnis, daß die medizinische Versorgung bzw. Therapie erst seit der Einführung der Antibiotika, also frühestens seit den späten 1930er Jahren, unmittelbaren (kausal zurechenbaren) und statistisch ins Gewicht fallenden Einfluß auf den Sterblichkeitsrückgang gewannen." (Spree 1998, S. 35)

Es begann mit einer Lüge

Das überall für Robert Koch genannte Geburtsdatum, der 11. Dezember 1843, ist falsch. Laut Taufurkunde ist Robert Koch am 12. Dezember 1843 geboren. Koch hat sich die Freiheit genommen, seinen Geburtstag einen Tag vorzuverlegen, weil in der kinderreichen Familie Koch eine ältere Schwester am selben Tag Geburtstag feierte. Dass keiner diese falsche Angabe korrigiert, führt Ragnhild Münch, von der der Hinweis stammt, darauf zurück, dass „sein eigener Wunsch, dass der 11. Dezember gefeiert wird, respektiert werden" wolle (Münch 2003, S. 5 f.). Seltsam bleibt es trotzdem. Vielleicht auch symptomatisch für eine spezifische Einseitigkeit der historischen Erinnerung an Koch.

Man könnte eine biografische Skizze zu Robert Koch also polemisch so einleiten: Es begann mit einer Lüge (der Geburtstagsänderung) und es endete mit einer Lüge (der Testamentsänderung zu Lasten seiner zweiten Ehefrau, die er dieser verschwieg; vgl. Kap. 4). Und es wäre naheliegend zu fragen, ob es eventuell zwischen dem gefälschten Geburtstag und der heimlichen Testamentsänderung weitere Begebenheiten in Kochs Leben gibt, an denen er leicht korrigierend eingegriffen hat?

Je intensiver man sich in Kochs Leben und seine wissenschaftlichen Erfolge vertieft, umso mehr irritierende Dinge treten zu Tage. Man fragt sich ein ums andere Mal: War es Nachlässigkeit oder Vergesslichkeit? War es Selbsttäuschung? War es fehlendes Unrechtsbewusstsein, weil es ja einem vermeintlich guten Zweck diente? – War es gar Betrug? – Oder war Koch nur das Opfer der übertriebenen Erwartungen seiner Zeitgenossen, ihrer Missverständnisse und Fehldeutungen? Wurde er von der Politik instrumentalisiert? Ob diese Fragen je definitiv entscheidbar sein werden, ist offen. Fest steht, dass manche Geschichte, die über Koch erzählt wurde, jedenfalls mit den überlieferten Dokumenten nicht im Einklang steht. So stellt Hedwig Kochs Lebensgeschichte *Mein Weg mit Robert Koch* (2023) die vielfach kolportierte Behauptung in Frage, Koch sei Opfer einer „Bühnendame" geworden, die sich den reichen und berühmten Forscher „geangelt" hätte (vgl. Kap. 4). Fest steht auch, dass Koch selbst bei seinem Programm der Seuchenabwehr gelegentlich rhetorisch massiv nachgeholfen hat: Erst machte er sich übertriebene Drohszenarien zunutze, um seine Vorhaben finanziert zu bekommen. Öfter stellte sich vor Ort heraus, dass die beschworene Seuche überhaupt nicht oder nicht mehr vorhanden war. Was Koch aber nicht daran hinderte, sich als ruhmreicher Sieger zu präsentieren und entsprechend feiern zu lassen. Misserfolge, etwa bei der Typhus-Kampagne im deutschen Südwesten (Kap. 5), den Atoxyl-Injektionen in Afrika (Kap. 6), hat er hartnäckig geleugnet. Erfolge beim einzigen von ihm präsentierten Heilmittel, dem Tuberkulin, nur vorgetäuscht (Kap. 3). Kritiker wurden von ihm kaltgestellt (Hueppe, Martius, Gottstein), Gegner als unwissenschaftlich diffamiert (Pettenkofer, Liebreich; vgl. Kap. 8). Aber seinem Nachruhm hatte das alles offenbar keinen Abbruch getan.

Man ist versucht, an einen anderen Helden der Überlieferung zu denken, an Napoleon. Von ihm wird gelegentlich als dem Erfinder der Propaganda gesprochen – weil er es geschickt verstand, Misserfolge zu kaschieren oder sogar als Erfolge erscheinen zu lassen. Napoleons Ägypten-Expedition 1798/1799 beispielsweise endete trotz anfänglicher Erfolge in einem Fiasko, seine Flotte war von den Briten vernichtet, seine Truppen waren geschlagen oder gefangen genommen worden. Trotzdem gelang es Napoleon sich als Sieger und Retter Frankreichs zu inszenieren (vgl. „Das ägyptische Debakel" in Planert 2021, S. 108 ff.). Nicht unwesentlich für seinen Nachruhm bis heute, war dabei die Kontrolle der Erinnerung: Napoleon hatte in seinen letzten Jahren, in der Verbannung auf St. Helena, seine Memoiren diktiert – und sich darin als der Held präsentiert, als der er immer gesehen werden wollte. Für Robert Koch arbeitete in diesem Sinne sein Schwiegersohn und ehemaliger Mitarbeiter Prof. Eduard Pfuhl, der nach Kochs Tod in Fortsetzungsserien das öffentliche Bild des „bahnbrechenden Forschers" in der *Deutschen Medizinischen Wochenschrift* zementieren konnte (vgl. Kap. 4). Ob Koch hier möglicherweise mit seiner Testamentsänderung, nach der ja die Hälfte seines Erbes auf Familie Pfuhl entfiel, vorgebaut hatte?

Spätestens seitdem Koch 1882 Pasteurs „Anthrax-Wunder" dechiffriert hatte (vgl. Kap. 2), muss ihm klar gewesen sein, dass es Möglichkeiten gibt, medizinische Experimente „kreativ" zu gestalten. Das heißt, so zu präsentieren, dass die vom Publikum erwarteten, ja ersehnten Ergebnisse in scheinbar unbestechlichen Versuchsanordnungen bestätigt werden. In Kombination mit seiner monokausalen Ätiologie der Krankheitsentstehung resultierten daraus die kurzzeitig als bahnbrechend gepriesenen Strategien seiner medizinischen Großversuche, für die er jeweils massive Finanzmittel akquirieren konnte. Wir lassen dabei die vielen von ihm selbst jeweils als Erfolge verbuchten kleineren Einsätze gegen Texasfieber, Rinderpest, Pferdesterbe, gegen afrikanisches Küstenfieber, Lepra, Cholera, Malaria und Pest beiseite und konzentrieren uns auf die im vorliegenden Buch näher erläuterten großen Kampagnen: Zuerst kam 1890/91 der kurze Winter des Tuberkulin-Rauschs (vgl. Kap. 3), der Koch ursprünglich 1,5 Mio. Goldmark einbringen sollte – und dessen Misserfolg Koch ein Leben lang nicht wahrhaben wollte, sondern in immer neuen Anläufen an Verbesserungsverfahren arbeitete. In den Jahren 1906/07 injizierten Koch und seine Mitarbeiter hunderten Afrikanern das arsenhaltige Atoxyl mit so problematischen Folgen, dass Koch auf Konzentrationslager setzte, um die Patienten an der Flucht zu hindern (vgl. Kap. 6). Dazwischen liegt die 1902 gestartete Typhus-Kampagne im militärischen Aufmarschgebiet des Schlieffen-Plans im deutschen Südwesten, die bis 1911 mit enormem Ressourcenaufwand weitergeführt wurde (vgl. Kap. 5). Eine Kampagne, die insofern wichtig war, als sie das bakteriologische Instrumentarium einerseits flächendeckend etablierte – und die andererseits insofern symptomatisch war, als sie bei Licht betrachtet, keinen belegbaren Effekt in Sachen Reduktion der Krankheitslast zeitigte: Gebiete, in denen Kochs bakteriologische Einsatzkommandos nicht zum Einsatz kamen, verzeichneten dieselben rückläufigen Typhus-Fallzahlen. Ausschlaggebend waren nicht die labortechnische Aufrüstung und die Zwangsquarantänisierung, die Koch als Erfolgsrezept vermarktete, sondern die verbesserte Trink- und Abwasserinfrastruktur.

Christoph Gradmann (2005, S. 159 ff.) erläutert die geradezu fantastische „Beharrungskraft einer einmal gebildeten Anschauung gegen widersprechende oder fragwürdige Evidenz" mit dem „Paradebeispiel" der bakteriologischen Theorie der Infektionskrankheiten, zu dem es bei dem Wissenschaftstheoretiker Ludwik Fleck heißt, dass sie „jeder Infektionskrankheit eine Ursache in Gestalt lebender, winziger ‚Erreger'" zusprach und nicht sah und nicht sehen konnte, „daß dieser ‚Erreger' bei Gesunden vorkomme." (Fleck 1980, S. 43) Die Bezugnahme auf Flecks Theorem vom Denkkollektiv, das sich in einem Denkstil zusammenfinde und diesen entschlossen gegen widersprechende Beobachtungsdaten verteidige, ja sogar im Extremfall Beobachtungen erdichte, um den jeweiligen Denkstil zu stützen, liegt nahe. Insofern finden wir auch in Bergers (2009) historischer Rekonstruktion von Aufstieg und Fall der Bakteriologie zahlreiche Verweise – auch auf die Immunisierungsstrategien eines Denkkollektivs gegen Kritik. Diese können im vorliegenden Band an den Koch-Kritikern (Virchow, Pettenkofer, Lahmann, Semmola, Rosenbach, Lewin in den Kap. 8, 9, 10, 11 und 12) exemplarisch nachvollzogen werden.

Literatur

Ackerknecht, Erwin H. (1979). Louis Lewin (1850–1929). In: *Gesnerus. Swiss Journal of the History of Medicine and Sciences.* Band 36, Heft 1–2. S. 300–301. Online: https://www.e-periodica.ch/digbib/view?pid=ges-001:1979:36#337.
Barz, Heiner (2018). Inquisition im Namen der Aufklärung. Die Kampagne gegen Komplementärmedizin hat die Volkshochschulen erreicht. In: *weiter bilden. Deutsches Institut für Erwachsenenbildung* (Hrsg.). Heft Nr. 4, S. 36–39.
Barz, Heiner (2023). Nachwort. In: Hedwig Koch (2023). *Mein Weg mit Robert Koch.* Herausgegeben von Heiner Barz. Göttingen: Wallstein Verlag. S. 99–166.
Barz, Heiner (2024a). „Süße Küsse in einsamen Dünen". Forum Medizin. Bild und Hintergrund. Memoiren. In: *Hamburger Ärzteblatt*, Heft 2. S. 36–37.
Barz, Heiner (2024b). Mein Weg mit Robert Koch. Kultur & Geschichte. Buchvorstellung. *Berliner Ärzt:Innen. Magazin der Ärztekammer Berlin*; vom 08.04.2024.
Barz, Heiner (2024c). Der schwarze Vogel. Seelenwanderung in Baden-Baden. Medizinhistorik. Aufgelesen in „Mein Weg mit Robert Koch". In: *Ärzteblatt Baden-Württemberg.* Heft 7. S. 449.
Behring, Emil (1893). *Gesammelte Abhandlungen zur ätiologischen Therapie von ansteckenden Krankheiten.* Leipzig: Verlag Georg Thieme.
Benzenhöfer, Udo (2010). Briefe. Tollwutimpfung: Die erste Tollwut-„Impfung". In: *Deutsches Ärzteblatt*, 107 (43). S. 2112–2113.
Berger, Silvia (2009). *Bakterien in Krieg und Frieden. Eine Geschichte der medizinischen Bakteriologie in Deutschland 1890–1933.* Göttingen: Wallstein Verlag.
Berger, Silvia (2012). Narrative Etablierung einer Kriegswissenschaft. Die deutsche Bakteriologie am Vorabend des Ersten Weltkriegs. In: Ute Caumanns, Fritz Dross & Anita Magowska (Hrsg.). *Medizin und Krieg in historischer Perspektive.* Frankfurt a. M. 2012. S. 361–373.

Biewend, Robert (1891). Aus der Familienchronik von Robert Koch. Biographische Mitteilungen. In: *Deutsche Revue (über das nationale Leben der Gegenwart)* 16. Jg., H. 1, S. 179–186, S. 296–318 und H. 2, S. 87–100, S. 219–231.
Bonner, Thomas Neville (1989). Abraham flexner as critic of british and continental medical education. In: *Medical History*, 33, pp. 472–479.
Brauchle, Alfred (1971). *Zur Geschichte der Physiotherapie. Naturheilkunde in ärztlichen Lebensbildern.* (4. Auflage von „Naturheilkunde in Lebensbildern"; herausgegeben von Walter Groh). Heidelberg: Karl F. Haug Verlag.
Briese, Olaf (2003). „Schläfer" und „Rasterfahndung". Kochs Konzept gesunder Keimträger. In: Tanja Nusser & Elisabeth Strowick. *Rasterfahndungen: Darstellungstechniken – Normierungsverfahren – Wahrnehmungskonstitution.* Bielefeld: transcript Verlag, 2003. S. 181–197.
Brocke, Bernhard vom (1980). Hochschul- und Wissenschaftspolitik in Preußen und im Deutschen Kaiserreich 1882-1907: das „System Althoff". In: Peter Baumgart (Hrsg.). *Bildungspolitik in Preußen zur Zeit des Kaiserreichs.* Stuttgart: Klett Cotta. S. 9–118.
Broszat, Martin (1977). Hitler und die Genesis der "Endlösung". In: *Vierteljahreshefte für Zeitgeschichte.* 25. Jg., Heft 4, S. 739–775.
Brown, E. Richard (1979). *Rockefeller Medicine Men. Medicine and Capitalisme in America.* Berkeley etc.: University of California Press.
Brugsch, Theodor (^{5}1961). *Arzt seit fünf Jahrzehnten.* Berlin: Rütten & Loening. (1. Auflage: 1957).
Chapoutot, Johann (2014). Eradicating typhus: Medical representations and Nazi sanitary discourse in the General Government of Poland (1939–1944). In: *Revue historique* 1 (n° 669), pp. 87–108.
Charles River (2024). *Research Models and Services. 2004 Catalog.* Online: https://www.criver.com/products-services/research-models-services/research-models-services-catalog?region=3616.
Clarke, Daniel (2021). The Impact of the Flexner Report on Sectarian Medical Schools. In: *Constellations* 12. https://doi.org/10.29173/cons29450.
Cooke, Molly; Irby, David M.; Sullivan, William & Ludmerer, Kenneth M. (2006). American medical education 100 years after the Flexner report. In: *New England Journal of Medicine*; 355(13). pp. 1339–1344.
Deutscher Bundestag Drucksache 17/12759 (13.03.2013). *Stand der Toxikologie in Deutschland.* Online: https://dserver.bundestag.de/btd/17/094/1709449.pdf.
Drigalski, Wilhelm von (1948). *Im Wirkungsfelde Robert Kochs.* Hamburg: Verlag Hans Dulk.
Dross, Fritz; Woelk, Wolfgang et al. (2007). Gesundheitswesen, öffentliches. In: Werner E. Gerabek, Bernhard D. Haage, Gundolf Keil & Wolfgang Wegner (Hrsg.) (2007). *Enzyklopädie Medizingeschichte.* 3 Bde. Berlin – New York: Verlag Walter de Gruyter. S. 487–492.
Eckart, Wolfgang U. (1991). Friedrich Althoff und die Medizin. In: Bernhard vom Brocke (Hrsg.). *Wissenschaftsgeschichte und Wissenschaftspolitik im Industriezeit-*

alter. Das „System Althoff" in historischer Perspektive. Hildesheim: Verlag August Lax. S. 375–404.

Eckart, Wolfgang U. (1997). *Medizin und Kolonialimperialismus. Deutschland 1884–1945.* Paderborn, München u.a.: Verlag Ferdinand Schöningh.

Eckart, Wolfgang U. & Gradmann, Christoph (Hrsg.) (2006). *Ärzte Lexikon. Von der Antike bis zur Gegenwart.* 3. vollständig überarbeitete Auflage. Heidelberg: Springer Medizin Verlag.

Eitler, Pascal (2009). Ambivalente Urbanimalität. Tierversuche in der Großstadt (Deutschland 1879 – 1914). In: Wischermann, Clemens (Hrsg.). *Informationen zur modernen Stadtgeschichte (IMS)* 2. Halbjahresband Themenschwerpunkt – Tiere in der Stadt. Berlin. S. 80–93. Online: https://docplayer.org/109136212-Informationen-zur-modernen-stadtgeschichte.html.

Engel, Joel (1965). *Ottomar Rosenbach.* Dissertation Universität Zürich. Zürich: Juris Verlag.

Engel, Michael (1985). Lewin, Louis. In: *Neue Deutsche Biographie 14*, S. 415–416. [Online-Version]; https://www.deutsche-biographie.de/pnd11857244X.html#ndbcontent.

Eschenhagen, Gerhard (1983). *Das Hygiene-Institut der Berliner Universität unter der Leitung Robert Kochs von 1885 – 1891.* Dissertation Humboldt-Universität Berlin (Microfiche-Ausgabe).

Evans, Richard J. (2022). *Tod in Hamburg. Stadt, Gesellschaft und Politik in den Cholera-Jahren 1830–1910.* München: Pantheon Verlag. (Engl. Originalausgabe von 1987).

Fleck, Ludwik (1980). *Entstehung und Entwicklung einer wissenschaftlichen Tatsache. Einführung in die Lehre vom Denkstil und Denkkollektiv.* Frankfurt a.M.: Suhrkamp. (Erstveröffentlichung 1935).

Gerabek, Werner E.; Haage, Bernhard D.; Keil, Gundolf & Wegner, Wolfgang (Hrsg.) (2007). *Enzyklopädie Medizingeschichte.* 3 Bände. Berlin – New York: Verlag Walter de Gruyter.

Gericke, Corina (2011). *Anleitung zum Tiere quälen.* Online: https://www.aerzte-gegen-tierversuche.de/de/news/anleitung-zum-tiere-quaelen.

Geison, Gerald L. (1995). *The Private Science of Louis Pasteur.* Princeton: Princeton University Press.

Gerste, Ronald D. (2021). *Die Heilung der Welt: Das Goldene Zeitalter der Medizin 1840-1914.* Stuttgart: Klett Cotta.

Gottstein, Adolf (1891a). Der Kampf gegen die Feinde der Menschheit. In: *Deutsche Revue (über das nationale Leben der Gegenwart)* 16 Jg., H. 1, S. 32–49, S. 186–202, S. 318–337.

Gottstein, Adolf (1891b). Semmola's Gutachten über die Koch'sche Behandlung der Lungenschwindsucht. Eine Entgegnung. In: *Deutsche Revue (über das nationale Leben der Gegenwart)* 16 Jg., H. 1, S. 350–353.

Gottstein, Adolf (1999). *Erlebnisse und Erkenntnisse; Nachlass 1939/1940; autobiographische und biographische Materialien.* Herausgegeben von Ulrich Koppitz &

Alfons Labisch. Mit einem Vorwort von Klaus & Ulrich Gottstein. Berlin u. a.: Springer.

Gradmann, Christoph (1999a). Anatomie eines Fehlschlags. In: *Deutsche medizinische Wochenschrift.* 124 Jg. S. 1253–1256.

Gradmann, Christoph (1999b). Ein Fehlschlag und seine Folgen: Robert Kochs Tuberkulin und die Gründung des Instituts für Infektionskrankheiten in Berlin 1891. In: Ders./Schlich, Thomas (Hrsg.). *Strategien der Kausalität. Konzepte der Krankheitsverursachung im 19. und 20. Jahrhundert.* S. 29–52.

Gradmann, Christoph (2005). *Krankheit im Labor. Robert Koch und die medizinische Bakteriologie.* Göttingen: Wallstein Verlag.

Gradmann, Christoph; Harrison, Mark & Rasmussen, Anne (2019). Typhoid and the Military in the Early 20th Century. In: *Clinical Infectious Diseases.* Supplement 5. 69, pp. 385–387.

Grotjahn, Alfred (1932). *Erlebtes und Erstrebtes. Erinnerungen eines sozialistischen Arztes.* Berlin: Kommissions-Verlag F.A. Herbig.

Grote, Louis Ruyter Radcliffe & Brauchle, Alfred (1935). *Gespräche über Schulmedizin und Naturheilkunde von Prof. Dr. L. R. Grote & Dr. Alfred Brauchle.* Leipzig: Philipp Reclam Jun. Verlag.

Grüntzig, Johannes W. & Mehlhorn, Heinz (2010). *Robert Koch. Seuchenjäger und Nobelpreisträger.* Heidelberg: Spektrum Akademischer Verlag.

Heinrich Lahmann (2022, 26. Juni). In: *Wikipedia.* https://de.wikipedia.org/w/index.php?title=Heinrich_Lahmann&oldid=224018727.

Heymann, Bruno (1932). *Robert Koch. I. Teil 1843–1882.* Leipzig: Akademische Verlagsgesellschaft.

Heymann, Bruno (1997). *Robert Koch. II. Teil. 1882–1908.* Nach Fragmenten von B. Heymann herausgegeben von Georg Henneberg; Klaus Janitschke; Klaus Stürzbecher & Rolf Winau. Leipzig: Akademische Verlagsgesellschaft.

Hoeninger, Robert (1882). *Der schwarze Tod in Deutschland: ein Beitrag zur Geschichte des vierzehnten Jahrhunderts.* Berlin: Verlag Eugen Grosser.

Hofmann, Friedrich (2010). *Tödliche Welten: Die unglaubliche Geschichte von drei Medizinern, die Millionen Menschen das Leben retteten.* Freiburg i. Br.: Herder Spektrum.

Hofmann, Friedrich (2010). Geschichte der Medizin: Louis Pasteur, Joseph Meister und die Tollwutimpfung. In: *Deutsches Ärzteblatt,* 107 (27). S. 1345–1346.

Hofmann, Friedrich (2011). Briefe. Louis Pasteur: Widerspruch. In: *Deutsches Ärzteblatt,* 108 (3). S. 107.

Hoppe, Brigitte (1985). *Louis Lewin (1850–1929). Sein Beitrag zur Entwicklung der Ethnopharmakologie, Toxikologie und der Arbeitsmedizin.* Dissertation Freie Universität Berlin.

Hüntelmann, Axel C. (2011). *Paul Ehrlich. Leben, Forschung, Ökonomien, Netzwerke.* Göttingen: Wallstein Verlag.

Hueppe, Ferdinand (1885). *Die Methoden der Bakterien-Forschung.* Wiesbaden: Kreidel's Verlag.

Hueppe, Ferdinand (1896). *Naturwissenschaftliche Einführung in die Bakteriologie.* Wiesbaden: C.W. Kreidel's Verlag.

Hueppe, Ferdinand (1923). Auto-Ergographie. In: Louis R. Grote (Hrsg.). *Die Medizin der Gegenwart in Selbstdarstellungen.* Leipzig: Verlag von Felix Meiner. Bd. 3. S. 76–138.

Isobe, Hiroyuki (2009). *Medizin und Kolonialgesellschaft. Die Bekämpfung der Schlafkrankheit in den deutschen „Schutzgebieten" vor dem Ersten Weltkrieg.* (Dissertation Universität Konstanz). Berlin: LIT Verlag.

Jaeckel, Gerhard (1963). *Die Charité: Die Geschichte des berühmtesten deutschen Krankenhauses.* Bayreuth: Hestia Verlag (Zahlreiche weitere Auflagen, zuletzt 2021 erweitert mit verändertem Untertitel „Die Geschichte eines Weltzentrums der Medizin von 1710 bis zur Gegenwart" bei Lehmanns Media, Köln).

Jenssen, Christian & Ruprecht, Thomas M. (1990). „Abrüsten oder Untergehen": Ein Interview mit Rudolf Virchow aus dem Jahre 1895. In: *Medizinhistorisches Journal*, Bd. 25, H. 3/4, S. 252–267

JewishEncyclopedia.com – The unedited full-text of the 1906 *Jewish Encyclopedia* (1906). Artikel: Rosenbach, Ottomar Ernst Felix. By: Isidore Singer, Frederick T. Haneman. Online: https://www.jewishencyclopedia.com/articles/12837-rosenbach-ottomar-ernst-felix.

Jürgens, Georg (1949). *Arzt und Wissenschaft. Erkenntnisse eines Lebens.* Hannover: Schmorl & von Seefeld Nachf.

Jütte, Robert (1996). *Geschichte der alternativen Medizin: von der Volksmedizin zu den unkonventionellen Therapien von heute.* München: Beck Verlag.

Jütte, Robert (1998). Medizingeschichte. Eine Fülle von Quellenbelegen. (Besprechung von Eckart 1997) In: *Deutsches Ärzteblatt.* 95. Jg. Heft 4 (23.01.1998). S. 122.

Kastan, Isidor (⁷1919). *Berlin wie es war.* Berlin: Buchverlag Rudolf Mosse.

Kirchner, P. Martin et al. (1912). *Denkschrift über die seit dem Jahre 1903 unter Mitwirkung des Reichs erfolgte systematische Typhusbekämpfung im Südwesten Deutschlands.* Berlin, Heidelberg: Springer Verlag. http://ebookcentral.proquest.com/lib/ulbd/detail.action?docID=6590814.

Kleine, Friedrich Karl (1949). *Ein deutscher Tropenarzt.* Hannover: Schmorl & von Seefeld Nachf.

Koch, Hedwig (2023). *Mein Weg mit Robert Koch.* Herausgegeben von Heiner Barz. Göttingen: Wallstein Verlag.

Koch, Nathalie (2019). Die Bedeutung des Flexner-Reports für die ärztliche Ausbildung. In: *Schweizerische Ärztezeitung* 100(1–2). S. 24–27.

Koch, Richard (2004). *Zeit vor Eurer Zeit. Autobiographische Aufzeichnungen.* Herausgegeben von Frank Töpfer & Urban Wiesing. Band 8 der Reihe „Medizin und Philosophie. Beiträge aus der Forschung". Stuttgart-Bad Cannstatt: Friedrich Frommann Verlag – Günther Holzboog.

Koch, Robert (1882). *Über die Milzbrandimpfung. Eine Entgegnung auf den von Pasteur in Genf gehaltenen Vortrag.* Leipzig: Verlag Georg Thieme. Wiederabdruck in: Robert Koch (1912). Gesammelte Werke. Band 1. Herausgegeben von Julius Schwalbe. Leipzig: Verlag Georg Thieme. S. 207–231.

Koch, Robert (1887). Über die Pasteurschen Milzbrandimpfungen. In: *Deutsche Medizinische Wochenschrift*. Wiederabdruck in: Robert Koch (1912). Gesammelte Werke, Band 1. Leipzig: Verlag Georg Thieme. S. 271–273.

Koch, Robert (1890). Weitere Mittheilungen über ein Heilmittel gegen Tuberkulose. In: *Deutsche Medizinische Wochenschrift*; Extra-Ausgabe Nr. 46a; 13. November 1890. S. 661–668.

Koch, Robert (1893). Die Cholera in Deutschland während des Winters 1892 bis 1893. (Aus dem Institut für Infektionskrankheiten zu Berlin.) In: *Zeitschrift für Hygiene und Infektionskrankheiten*, 1893, Bd. XV. Wiederabdruck in: Robert Koch (1912). Gesammelte Werke. Herausgegeben von Julius Schwalbe. Leipzig: Verlag Georg Thieme. Band 2.1. S. 207–261.

Koch, Robert (1901). Schreiben an den Minister der geistlichen, Unterrichts- und Medizinalangelegenheiten vom 17. Dezember 1901. Abdruck in: Robert Koch (1912). *Gesammelte Werke*. Herausgegeben von Julius Schwalbe. Leipzig: Verlag Georg Thieme. Band 2.2. S. 915–917.

Koch, Robert (1902). Die Bekämpfung des Typhus. (Vortrag, gehalten in der Sitzung des Wissenschaftlichen Senats bei der Kaiser-Wilhelms-Akademie am 28. November 1902.) Wiederabdruck in: Robert Koch (1912). *Gesammelte Werke*. Herausgegeben von Julius Schwalbe. Leipzig: Verlag Georg Thieme. Band 2.1. S. 296–305.

Kühnemann, Georg (1911). Neuere Erfahrungen über Epidemiologie und Bekämpfung des Typhus. In: *Zeitschrift für Medizinalbeamte. Zentralblatt für das gesamte Gesundheitswesen*. 24. Jg. S. 81–89.

Labisch, Alfons (1997). Infektion oder Seuche? Zur Problematik monokausalen Denkens in der Medizin. Der Beitrag Adolf Gottsteins (1857–1941). In: *Gesundheitswesen*; 59. Jg. S. 679–685.

Lahmann, Heinrich (1890). *Koch und die Kochianer. Eine Kritik der Koch'schen Entdeckung und der Koch'schen Richtung in der Heilkunde.* Stuttgart: A. Zimmers Verlag.

Lewin, Louis (1881). *Die Nebenwirkungen der Arzneimittel.* Berlin: Verlag August Hirschwald (Zweite, vollständig neu bearbeitete Auflage. Berlin 1893).

Lewin, Louis (1885). *Lehrbuch der Toxikologie.* Wien und Leipzig: Verlag Urban & Schwarzenberg.

Lewin, Louis (1980). *Phantastica. Die betäubenden und erregenden Genussmittel. Für Ärzte und Nichtärzte.* Linden: Volksverlag. (Nachdruck der zweiten Auflage von 1927, erschienen in Berlin: Verlag von Georg Stilke)

Lewin, Louis (1929). *Gifte und Vergiftungen.* Vierte Ausgabe des Lehrbuchs der Toxikologie. Berlin: Verlag von Georg Stilke.

Liebe, Sylvaine von (2023). Max von Pettenkofer – was ihm München verdankt. *BR24* vom 19.09.2023. https://www.br.de/nachrichten/wissen/max-von-pettenkofer-kanalisation-muenchen-cholera-hygiene,RAmhdiw.

Lienert, Marina (2005). Zum 100. Todestag von Heinrich Lahmann. In: *Ärzteblatt Sachsen*; Heft 7/2005. S. 379–382.

Locher, Wolfgang G. (2018). *Max von Pettenkofer. Pionier der wissenschaftlichen Hygiene.* Regensburg: Verlag Friedrich Pustet.

Martius, Friedrich (1898). Krankheitsursachen und Krankheitsanlage. In: *Verhandlungen der Gesellschaft deutscher Naturforschung und Ärzte.* I. Theil. 70 Jg.; S. 90–110.

Martius, Friedrich (1923). Auto-Ergographie. In: Louis R. Grote (Hrsg.). *Die Medizin der Gegenwart in Selbstdarstellungen.* Leipzig: Verlag von Felix Meiner. Bd. 3. S. 105–140.

Maulitz, Russell C. (1979). „Physician versus Bacteriologist": The Ideology of Science in Clinical Medicine. In: Morris J. Vogel & Charles E. Rosenberg (Ed.). *The Therapeutic Revolution. Essays in the Social History of American Medicine.* University of Pennsylvania Press, pp. 91–107.

McKeown, Thomas (1982). *Die Bedeutung der Medizin. Traum, Trugbild oder Nemesis.* Frankfurt a. M.: Suhrkamp Verlag.

Möllers, Bernhard (1950). *Robert Koch. Persönlichkeit und Lebenswerk. 1843 – 1910.* Hannover: Schmorl & von Seefeld Nachfolg.

Münch, Ragnhild (2003). *Robert Koch und sein Nachlaß in Berlin.* Berlin und New York: Verlag Walter de Gruyter.

Opitz, Bernhard & Horn, Herwarth (1984). Die Tuberkulinaffäre. In: *Zeitschrift für die gesamte Hygiene und ihre Grenzgebiete.* 30. Jg. S. 731–734.

Pagel, Julius Leopold (Hrsg.) (1901). *Biographisches Lexikon hervorragender Ärzte des neunzehnten Jahrhunderts.* Berlin – Wien: Urban & Schwarzenberg. Online: https://www-zeno-org.translate.goog/Pagel-1901/A/Rosenbach,+Ottomar?_x_tr_sch=http&_x_tr_sl=pl&_x_tr_tl=de&_x_tr_hl=de&_x_tr_pto=sc.

Perrot, Annick & Schwartz, Maxime (2015). *Robert Koch – Louis Pasteur. Duell zweier Giganten.* Darmstadt: Wissenschaftliche Buchgesellschaft.

Pettenkofer, Max von (1873). *Was man gegen die Cholera thun kann.* München: De Gruyter Oldenbourg (Reprint in der 5. Auflage 2019).

Pettenkofer, Max von (1892). Ueber Cholera. Mit Berücksichtigung der jüngsten Cholera-Epidemie in Hamburg. In: *Münchener Medicinische Wochenschrift.* Nr. 46. 15. November 1892. 39. Jg. S. 807–817.

Pettenkofer, Max von (1894). Choleraexplosionen und Trinkwasser. In: *Münchener Medicinische Wochenschrift.* 41. Jg. Nr. 12 (20.03.1894), S. 221–224 und Nr. 13 (27.03.1894), S. 248–251.

Pfuhl, Eduard (1911). Privatbriefe von Robert Koch. (Artikel-Serie) In: *Deutsche Medizinische Wochenschrift,* 37. Jg.; Heft 30, S. 1339–1340; Heft 31, S. 1443–1444; Heft 32, S. 1483–1485; Heft 33, S. 1524–1526.

Pfuhl, Eduard (1912). Robert Kochs Entwicklung zum bahnbrechenden Forscher. (Artikel-Serie) In: *Deutsche Medizinische Wochenschrift,* 38. Jg.; Heft 23, S. 1101–1102; Heft 24, S. 1148–1150; Heft 25, S. 1195–1197.

Planert, Ute (2021). *Napoleons Welt. Ein Zeitalter in Bildern.* Darmstadt: Wissenschaftliche Buchgesellschaft.

Plesch, János (1949). János. *Ein Arzt erzählt sein Leben.* München – Leipzig – Freiburg i.Br.: Paul List Verlag.

Plum, Gundel Ursula (1993). *Alfred Brauchle (1898–1964). Leben und Werk eines Arztes und Forschers der Naturheilkunde* (Dissertation, Universität Bonn).

Prigge, F. (1912). Bazillenträger und Dauerausscheider. (Ihre Entstehung, Verbreitung, Gefährlichkeit und Behandlung. Statistik.) In: Kirchner, P. Martin et al. (1912). *Denkschrift über die seit dem Jahre 1903 unter Mitwirkung des Reichs erfolgte systematische Typhusbekämpfung im Südwesten Deutschlands.* Berlin, Heidelberg: Springer Verlag. S. 276–309.

Restnachlass Hedwig Koch (o. J.). *Allgemeine private Mitteilungen an Hedwig Freiberg.* Verschiedene Signaturen. Online: https://edoc.rki.de/handle/176904/10169.

Review: [Untitled] – Reviewed Work: Vorlesungen Über Experimentelle Pharmakologie Und Klinische Therapie by Mariano Semmola. *The British Medical Journal*, Vol. 2, No. 1607 (Oct. 17, 1891), pp. 852–853.

Rosenbach, Ottomar (1890). Beobachtungen über die nach Anwendung des Koch'schen Mittels auftretenden Reactionserscheinungen. In: *Deutsche Medicinische Wochenschrift.* 1890. Nr. 49. Sonderabdruck in: Robert Koch's Heilmittel gegen die Tuberkulose, hg. von der Schriftleitung der DMW. Zweites Heft, Berlin und Leipzig, S. 5–18.

Rosenbach, Ottomar (1891). Über das Verhalten der Körpertemperatur bei Anwendung des Koch'schen Verfahrens. In: *Deutsche Medicinische Wochenschrift.* Nr. 1. Sonderabdruck in: Robert Koch's Heilmittel gegen die Tuberkulose, hg. von der Schriftleitung der DMW. Fünftes Heft, Berlin und Leipzig, S. 12–30.

Rosenbach, Ottomar (1892). Ansteckung, Ansteckungsfurcht und die bakteriologische Schule. Wiederabdruck in: Ders.. *Arzt c/a Bakteriologie.* Berlin – Wien: Urban & Schwarzenberg. 1903. S. 137–165.

Rosenbach, Ottomar (1903). *Arzt c/a Bakteriologie.* Berlin – Wien: Urban & Schwarzenberg.

Rosenbach, Ottomar (1904). *Physician versus Bacteriologist.* N.Y.: Funk and Wagnalls.

Rosin, Heinrich (1907). Ottomar Rosenbach. In: *Deutsche Medizinische Wochenschrift.* 33. Jg. Nr. 18 vom 02.05.1907. S. 725.

Salomon, Max. Kritik der Untersuchungsmethoden der Choleradejectionen. Sitzungsbericht der Berliner medicinischen Gesellschaft vom 21. Juni 1893. [Vortrag Liebreich] In: *Deutsche Medicinische Wochenschrift*, Nr. 26, 1893, S. 630–631.

Samida, Stefanie (2011). Vom Heros zum Lügner? Wissenschaftliche ›Medienstars‹ im 19. Jahrhundert. In: Dies. (Hrsg.). *Inszenierte Wissenschaft. Zur Popularisierung von Wissen im 19. Jahrhundert.* Bielefeld: Trancript Verlag. S. 245–272.

Schadewaldt, Hans. Die Entdeckung des Tuberkulins, in: *Deutsche medizinische Wochenschrift*, 100. Jg. (26. 9. 1975), Nr. 39, S. 1925–1932.

Schipperges, Heinrich (22003). *Rudolf Virchow*. Reinbek bei Hamburg: Rowohlt (Erstauflage 1994).

Schlich, Thomas (1995). „Wichtiger als der Gegenstand selbst": die Bedeutung des fotografischen Bildes in der Begründung der bakteriologischen Krankheitsauffassung durch Robert Koch. In: Martin Dinges & Thomas Schlich (Hrsg.). *Neue Wege der Seuchengeschichte*. Stuttgart: Steiner Verlag. S. 143–174.

Schnabel, Franz (1953). Althoff, Friedrich in: *Neue Deutsche Biographie 1* (1953), S. 222–224. Online: https://www.deutsche-biographie.de/pnd118644890.html#ndbcontent.

Semmola, Mariano (1988). *Die wissenschaftliche Medicin und die Bacteriologie gegenüber der Experimentalmethode*. Wien: Wilhelm Braumüller.

Semmola, Mariano (1890). *Vorlesungen über experimentelle Pharmakologie und klinische Therapie*. Deutsche autorisirte Ausgabe von Alfred del Torre. Wien: Alfred Holder.

Semmola, Mariano (1891). Professor Koch und die Behandlung der Lungenschwindsucht – ein kritisches Gutachten. In: *Deutsche Revue (über das nationale Leben der Gegenwart)* 16. Jg., H. 11. S. 111–120.

Siegmund, Gustav August (1891). Die Stellung des Arztes zur Tuberculinbehandlung. In: *Therapeutische Monatshefte*. August. S. 415–421.

Spree, Reinhard (1998). Der Rückzug des Todes: der epidemiologische Übergang in Deutschland während des 19. und 20. Jahrhunderts. In: *Historical Social Research*, 23(1/2), S. 4–43. Online: https://doi.org/10.12759/hsr.23.1998.1/2.4-43.

Strittmatter, Silke (2021). *Pro & Contra Tierversuche*. Online: https://www.aerzte-gegen-tierversuche.de/de/tierversuche/pro-und-contra/3337-pro-contra-tierversuche.

Vasold, Manfred (1990). *Rudolf Virchow. Der große Arzt und Politiker*. Frankfurt a. M.: Fischer Verlag.

Virchow, Rudolf (1852). *Die Noth im Spessart. Eine medicinisch-geographisch-historische Skizze*. Vorgetragen in der physikalisch-medicinischen Gesellschaft in Würzburg am 6. und 13. März 1852. Würzburg: Verlag der Stahl'schen Buchhandlung.

Vögele, Jörg (1998). Typhus und Typhusbekämpfung in Deutschland aus sozialhistorischer Sicht. Source: *Medizinhistorisches Journal*, Bd. 33, H. 1 (1998). S. 57–79. Online: https://www.jstor.org/stable/25805199.

Wahrig, Bettina & Neubaur-Stolte, Angelika (2009). 1929 – Louis Lewin und das Ende der Toxikologie. In: Nicholas Eschenbruch, Viola Balz, Ulrike Klöppel & Marion Hulverscheidt (Hrsg.). *Arzneimittel des 20. Jahrhunderts. Historische Skizzen von Lebertran bis Contergan*. transcript Verlag.

GPSR Compliance

The European Union's (EU) General Product Safety Regulation (GPSR) is a set of rules that requires consumer products to be safe and our obligations to ensure this.

If you have any concerns about our products, you can contact us on

ProductSafety@springernature.com

In case Publisher is established outside the EU, the EU authorized representative is:

Springer Nature Customer Service Center GmbH
Europaplatz 3
69115 Heidelberg, Germany

www.ingramcontent.com/pod-product-compliance
Lightning Source LLC
LaVergne TN
LVHW020942260326
R19277300001B/R192773PG834688LVX00001B/1